同种异体骨的临床应用

主审　胡云洲

主编　胡　豇　苏成忠　樊征夫　段　宏

U0251720

四川大学出版社
SICHUAN UNIVERSITY PRESS

图书在版编目（CIP）数据

同种异体骨的临床应用 / 胡豇等主编． — 成都：
四川大学出版社，2023.2
　　ISBN 978-7-5690-5953-3

　　Ⅰ．①同… Ⅱ．①胡… Ⅲ．①骨－同种（异体）移植－
临床应用 Ⅳ．① R687.3

　　中国国家版本馆 CIP 数据核字 (2023) 第 017861 号

书　　名：同种异体骨的临床应用
　　　　　Tongzhongyitigu de Linchuang Yingyong
主　　编：胡　豇　苏成忠　樊征夫　段　宏

选题策划：周　艳　张　澄
责任编辑：张　澄
责任校对：倪德君
装帧设计：墨创文化
责任印制：王　炜

出版发行：四川大学出版社有限责任公司
　　　　　地址：成都市一环路南一段 24 号（610065）
　　　　　电话：(028) 85408311（发行部）、85400276（总编室）
　　　　　电子邮箱：scupress@vip.163.com
　　　　　网址：https://press.scu.edu.cn
印前制作：四川胜翔数码印务设计有限公司
印刷装订：成都市新都华兴印务有限公司

成品尺寸：210mm×285mm
印　　张：18
字　　数：565 千字

版　　次：2023 年 5 月 第 1 版
印　　次：2023 年 5 月 第 1 次印刷
定　　价：198.00 元

扫码获取数字资源

四川大学出版社
微信公众号

《同种异体骨的临床应用》编委会

主　审　胡云洲

主　编　胡　豇　苏成忠　樊征夫　段　宏

副主编　黄　勇　刘希麟　郑龙坡　桑宏勋　黄永红
　　　　　赵亚平　宋建民　郑　伟　俞　阳　柯珍勇
　　　　　张　伟　张闻力　熊小明

编　者（按姓氏笔画排序）

　　　　万仲贤　四川省遂宁市中医医院
　　　　万　莛　四川省骨科医院
　　　　王在春　四川省崇州二医院
　　　　王传恩　成都体育学院附属体育医院
　　　　王征东　四川眉山肿瘤医院
　　　　方　向　四川大学华西医院
　　　　史可测　四川省乐山市中心医院
　　　　冯均伟　四川省医学科学院
　　　　毕梦娜　四川省骨科医院
　　　　朱江伟　四川省骨科医院
　　　　朱轩灏　电子科技大学临床医学院
　　　　朱宗东　四川省医学科学院
　　　　刘从迪　电子科技大学临床医学院
　　　　刘永光　四川省第四人民医院
　　　　刘进平　四川省医学科学院
　　　　刘希麟　四川省医学科学院
　　　　刘斐文　成都市新都区人民医院
　　　　刘　燕　四川恒普科技
　　　　刘　攀　四川省人民医院
　　　　孙　伟　成都华西股骨头研究院
　　　　严　锋　四川金堂县中医医院
　　　　苏成忠　四川恒普科技

苏　鹏　西安亚太医疗美容医院

杜　欢　四川恒普科技

杨明礼　四川达州骨科医院

李宁涛　电子科技大学临床医学院

李峥恺　成都中医药大学研究生院

李　亭　电子科技大学临床医学院

李　艳　四川恒普科技

李　舒　北京大学肿瘤医院

肖　霖　电子科技大学临床医学院

吴青松　成都体育学院附属体育医院

邱钰钦　电子科技大学临床医学院

何仁建　四川省自贡市第一人民医院

何　伟　成都体育学院附属体育医院

何叔宾　成都市西区医院

汪　卫　内江市第一人民医院

宋建民　甘肃省人民医院

宋柠壕　电子科技大学临床医学院

张　伟　四川省医学科学院

张茂昌　四川金堂黄氏中西骨科医院

张闻力　四川大学华西医院

张甜甜　四川恒普科技

张　智　成都市第五人民医院

张　燕　四川恒普科技

张巍巍　内江中西骨科医院

陈生文　四川省内江市中医医院

苗　强　四川达州骨科医院

林　旭　四川省自贡市第四人民医院

林　路　重庆医科大学附二院

罗雨萧　四川恒普科技

周德春　四川省眉山市中医医院

郑龙坡　同济大学附属上海市第十人民医院

郑　伟　解放军西部战区总医院

郑佳状　四川省遂宁市中心医院

赵亚平　中核集团中国辐射防护研究院

赵雨桐　四川恒普科技

胡云洲　四川大学华西医院

前　言

　　本书前三章主要针对为临床提供生物植入材料的专业机构、同种异体骨的研制者，在综述国内外同种异体骨研制现状与进展的基础上，介绍同种异体骨各种类型产品特性、疗效评价和影响疗效的因素，以利于临床上对同种异体骨的科学选择、合理应用与并发症的防治。后二十三章在阐述伤病的准确诊断及有效治疗后，重点论述手术治疗中同种异体骨合理而有效的临床应用，可归纳为：骨肿瘤手术治疗中的应用、骨结核手术治疗中的应用、骨缺损手术治疗中的应用、骨不愈合手术治疗中的应用、退行性骨疾病手术治疗中的应用、骨畸形矫正手术治疗中的应用、骨融合与骨支撑手术治疗中的应用。

　　自体骨是理想的骨缺损修复材料，是骨移植手术中骨修复材料的首选，业内称之为"金标准"，但自体骨多数需要选供区做取骨手术，取骨量有限，且可发生供区不良反应。

　　同种异体骨具有良好的骨传导性和骨诱导性，供量不受限，被广泛用于骨修复和骨融合，特别是儿童和老年患者，因伤病造成骨缺损或骨不愈合，不便取自体骨或自体取骨量有限。而同种异体骨使用方便、效果良好、可减少取骨的痛苦，是单用或与自体骨混合使用的最佳选择。

　　本书特点是结合了骨科、口腔科、神经外科和整形科等临床一线工作的专家与科技研发生产者的经验，力求真实、实用、科学，图文并茂，并将以手术图片为主的临床病例资料与读者分享，介绍目前同种异体骨的应用进展，可供骨科、口腔科、神经外科和整形科等临床各级医生、研究生、进修生、规培生、实习生和相关研究人员参考。

　　由于时间和水平所限，书中难免有错误、疏漏和不足，敬请读者批评指正。

胡　豇　苏成忠　樊征夫　段　宏

2022 年 9 月

目　　录

第一章　同种异体骨的研制现状与展望

第一节　骨组织基本结构

要了解同种异体骨产品就需先了解人类骨组织的基本结构，才能对产品有一个比较明确的预期要求，即解剖结构须保持、组织结构无改变。

骨是人体的重要器官，属特殊的结缔组织。骨由骨膜、骨质、骨髓等组成，主要起支撑躯干、保护人体重要脏器和承受肌肉力量支持运动的作用，同时也是人体最大的钙磷代谢库和造血库。组织学上，骨由相对少的细胞和较多的骨基质组成，约 1/3 为胶原纤维、约 2/3 为磷酸钙盐。

一、骨的解剖结构

成人共有 206 块骨，可用不同的分类方法分类。

按照解剖形态不同，骨可分为长骨、短骨、扁骨和不规则骨。

1. 长骨（Long bone）　长骨分布于人的四肢，呈长管状，分为一体两端，一体由致密的皮质骨构成，围成中空的骨髓腔，骨干上有血管和神经出入的滋养孔。同种异体骨移植时，这些滋养孔常会影响同种异体骨的力学性能，也是爬行

取代的路径之一。长骨两端的膨大称为骨骺，主要由松质骨构成，也是填充用松质骨产品的主要来源。

2. 短骨（Short bone）　短骨一般呈不规则立方体，多分布于承重而运动复杂的部位，除跟骨主要由松质骨构成外，其余主要由皮质骨构成。

3. 扁骨（Flat bone）　扁骨呈板状，围成头颅、胸腔和盆部等体腔。在同种异体骨移植中常用的有髂骨及胸骨。

4. 不规则骨（Irregular bone）　外形不规则，多分布于身体的中轴部，如椎骨、颞骨、下颌骨等，可提供松质骨。

按骨组织的形态可分为松质骨与皮质骨。

1. 松质骨（Spongy bone/Cancellous bone）松质骨常位于长骨的骨骺或其他类型骨的内部，由骨小梁交织而成，结构疏松，呈海绵状，其间隙内容纳骨髓，应变率可达 7%。

2. 皮质骨（Compact bone/Cortical bone）（图 1-1-1）　皮质骨主要分布于长骨骨干及骨的表面，由多层骨板紧密排列而成，类似胶合板样，质地致密、抗压能力强，应变率只有 2%。根据其骨板排列方式可分为四种：外环骨板、内环骨板、间骨板及哈弗系统。哈弗系统是营养皮质骨的基本结构，是由同心圆排列的环形骨板围绕哈弗管形成的结构，又叫骨单位。

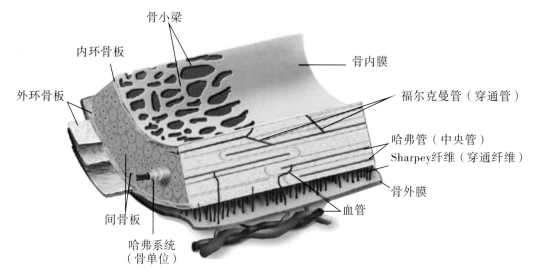

图 1-1-1 皮质骨结构示意图

二、骨的组织结构

骨是一种坚硬且有一定韧性的结缔组织，由细胞（成骨细胞、骨细胞、破骨细胞）（图1-1-2）、间充质干细胞、胶原纤维、非胶原蛋白、骨盐、蛋白多糖及脂质等组成。

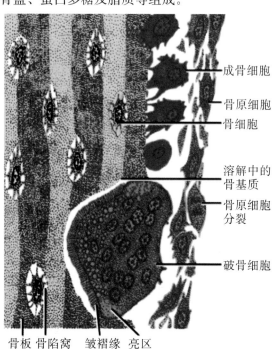

图 1-1-2 骨中的细胞

1. 成骨细胞（Osteoblast） 是骨的主要细胞成分，由骨原细胞分化而来。成骨细胞呈立方形或矮柱状，单层排列在骨表面。成骨细胞是骨形成的主要功能细胞，负责骨基质的合成、分泌和矿化。

2. 骨细胞（Osteocyte） 为成熟骨组织内的主要细胞，成骨细胞在分泌骨基质过程中，逐步被包埋其中，并转变为骨细胞。骨细胞的合成活动停止，胞浆减少，嗜碱性，呈扁椭圆形，胞体伸出许多细胞突起，在骨陷窝中通过骨小管从组织液获取营养。

3. 破骨细胞（Osteoclast） 由单核细胞融合而成，是一种多核巨细胞。破骨细胞位于骨质表面，形体较大，多核，贴近骨质表面侧的纹状缘可释放各种酶和酸性物质，使骨基质溶解。破骨细胞经常位于被破坏的骨表面凹陷处（Howship窝或吸收陷窝）。

4. 间充质干细胞（Mesenchymal stem cells） 和骨原细胞一起存在于骨膜的发生层中。

5. 胶原纤维（Collagen fiber） 约占骨基质有机成分的90%，是一种结晶纤维蛋白原，包埋在骨基质中，其主要成分为甘氨酸、脯氨酸、羟脯氨酸和羟赖氨酸，后两者为胶原纤维所特有。

6. 非胶原蛋白（Non-collagenous proteins） 包括纤维连接蛋白、骨桥蛋白、骨钙素和骨唾液蛋白等，在成骨细胞分化、组织矿化、细胞黏附和骨重塑方面起重要作用。

7. 骨盐（Bone mineral） 占骨基质总重量的65%～75%，大多沉积在胶原纤维中。在全部骨盐中，约45%是无定形磷酸钙，其余的大部分是羟磷灰石结晶（图1-1-3）。

8. 蛋白多糖（Proteoglycan） 占骨基质有机成分的4%～5%，由成纤维细胞、成软骨细胞和成骨细胞产生。

9. 脂质（Lipid） 在骨基质有机成分中占比少于 0.1%。

10. 骨原细胞（Osteogenitor cell） 位于结缔组织形成的骨外膜及骨内膜贴近骨组织处。细胞较小、棱形、核椭圆、胞质少。骨原细胞为骨组织的干细胞，随着生长、改建，分化为成骨细胞。

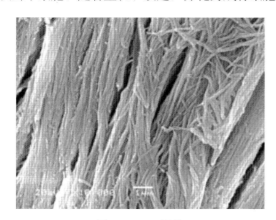

图 1-1-3 骨盐

三、骨组织的性能特征

骨组织中的胶原纤维等有机成分与磷酸钙等无机盐成分，构成了既有韧性又有强度的混凝土样结构、为适应活动应力的特定力线性结构（骨小梁的走向）、丰富的互通性孔隙，为缓冲外力而具有一定的黏弹性，是各向异性、非均质、结构复杂的生物类材料，所以它具有其他仿生类材料现阶段仍无法超越的性能。

第二节 骨移植与常用的材料

骨缺损是临床常见的损伤之一，骨骼本身具有一定再生能力，多数小的骨缺损（如裂纹骨折）不需要手术干预，但超过阈值（不同部位不一样）的骨缺损很难自然愈合，如慢性感染性疾病、骨肿瘤、骨折合并软组织破坏以及患者自身因素（如老年人或免疫功能低下）等导致骨不愈合及手术造成的骨缺损（骨肿瘤切除、椎间盘切除形成的间隙、矫形截骨等）。骨移植是治疗骨缺损的主要方法，常见的骨移植材料有自体骨、同种异体骨、动物骨等生物类材料和人工合成类骨修复材料，如磷酸钙水泥、陶瓷及其复合物、

金属类、骨诱导生长因子、生物活性复合材料等仿生类材料。

（1）自体骨指取骨、用骨均在同一个体，髂骨和腓骨是常用的自体骨取骨部位。自体骨移植不存在免疫排斥和疾病传播风险，是最佳的骨移植材料，但是受数量和取材部位的限制，而且自体取骨会给患者带来新的创伤且增加术后并发症的风险，除了一些特殊情况，现在应用已在减少。

（2）动物骨因具有生物可降解性，也被用来作为骨修复材料，但其结构与人类骨差别较大，不能作为大件骨移植物，特别是其不仅含有能引发强烈免疫排斥的异种蛋白质，还存在人畜共患疾病致病性微生物的污染风险。所以除了少量可用于口腔填充的动物骨骼煅烧骨（无机骨，无力学强度）产品，动物骨在临床的应用非常有限。

（3）人工合成类骨修复材料有羟基磷灰石、β-磷酸三钙、胶原蛋白、生物活性玻璃、聚合物、钛合金、钴基合金、镁合金、钽合金等（图1-2-1），以及它们的复合物。其中羟基磷灰石、β-磷酸三钙、胶原蛋白、生物活性玻璃和镁合金材料植入体内后是可降解的，主要起到支架作用，没有或少有骨诱导作用，而且这类人工合成材料在植入后容易出现大量降解碎片。其他材料均不可降解，它们在植入体内后主要起到力学支撑的作用，这类材料植入后只能与骨组织形成骨整合而不能被吸收代谢。这类材料的最大缺点是可以模仿但无法真正做到与人类骨骼相同的微结构，要么易脆裂，要么坚硬无比，影响其植入后的转归及最终效果。另外，其与人骨存在差异较大的力学性能，会产生应力遮挡或因弹性模量的不同造成界面的不稳定。

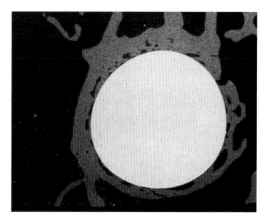

图 1-2-1 钛合金与骨质的整合

（4）同种异体骨指源于另一个同种个体的骨移植材料。当患者自身没有条件提供足够的自体骨作为骨移植材料时，可以将捐献或骨科手术截除的骨组织制成的同种异体骨产品用于骨移植。一般情况下，供体与受体为异基因，由于人类白细胞抗原（HLA）的存在，会有一定的免疫排斥风险。另外，同种异体骨移植因供体患隐匿性感染性疾病或恰逢致病因子检查窗口期等因素，存在致病性微生物传播的风险。为了克服同种异体骨移植的免疫排斥和致病性微生物传播风险，一般采取严格的供体筛选，并使用深低温冷冻、病毒灭活、冷冻干燥、辐照灭菌等制备技术来保证产品的有效及安全。

第三节　同种异体骨移植的历史

确切有记载的同种异体骨移植可以追溯到1878年，苏格兰医生 Mac Ewen 于 1878 年在无菌条件下成功地进行了人类同种异体骨移植，他利用一名儿童的胫骨为另一名儿童修复肱骨，被视为同种异体骨移植的开端，他也被誉为当代同种异体骨移植的开创者。

19 世纪早期，德国人 Barth 系统地论述了骨移植的理论基础，提出了骨修复的爬行取代学说，促进了同种异体骨在临床的大量应用。在临床证明同种异体骨移植的成功率接近自体骨移植后，自体骨逐渐被同种异体骨所代替，现在欧美一些国家同种异体骨的利用率已超过自体骨。爬行取代学说迄今仍旧是解释自体骨和同种异体骨移植愈合机制的理论基础。

20 世纪 40 年代后期，因第二次世界大战中许多战伤所致骨缺损人员需要医治，美国海军建立起了第一个现代意义上的骨组织库，形成一套比较完善的骨组织获取、制备技术及管理体系。此后，在东欧、西欧等地区也相继出现了多种人体组织库。同种异体骨应用在 20 世纪 60~70 年代出现了一个高潮。

Urist 于 1965 年发现了具有骨诱导作用的骨形态发生蛋白质，掀起了人们对同种异体骨移植理论进一步研究的热潮。Urist 经研究发现骨脱矿后的基质可引起异位成骨，他将诱导成骨的物质称为骨形态发生蛋白（BMPs），其成骨行为

被定义为"骨诱导"，并于 1979 年成功提取和纯化 BMPs。Vozney 等于 1988 年成功获得重组人 BMPs（rhBMPs）。现在 BMPs 已经被应用于临床促进骨损伤和骨移植的愈合。骨诱导理论促进了脱矿骨、BMPs 和 BMPs 复合植骨材料的开发应用，提高了植骨成功率。

我国同种异体骨移植开展的时间并不晚（20世纪 50 年代），但前期进展不快，主要原因是骨组织库的技术建设和质量管理滞后。20 世纪 80年代前，我国的骨组织库主要是各医院内部成立的、为本医疗机构提供同种异体骨的小型骨组织库。20 世纪 70 年代，放射性同位素辐照技术被应用于医疗产品的灭菌，在国际原子能机构（IAEA）的推动下，20 世纪 80 年代后期同种异体骨辐照灭菌技术进入我国，并应用于骨组织库同种异体骨的灭菌。1994 年，我国成立了首个现代化的骨组织库——山西省医用组织库，建立了完善的同种异体骨植入材料的生产及质量管理体系，并于 1998 年和 2001 年在太原相继举办了两届全国性骨移植研讨会及骨组织库技术培训班，促进了骨移植与骨组织库技术的迅速发展。

1999 年成立的山西奥瑞生物材料有限公司，以医疗器械的形式将同种异体骨材料在国家药品监督管理局申请注册并获批，开创了同种异体骨材料在我国的成规模生产、大批量应用的新局面。至 2021 年底，国内市场上常见的同种异体骨产品生产厂家有 5 家，每年向临床提供的同种异体骨产品在百万件左右。

同种异体骨移植的迅速发展以及同种异体骨移植引起的传播疾病事件，引发了人们对同种异体骨移植安全的关注与担忧，使得骨组织库的质量管理逐渐受到重视。

美国在 1976 年成立美国组织库协会（AATB），其为非政府、专业性技术组织，对同种异体组织库（生产单位）的制备技术及质量管理进行体系考核及认证，并于 1984 年出版了 AATB 第一版组织保存技术标准，随后不断修订，其最新版本已更新至第 14 版（2016 年），已由最初的单纯技术要求，逐步向法规化发展，要求过程可追溯、工艺要验证及确认，有力地保证了产品质量生产的一致性。AATB 标准的一些条款也被我国的同种异体骨行业标准所引用。

美国食品药品监督管理局（FDA）针对同

种组织的生产质量管理，专门制定了联邦法律，即 CFR1271 条款，对最少操作（不改变成分及结构）、同源应用（骨材料修复骨、皮肤材料修复皮肤）的人体组织不按器械管理，但要求应用于临床的人类组织在六个方面［注册和上市、供体筛选和检测、良好组织实践（GTP）、标识、不良事件报告、检查和执行］须符合监管要求。

为规范同种异体骨的生产和质量管理，我国国家食品药品监督管理局于 2009 年制订并发布了"同种异体骨修复材料"系列标准，对骨组织库的质量体系建立，深低温冷冻骨、冷冻干燥骨和脱矿骨产品等提出了详细要求，并在 2019 年进行了修订。2015 年发布了《医疗器械生产质量管理规范附录植入性医疗器械》，其对同种异体医疗器械的生产及质量管理提出了特殊要求。

上述各种专业机构及监管部门的标准体系及监管体系的不断完善，保证了同种异体骨的生产及应用处于有标可循、有法可依的环境中，保证了产品质量的稳定及可追溯，进而保证产品应用的安全性及有效性。

随着科学技术的发展，特别是免疫学和组织保存技术的发展，及对同种异体骨的基础研究的深入，使得同种异体骨移植面临的两大难题——免疫排斥和致病性微生物传播得到有效的解决，同种异体骨已成为自体骨的最佳替代物，在临床上大量应用。

第四节 同种异体骨的获取、运输及储存

同种异体骨移植存在疾病传播的可能，安全有效的同种异体骨移植首先源于合格的人类供体，所以供体的筛选对同种异体骨移植的安全有效性起着重要作用。同时，由于同种异体骨获取的特殊性，必须对相关操作进行规定并做出评价。

一、同种异体骨来源

1. 活体供体捐献 主要源于截肢、截骨等手术后取出的骨组织，如髋关节翻修取出的股骨头、重度创伤截肢下的肢体骨等。

2. 死亡供体捐献 源于死亡供体的四肢骨、髂骨、脊椎等。

二、同种异体骨获取团队

同种异体骨组织获取团队应包括医学专家和经过专业培训并获得专业资格的技术人员。

三、同种异体骨移植供体筛选标准

为保证获得安全有效的同种异体骨，每个潜在的供体都必须经过医学史、社会史、性生活史、体格检查和实验室的筛选。

1. 供体病史要求
（1）无结核、肝炎、梅毒、艾滋病、疟疾或麻风病史。
（2）无肿瘤病史。
（3）无大面积烧伤病灶。
（4）无自身免疫性疾病。
（5）类固醇应用不超过 3 个月。
（6）无药物或其他物质中毒史。
（7）供区未接受过放射治疗。

2. 血清学检查 为了排除感染性疾病，每一供体均要进行血清学检查。血液标本应在捐献期或捐献后 14 天内取得，并在有资质的实验室进行检测。若获取前 48 小时内供体曾接受输血或输液 2000mL 以上，会因血液稀释影响检查结果，因此不能作为供体。Anti-HIV-1、Anti-HIV-2、HBsAg、Anti-HCV、梅毒检测结果阴性者才能作为合格供体。

3. 年龄标准 考虑到年龄对骨的力学性能影响，应根据实际情况及骨的具体用途，对年龄做出限制。一般情况下，60 岁以下者均可作为供体。但用于结构性支撑时，男性供体年龄应为 15～55 岁，女性供体年龄应为 15～50 岁。利用长骨骨骺时，骨骺应密合。对于用于骨缺损填充的小块骨，可以没有年龄限制。

四、同种异体骨获取方法

同种异体骨的质量不仅取决于合格的供体，也取决于合理的获取方法。获取方法包括无菌获

取及非无菌获取，应尽可能采用无菌获取。非无菌获取应在一个清洁环境中进行，获取前，应确认供体亲属或本人签署的同意捐献骨组织的书面文件。当供体置于室温条件下，应在 12h 内获取，当供体置于 0～10℃ 环境下，应在 24h 内获取。

1. 无菌获取方法 在无菌的环境中进行，如手术室或专用组织获取室，应严格按无菌操作要求进行获取。无菌获取的优点为最大限度减少获取对组织的污染。骨组织无菌获取团队最好由接受过培训的人员组成，这样可以有效降低获取过程中骨组织被污染的概率。不经过二次灭菌的骨组织必须进行无菌获取，无菌获取的骨组织可不经过二次灭菌处理，降低了灭菌对骨组织生物力学和生物学特性的影响，但仍须对无菌获取的骨组织进行微生物培养检测，培养呈阳性的骨组织应弃用或进行二次灭菌。死亡供体无菌获取的污染率较高，建议采用二次灭菌，杜绝疾病传播。

2. 活体供体骨组织获取 外科手术从活体供体获取的骨组织包括髋关节翻修术获取的股骨头、膝关节和髋关节，创伤性截肢等。活体供体骨组织的获取均为无菌获取。

3. 死亡供体骨组织获取 源于死亡供体的骨组织可在无菌或非无菌条件下获取，获取前应确认其符合供体捐献的程序及要求。获取前备好所需的器械和材料，包括常规手术操作室的器材，如消毒液、无菌铺单、无菌衣、无菌手套、无菌帽子、无菌口罩、防护眼镜、无菌纱布、无菌棉球、注射器及试管等；手术器械，如镊子、剪刀、手术刀、骨钳、骨膜剥离器、骨锯、托盘等；骨组织的储存容器，如无菌塑料袋、标签等；遗体复原材料，如木棒、塑料长骨模具等。获取前，要对获取部位进行备皮、清洗及消毒。

（1）下肢骨获取：做一从髂前上棘到股骨大转子，再沿大腿外侧、膝关节前方髌韧带、胫骨棘到踝关节的切口。股骨在膝关节处断离，保留后关节囊和侧副韧带，切断并刮除周围肌肉后，旋转股骨，在近髋臼处切断髋关节囊。从胫腓骨内外两侧剥离肌肉，离断踝关节，取出胫骨与腓骨，通常保留半月板附着于胫骨，髌韧带远侧保留一块胫骨结节后切除，远侧与髌骨相连，股四头肌肌腱可保留。跟腱附带跟骨一并获取。髂骨

的获取应切开髂前上棘到脊柱后侧，离断骶髂关节和耻骨联合即可取出，获取过程应避免肠穿孔污染获取组织，如果发生，应放弃，并更换手套及污染器械后再继续其他部位骨组织的获取。若仅获取膝关节，可在膝关节前方做一切口，切断股四头肌，剖开膝关节上下约 12cm 范围内的软组织，并截断股骨与胫骨。

（2）上肢骨获取：从肩胛骨喙突开始，沿三角胸肌间沟、手臂前外侧到肘关节，然后沿前臂桡侧至腕关节上部做一切口，在肌与腱结合处横断肩部回旋肌群，保留附着于肱骨近端的肌腱部分。

（3）肋骨获取：从肋缘至椎体附着处直接切断。

（4）遗体复原：出于对供者的尊重，骨组织获取后应对遗体进行重建复原，特别是四肢长骨获取后，应先将大小适当的塑料骨模具或木棒放置于获取骨的部位，缝合已剥离的肌肉、筋膜、皮下组织和皮肤，确保供体恢复自然的解剖轮廓。

五、同种异体骨运输及储存

获取的同种异体骨应密封于无菌容器中，在湿冷条件（0～10℃）下运至组织库，如不能及时运送，需立即置于 -20℃ 冰箱暂存。可在湿冷条件下于 72h 内运送至组织库。

第五节 同种异体骨产品的分类及其特点

目前我国将同种异体骨产品分为深低温冷冻骨、冷冻干燥骨和脱矿骨三个品种。

一、深低温冷冻骨

深低温冷冻骨（Deep frozen bone），简称深冻骨，是经深低温冷冻（制备前后均贮存于 -40℃ 以下环境）处理制备的骨组织，能最大限度地保留骨组织的生物力学性能、生物学活性和骨渗入性。

由于深冻骨的生物力学性能好，故常被用于

制备大段骨。

深冻骨的制备方法主要有两种，一种为将骨组织进行深低温保存处理后，经清洗去除骨髓、脂肪及一些细胞成分，最终灭菌。这种方法有效地减少了抗原，保持骨组织的力学性能及 BMPs 的活性，但所有细胞均已失活。另一种是将骨组织浸泡于一定浓度的无菌甘油或培养液中，加入二甲基亚砜冷冻保护剂梯度降温至－80℃保存，最大限度地保留骨组织内存活细胞的活性。经该方法制备的骨组织内约有 40%细胞存活，最多可达 80%，主要应用于含关节软骨的同种异体骨关节移植物制备，能较好地保存关节面软骨细胞的活性，但植入后软骨面会逐步纤维化，且由于不经过终末灭菌，达不到医疗器械的监管要求，已基本不用于临床。

二、冷冻干燥骨

冷冻干燥骨（Freeze dried bone），简称冻干骨，是经深低温保存、成形、清洗、冷冻干燥和辐照灭菌制成的骨组织。经过上述系统处理，免疫原性明显降低，可于常温下保存运输，同时较好地保存了 BMPs 等生长因子。但是，经冷冻干燥处理，骨组织的生物力学性能会受到影响。

冻干骨的特性决定了其主要适用于不需要力学支撑或对力学强度要求不高的部位进行骨移植，如用于骨缺损填充的冻干骨条、骨粒、骨块、骨粉等。冻干骨应用前进行复水可恢复一定力学强度，但与深冻骨相比，其弯曲强度仅为55%～90%、扭转强度为 39%。尽管复水可恢复部分生物力学性能，但仍难以达到深冻骨的水平。对于大段骨和需要承重的同种异体骨移植物，应该尽量选用未经冷冻干燥的深冻骨产品。

临床应用结果表明，在骨腔充填和脊柱融合方面，小块冻干骨的治愈率为 90%以上，与自体骨移植远期疗效无统计学差异。

三、脱矿骨

脱矿骨由骨组织经过冷冻、清洗、脱矿、冻干（也可不经过冻干步骤）和辐照灭菌等工艺制备而成。骨组织经过酸处理彻底或部分去除了骨组织中的无机盐成分，暴露胶原纤维和 BMPs，

同时也破坏了大部分免疫原性物质，降低了力学强度。因此，通过脱矿处理后的骨组织，生物安全性更高、成骨能力也更强，但是由于羟基磷灰石的清除，产品在植入体内后降解速度快，所以仅能用于非承力填充。

脱矿分为表面脱矿、部分脱矿和全脱矿。表面脱矿骨（脱矿深度＜50μm）指仅对同种异体骨表面进行脱矿处理，内部仍含有羟基磷灰石，目的是增强同种异体骨早期成骨能力，特别是使一些不宜使用内固定器械的骨内植入物能快速与骨床形成骨结合。其保留一定的生物学承重能力，在植入后呈现由表及里的渐进成骨过程，使其始终具有良好的支撑能力，而且表面脱矿骨和全脱矿骨一样具有诱导成骨能力，两者成骨作用无明显差异，可快速与植骨床形成骨渗入。当脱钙率为 23%～40%时，脱矿骨力学强度改变不大，又有一定成骨能力。全脱矿骨因其主要成分为胶原纤维和生长因子，又叫脱矿骨基质（DBM），其力学强度几乎全部丧失，不宜单独使用。临床上主要与自体骨混合或作为一些生长因子的载体，用于促进骨愈合，适用于促进脊柱骨关节融合和长骨骨折、骨不连的治疗。

第六节 提高同种异体骨生物安全性的方法

由于同种异体骨组织含有主要组织相容性复合体（MHC）抗原物质，而且可能会因为取材和保存不当被微生物污染，因此采取适当的加工工艺以降低骨组织免疫原性和微生物负载是必要的。常见的处理手段有深低温冷冻、冷冻干燥、清洗、脱矿、辐照灭菌、病毒灭活等，这些手段使骨的污染逐步降低、抗原物质越来越少、不需要的成分越来越少、结构始终保持不变。

一、深低温冷冻

深低温冷冻（Cryopreservation）指将骨组织置于低温环境（低于－70℃）下冷冻，此工艺能抑制活组织和细胞的生化代谢，特别是酶的活性，抑制了骨组织的自溶，便于长时间的保存。冷冻可固化组织中的游离水，使微生物不能利

用，进而抑制了其繁殖。同时深低温保存还破坏骨组织细胞表面抗原结构，降低免疫原性。

有研究将新鲜同种异体骨、深冻同种异体骨及冻干同种异体骨植入不同血缘系的兔子，应用同位素标记供体淋巴细胞，进行细胞毒免疫反应检测，结果表明新鲜同种异体骨引起了强烈免疫排斥反应，冻干同种异体骨明显不使宿主致敏，而深冻同种异体骨介于二者之间。其他的研究也证实经深低温冷冻处理的同种异体骨使宿主发生免疫排斥反应的程度低于新鲜同种异体骨，但也有不同程度的免疫排斥反应。大量临床实践也表明，植入前经深低温冷冻处理的同种异体骨，植入后愈合率增加，可能原因是深低温冷冻过程中形成的冰晶破坏了骨组织内细胞的膜结构，使免疫原性降低，植入骨的血管化、爬行取代速度加快，利于植骨愈合。

二、冷冻干燥

冷冻干燥（Lyophilization）技术的原理是在低温冷冻的状态下，使冷冻样品内的水分于结晶状态下在高真空度环境中直接升华为气体而去除，而样品因此保持其原有结构不变形，溶于水中的物质在原位留下。因此冷冻干燥被广泛地用于含热敏感物质材料的干燥和保持原有三维结构的细胞支架材料的制作。

经冷冻干燥处理的骨组织最大限度地保持了骨组织的天然结构和特性，易于进行骨传导。临床应用时易于复水，可部分恢复生物力学性能。

但是，冷冻干燥使骨组织脱水的同时，会因脱水造成骨组织的细微径向微骨折，直接影响骨组织的生物力学性能。冻干骨的脆性增加、强度降低、抗弯和抗扭转强度明显减弱，其中抗扭转强度降低最多。骨移植前对冻干骨进行复水可部分恢复其力学特性，冻干骨经复水 1～8h 后，生物力学指标逐渐恢复，一般术前需要复水 1h。

含水量是冻干骨合格的重要指标：重量法或费休氏法测定<6%，磁共振法测定<8%。但水不是影响冻干骨保存的唯一因素，氧化也会影响其质量，所以国外很多骨组织库将冻干骨保存在真空或惰性气体中，以尽可能延长其保质期。同时冻干骨可在室温保存和运输，降低了储存及运输成本，方便临床应用。

冷冻干燥还有一个重要作用就是降低骨组织的免疫原性，机制可能是在急速冷冻及升华过程中，细胞/细胞残片上的抗原结构发生了空间形态的变化，进而导致宿主对抗原的不识别，形成免疫耐受，这也可以解释冻干小块骨几乎不发生免疫排斥反应的临床现象。

三、清洗

清洗（Rinsing）是用纯化水、表面活性剂、盐类或有机溶剂反复浸泡、高压冲洗或超声波清洗，以去除骨组织中的血液、脂肪、可溶性蛋白质和可溶性盐的过程。

脂肪在辐照后会氧化生成毒副产物，将骨组织中含有的脂肪清洗干净，能够降低植入后的非特异性炎症反应和免疫排斥反应，同时脂肪的去除可以暴露骨组织表面，提高骨传导性。

清洗还可以去除作为微生物宿主的血液、细胞及脂肪组织，这些成分是病毒生存繁殖的必要媒介，也是其他微生物生长的“土壤”。另外，表达组织免疫原性的主要组织相容性复合物（MHC）抗原存在于细胞膜结构中，会引发宿主的免疫排斥反应。经过清洗，游离或结合不牢的细胞、绝大部分的细胞碎片（冻融、超声作用产生）会从骨组织中去除。

骨组织中还含有可溶性蛋白质，这些蛋白质有引起免疫排斥反应的风险，因此可以采用乙二胺、过氧化氢和氢氧化钠等试剂反复清洗骨组织，将可溶性的蛋白质溶解，清洗干净（图 1-6-1）。

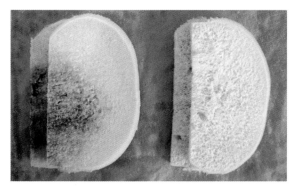

图 1-6-1 骨组织清洗前后

四、脱矿

脱矿（Demineralization）的目的是去除骨组织内的钙、磷等无机盐成分，保留胶原纤维和BMPs等有机成分，消除骨组织内钙盐对BMPs等生长因子的遮挡，暴露BMPs等生长因子位点，提高同种异体骨的骨诱导活性。主要采用盐酸等稀酸、乙二胺四乙酸（EDTA）等螯合剂和电解等进行脱矿，其中最常用的为盐酸脱矿。

五、辐照灭菌

医疗上常用的灭菌方式有湿热灭菌、环氧乙烷灭菌、辐照灭菌、化学试剂浸泡灭菌和过氧化氢蒸汽灭菌。其中能用于终端灭菌的只有湿热灭菌、环氧乙烷灭菌和辐照灭菌。其他灭菌方式常见于医疗器械使用前的灭菌、加工过程灭菌等。

同种异体骨产品的灭菌一般采用辐照灭菌，这种灭菌方式为一种低温灭菌方法，可以避免高温和环氧乙烷残留对产品的影响，是一种安全且高效的灭菌方式。目前，同种异体骨的灭菌采用钴-60（^{60}Co）γ射线辐照灭菌，其射线能量（1.17～1.33MeV）适合且穿透力强，高能电子束（电子加速器）因其穿透力弱而不常采用。辐照剂量按照GB 18280—2015系列标准进行验证和确认，一般为15～25kGy。过高剂量的辐照会给骨组织造成不可逆的影响，主要体现在胶原纤维和其他蛋白质的肽链断裂或交联和残留脂肪的氧化。宏观上会改变骨组织的力学强度、引发局部炎症导致骨吸收，微观上会导致骨传导和骨诱导活性的降低。

六、病毒灭活

因为供体致病因子存在检测窗口期及在获取、制备过程中有对骨组织造成污染的可能，骨组织虽经终末灭菌，仍存在一定的致病风险，因此国家药品监督管理局于2011年发布了《同种异体植入性医疗器械病毒灭活工艺验证技术审查指导原则》，并在2020年进行了修订，要求同种异体植入性医疗器械必须要在工艺中设计至少一个能有效灭活4类病毒（有/无包膜的RNA病毒、有/无包膜的DNA病毒）的方法，且降低的滴度需≥4logs。选择的方法不能破坏骨组织的基本结构及性能，一般都是采用两种方法叠加来达到目的，应用化学试剂灭活应在后续工艺中去除残留。

七、制备环境控制

对生产环境及操作过程进行有效控制，如空气净化、防护隔离、工装消毒及物料灭菌、无菌操作，可防止骨材料在制备过程中被微生物或其他有害物质的污染。

八、新的同种异体骨制备技术

除了上述通用的制备技术，国际上也在不断寻求新技术、新工艺，以期最大限度消除致病性微生物传播风险、去除不必要的成分、保留骨组织结构的完整、增强其成骨能力和易操作性。例如，美国一些企业采用自研的全封闭生产线，以数码技术控制骨组织在高洁净区域内自动完成制备，有效降低了产品的初始污染量，辐照灭菌剂量控制在15kGy以下，减少了辐照对骨组织的损害。有的企业采用临界二氧化碳萃取法去除脂质及杂蛋白，其特点是纯物理作用，不产生化学污染及残留，还能起到灭菌作用。还有的企业使用真空和振荡压力结合化学试剂来灭活致病性微生物。低温（干冰）低剂量辐照灭菌技术也正在逐步显示其优势。将由脂肪细胞分化来的间充质细胞与同种异体骨复合形成填充物以赋予其骨发生能力也是一个努力方向。有人发展将甘油用于同种异体骨常温下的保存。也有人致力于进一步改变同种异体骨的形状以满足日益增多的微创手术中的植骨需求。

第七节　同种异体骨移植转归

一、爬行取代

同种异体骨植入体内后，随着时间推移会被逐步吸收代谢，新生骨同步形成，最终完成骨缺损的修复。对于其过程目前大家公认的理论是爬行取代学说。

爬行取代（Creeping substitution）指植入骨植入后，周围宿主组织逐渐长入植入骨内部，在对植入骨组织进行吸收的同时，又由成骨细胞在新形成的骨内吸收腔隙表面产生新骨，延伸覆盖并取代植入骨。爬行取代需要植入骨能提供爬行的骨表面。

皮质骨比较致密，供爬行的原有骨内腔隙

（10%～15%）表面比松质骨（50%～90%）少，因此爬行取代需要从骨吸收开始，以便形成爬行的表面。皮质骨植入后，由破骨细胞在骨表面形成吸收陷窝，进而向深部穿凿形成新的吸收孔洞或使原有孔洞（哈弗管）扩大，长入毛细血管、侵入骨原细胞，所以在植入后6～18个月，植入骨吸收速度大于新骨生成，因此会出现骨质疏松、骨髓腔扩大、骨强度下降，这时容易发生骨折（图1-7-1）。

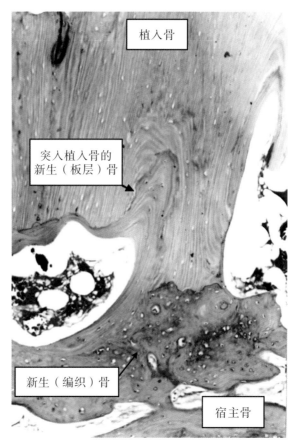

图1-7-1 皮质骨植入后8个月

松质骨的爬行取代过程（图1-7-2）与皮质骨不同。松质骨植入后，先是成骨细胞长入骨小梁间隙并增殖，随后在骨小梁表面形成新骨，骨小梁增粗，再由破骨细胞吸收，进行内部改建。松质骨骨小梁可提供大量骨表面，便于新骨直接爬行和黏附生长，因此不但没有骨质减少，

相反会伴有骨密度增加。此后在生物力学刺激下，破骨细胞的作用逐渐加强，死骨逐渐被吸收，形成符合力线取向的骨小梁走向，完成改建。但在很长一段时间内骨小梁仍比较粗大，这可以解释利用松质骨充填骨缺损的患者在X线检查时会出现早期局部骨密度增强的现象。

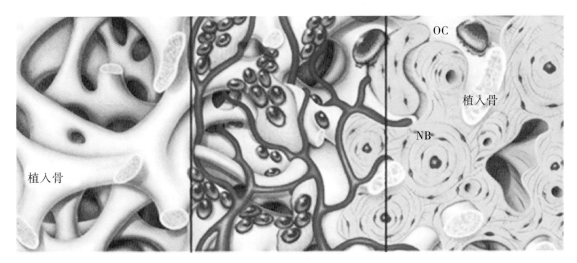

图 1-7-2 松质骨植入后成骨模式图

植入后新生毛细血管长入、成骨细胞形成且产生新骨（NB），充填植入骨间隙，并在破骨细胞（OC）作用下取代植入骨

二、同种异体骨移植愈合过程

同种异体骨移骨愈合过程是植入骨周围血管、间充质组织不断向植入骨长入，同时伴随植入骨被吸收与新骨形成的动态改建过程。不同同种异体骨移植愈合过程可以概述如下。

1. 新鲜同种异体骨移植愈合 创伤导致的初期炎症反应→大部分细胞因营养物质缺乏而死亡→浅表层细胞增殖并生成新骨→免疫排斥反应导致细胞死亡→宿主肉芽组织充填空的骨细胞陷窝→以破骨细胞吸收和成骨细胞成骨为特征的爬行取代过程。

2. 不含活体细胞的同种异体骨移植愈合 宿主肉芽组织充填空的骨细胞陷窝→破骨细胞吸收→以成骨细胞成骨为特征的爬行取代过程。

同种异体骨移植的愈合过程及转归分为五个阶段。

1. 第一阶段 为术后数分钟至数小时的变化，主要表现为受区炎症反应及骨原细胞和破骨前体细胞的增殖。植入骨中的 BMPs 以及各种分解产物引起受区细胞的趋化转移反应，使受区细胞与植入骨内外侧暴露面接触。这一阶段为植入骨的反应期。

2. 第二阶段、第三阶段 为第一阶段的延续，术后 1~7 天开始发生，主要特征为受区的成纤维细胞样间充质干细胞与植入骨的 BMPs 之间发生反应。在接受活体供体新鲜同种异体骨移植后第 3 周出现反应，在接受冻干同种异体骨移植后第 4 周出现反应。

3. 第四阶段 为术后数月至数年，主要特征为植入骨与宿主骨发生骨传导。骨传导可被植入骨与宿主骨之间形成的纤维组织膜阻止，但只要植入骨与宿主骨之间的间隙存在接触压力，就能促进骨传导发生。

4. 第五阶段 植入骨逐渐恢复力学特性。此阶段可长达 2~20 年，取决于植入骨的大小、质量与形状。植入骨最终与宿主骨结构混杂在一起。

另外，经过不同方法制备的同种异体骨具有不同的抗原特性，对同种异体骨的移植愈合过程也有一定影响。不同类型的同种异体骨移植后植骨愈合的优劣次序为：冻干骨＞深冻骨＞脱矿骨＞深冻＋辐照骨＞冻干＋辐照骨＞新鲜骨＞脱蛋白骨（无机骨）。

第八节 同种异体骨制备技术展望

同种异体骨由于具有与自体骨相似的结构与成分，具有良好的骨传导和骨诱导活性，已成为自体骨的最佳替代，被广泛应用于骨科和口腔科。但与自体骨相比，同种异体骨仍存在骨诱导活性不足、缺少成骨细胞和微弱免疫原性等缺点。在同种异体骨基础理论及临床应用发展的基础上，针对同种异体骨应用中存在的问题，在材料学、生物学技术发展的推动下，结合组织工程的理念，人们对同种异体骨的更有效利用进行了大量尝试，赋予了同种异体骨更多及更佳的性能，以期提高同种异体骨的利用率及有效性。

一、进一步降低产品免疫原性并保留产品生物活性

宿主对移植骨的免疫排斥反应，主要是细胞介导的对移植骨细胞所携带的细胞膜表面抗原的反应。移植骨与宿主的人类白细胞抗原（Human leukocyte antigen，HLA）不配合即出现免疫排斥反应。同种异体骨移植中的免疫排斥反应主要表现为淋巴细胞型免疫排斥反应，参与免疫排斥反应的细胞有三类：抗原呈递细胞（Antigen presenting cell，APC）、免疫调节细胞和效应 T 细胞。

为减轻同种异体骨移植的免疫排斥反应，可以通过移植骨免疫原性的降低、供者与宿主的组织配型和宿主的免疫抑制三个方面达到。

通过降低移植骨免疫原性（对移植物抗原进行处理），可以减轻植入后的局部炎症反应，提高移植成功率，避免填充物被过早吸收。目前对移植物抗原进行处理的常用方法有冻干、反复清洗和辐照。特别是在反复清洗方面，结合表面活性剂〔如十二烷基硫酸钠（SDS）、曲拉通〕、蛋白酶、RNA 酶、有机溶剂和三羟甲基氨基甲烷（Tris）、EDTA、氯化钠等盐类的应用，增强对细胞成分、脂肪和蛋白质的洗脱效果，可以有效降低植入产品的免疫原性。特别是对于大段骨、骨关节等尺寸较大产品，通过脱细胞工艺处理，能够很好地清除内部的骨髓组织、脂肪等容易引起免疫排斥反应的物质。

为了减轻同种异体骨的免疫排斥反应，人们也尝试进行供者与宿主的组织配型。但临床上应用大量未经配型的同种异体骨也能获得良好的疗效。因此，组织配型在同种异体骨移植中的作用有限，实践中也不太容易操作。

应用免疫抑制剂能够抑制宿主对移植骨的免疫排斥反应，促进新骨形成和植骨愈合。然而，免疫抑制剂多有较大的不良反应，特别是对骨肿瘤患者，易引起肿瘤复发，故临床上对同种异体骨移植患者一般不使用。

在产品加工过程中会不可避免地破坏骨骼原有活性成分。如为降低产品免疫原性进行的反复清洗、冻干、辐照等，为灭活病毒进行的高温、辐照等。

反复清洗在清除容易引起免疫排斥反应物质的同时，也会破坏蛋白质的三级、四级结构，从而降低产品的骨诱导活性。

冻干时如工艺控制不当，特别是后期温度偏高，会导致蛋白质交联，破坏原有结构。而且，冻干过程也会导致产品内出现微裂痕，降低产品的力学强度。如何在冻干过程中避免降低产品力学强度也是今后的重要研究方向。

辐照可杀灭致病性微生物，但同样也会产生大量的自由基，导致蛋白质肽链断裂或交联，影响蛋白质一级结构，导致蛋白质性质的改变。因此，如何在降低辐照剂量的条件下，保障灭菌或灭病毒效果也是值得我们去考虑的。

二、同种异体骨与生长因子复合

同种异体骨虽然具有骨诱导活性，但由于供体、制备方法等因素不可避免地会影响同种异体骨的骨诱导活性，使得同种异体骨的骨诱导活性差异较大。虽然脱矿处理可提高骨诱导活性，但也存在脱矿后力学强度差及生物活性不稳定的问题，这对临床应用造成了一定的影响。随着生物技术的发展，特别是生长因子在体外基因重组成为可能，使多种提高同种异体骨生物活性的方法得以尝试。

同种异体骨与 BMPs 复合应用可提高同种异体骨的骨诱导活性，赋予同种异体骨良好的骨传导能力和可靠骨诱导能力。

（1）与血小板衍生生长因子（PDGF）复合能促进新骨的形成，刺激植入骨吸收，对骨重建起双向调节作用。大量同种异体骨与血小板富集血浆（PRP）联合使用报告表明，PRP 能有效促进骨修复。骨髓抽吸浓缩液（Bone marrow aspirate concentrate，BMAC）中含更多的 PDGF，可明显增加新骨的形成。

（2）与转化生长因子 β（TGF-β）复合可刺激成骨细胞分泌骨基质蛋白，如纤维结合蛋白、蛋白聚糖和骨粘连素。研究证实，在骨折的不同阶段，TGF-β 从诱导间充质干细胞分化到

刺激骨痂形成、钙化以及骨的塑形都有明显的作用。

（3）碱性成纤维细胞生长因子（bFGF）存在于成骨细胞和骨基质中，可促进软骨和骨细胞的分裂及骨折处细胞的增殖，调控骨基质的合成和分泌，刺激骨膜内成骨。另外，它也促进内皮细胞的增殖和分化，诱导新生血管形成，促使毛细血管向移植物中长入，使骨修复早期的软骨岛数量增多，并加速软骨痂的成熟和骨化。一些学者将bFGF与同种异体骨复合应用，取得了较好的愈合效果。

（4）与血管内皮生长因子（VEGF）复合通过促进内皮细胞增殖、血管生成参与骨发育形成，其通过促进同种异体骨血管化也可以提高同种异体骨的愈合率、减少并发症的发生。

三、同种异体骨与抗生素复合

在骨移植手术中，往往会有骨创伤部位伤口污染而导致细菌感染的可能。传统的方法是在彻底清创、软组织覆盖后长期全身应用大剂量抗生素治疗，待感染控制后再行二期植骨。将抗生素通过缓释技术与同种异体骨复合，可提高一期清创植骨的成功率、缩短手术时间，且可避免长期全身应用抗生素的不良反应。

四、同种异体骨与抗肿瘤药物复合

骨肿瘤切除后，为防止肿瘤复发，一些学者将抗肿瘤药物与同种异体骨复合植入，既修复了骨缺损，又在植骨局部保持高浓度的抗肿瘤药物，抑制肿瘤细胞生长，还避免了全身化疗的不良反应。

五、同种异体骨与骨组织工程

按照组织工程原理，用同种异体骨作为支架，与生长因子和定向分化的种子细胞相结合，在体外构建组织工程骨，即"细胞化同种异体骨"（Cellar allograft），可使植入物具有骨诱导、骨传导和骨发生能力，达到与自体骨相似的成骨性能。

（赵亚平　苏成忠　龚彦铭　赵雨桐
罗雨萧　刘燕　杜欢）

参考文献

[1] YY/T 0513. 1-2019同种异体修复材料第1部分：组织库基本要求［S］.

[2] YY/T 0513. 2-2020同种异体修复材料第3部分：深低温冷冻骨和冷冻干燥骨［S］.

[3] YY/T 0513. 3-2020同种异体修复材料第3部分：脱矿骨［S］.

[4] 张耀，罗国臣，李东怡，等. 植骨密度对骨肿瘤性骨缺损修复效果影响的临床研究［J］. 中国骨与关节杂志，2020，9（11）：847-852.

[5] 禹名卉，赵彦涛，袁鸿宾，等. 骨形态发生蛋白2在腰椎融合术中应用的效果与并发症［J］. 中国骨与关节杂志，2017，6（3）：228-231.

[6] 冉俊岭，段毅，朱乐全，等. 交锁髓内钉固定术治疗四肢创伤骨折后骨不连的疗效及对患者围术期指标和术后并发症的影响［J］. 解放军医药杂志，2021，33（6）：75-78.

[7] 白玉龙，李忠海，赵彦涛，等. 中国医用组织库的发展历史、现状及展望［J］. 中国组织工程研究，2021，27（8）：1306-1312.

[8] 白玉龙，耿广平，陈维明，等. 美国组织库及组织修复材料的发展近况［J］. 国际生物医学工程杂志，2020，43（6）：501-507.

[9] Diaz RR, Savardekar AR, Brougham JR, et al. Investigating the efficacy of allograft cellular bone matrix for spinal fusion: a systematic review of the literature［J］. Neurosurg Focus, 2021, 50 (6): E11.

[10] Chuang CA, Lee S－H, Chang C－H, et al. Application of structural allogenous bone graft in two－stage exchange arthroplasty for knee periprosthetic joint infection: a case control study［J］. BMC Musculoskeletal Disorders, 2022, 23 (1): 325.

[11] Baseri N, Meysamie A, Campanile F, et al. Bacterial contamination of bone allografts in the tissue banks: a systematic review and meta－analysis［J］. J Hosp Infect, 2022, 123: 156-173.

[12] Winkler H, Haiden P. Allograft bone as antibiotic carrier［J］. J Bone Jt Infect, 2017, 2 (1): 52-62.

[13] Agarwal A, Manjunath RGS, Sethi P, et al. Platelet－rich fibrin in combination with decalcified freeze－dried bone allograft for the management of mandibular degree Ⅱ furcation defect: a randomised controlled clinical trial［J］. Singapore

Dental J，2019，39（1）：33—40.

［14］Vorobyov KA，Skipenkol TO，Zagorodniy NB，et al. Autologous regenerative stimulants for bone allograft implantation［J］. Russian J Transplantol Artif Organs，2021，22（4）：133—139.

［15］Inoue G，Uchida K，Matsushita O，et al. Effect of freeze—dried allograft bone with human basic fibroblast growth factor containing a collagen—binding domain from clostridium histolyticum collagenase on bone formation after lumbar posterolateral fusion surgery in rats［J］. Spine（Phila Pa 1976），2017，42（17）：995—1001.

［16］Buser Z，Brodke DS，Youssef JA，et al. Synthetic bone graft versus autograft or allograft for spinal fusion：a systematic review［J］. J Neurosurg Spine，2016，25（4）：509—516.

第二章　同种异体骨产品及特性

同种异体骨产品为满足临床的不同需求可制成各种类型。原则是保持骨组织的基本结构，特别是微结构完整不被破坏，适应植骨床对材料的尺寸及力学强度要求，方便医生在手术台上直接使用，方便贮存运输，尽量延长有效期。

同种异体骨产品可以分为深冻骨、冻干骨和脱矿骨三大类，它们有各自的优缺点，需要根据产品的预期使用目的选择合适的工艺。相关特征可见本书第一章第五节相关内容。

第一节　骨小块、骨条

骨小块和骨条（图2-1-1）主要用于骨缺损的填充，尺寸较小。骨小块和骨条多由取于股骨头或长骨骨骺的松质骨制备，也可以由皮质骨制备。骨组织经过冷冻、切割、清洗、脱矿、病毒灭活和冻干等步骤制备。可以分为表面脱矿类和不脱矿类，经冻干后辐照，便于室温保存运输。

骨小块和骨条由于尺寸小，清洗效果更好，植骨后的免疫排斥反应发生率低至可以忽略，一般无感染渗出和排斥吸收，能较快出现植骨愈合。尺寸较小、丰富的孔隙结构和一定的力学强度，有利于组织和血管的长入，容易被爬行取代，是一种良好的骨传导支架。一般用于脊柱侧弯矫形后的后路融合植骨、较大腔隙的骨缺损填充，是目前同种异体骨使用量最大的产品。

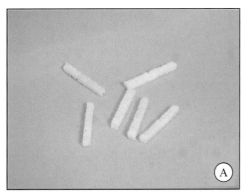

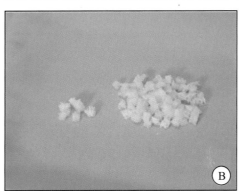

图2-1-1　骨条、骨小块

A. 骨条；B. 骨小块

第二节　骨粉、骨屑

骨粉、骨屑（图2-2-1）主要用于骨缺损的填充，特别是牙科手术和其他小尺寸骨缺损的填充。由皮质骨或松质骨经过冷冻、切割、粉碎、清洗、脱矿、病毒灭活和冻干等步骤制备，产品可以全脱矿，也可以表面脱矿，甚至不进行脱矿处理。产品尺寸小，为粉状或屑状，清洗彻底，免疫原性低，而且经过冷冻干燥处理，运输存储方便。

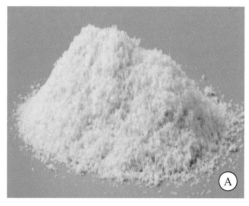

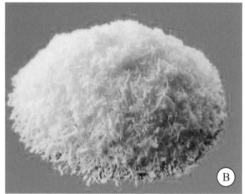

图 2-2-1　骨粉、骨屑

A. 骨粉；B. 骨屑

第三节　骨螺钉、骨钉和骨针

骨螺钉、骨钉和骨针（图 2-3-1）通常由取自强度和厚度较大的男性供体的股骨制备而成，同种异体骨骨钉的强度与取材部位骨组织的强度相似。股骨经去除骨膜和骨髓后，在 -70℃ 下保存 30d，取出后复温 1.5h，将其纵行切割成条柱状，使用机床加工成形，用生理盐水反复冲洗后，浸泡在无水乙醇中 2h，然后用足量纯化水清洗，冻干，真空密封包装，经辐照灭菌，室温下储存备用。

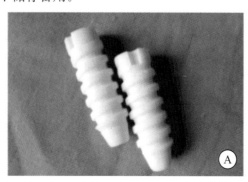

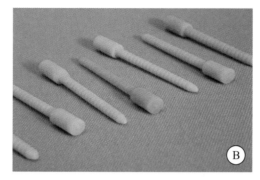

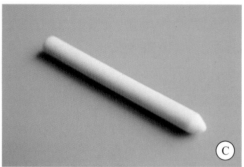

图 2-3-1　骨螺钉、骨钉和骨针

A. 骨螺钉；B. 骨钉；C. 骨针

骨螺钉、骨钉和骨针主要用于非承重部位、非粉碎性松质骨骨折或小尺寸管状骨（指/趾骨）稳定骨折的内固定。本身具有可被爬行取代及保持良好力学强度的特点，使其有植骨和内固定的双重作用。因其具有不产生应力遮挡和不必像金属骨钉那样行二次手术取出的优点，已在许多临床骨折病例中应用。

相关动物实验表明，植入家兔的同种异体骨骨钉在骨折愈合后逐渐被新骨取代而失去轮廓，同种异体骨骨钉在 3~6 个月后被宿主骨完全取代，而聚酯骨钉在降解和失去强度后仍在原位保留，在出现崩解、被周围纤维组织包裹的同时，并未观察到新骨的取代，这一结果与近年来的报道基本相似。临床使用表明，同种异体骨骨钉用于人体不会导致感染、窦道形成和免疫排斥反应等不良反应，植入的同种异体骨骨钉在被新骨取代中逐渐失去轮廓，其使用效果明显优于金属骨钉和聚酯骨钉。

第四节　脱矿骨基质

脱矿骨基质（Demineralized bone matrix, DBM）是经酸处理去除钙等无机成分的同种异体骨产品。DBM 的主要成分为 Ⅰ 型胶原和包括 BMPs 的非胶原蛋白。其中 Ⅰ 型胶原约占 93%，其可提供骨传导的表面与骨诱导相关的因子，如 BMPs、生长分化因子（GDFs）、TGF－β1、TGF－β2、TGF－β3 等，约占 DBM 的 5%，其余约 2% 是无机成分的残留。脱矿的目的是暴露骨组织中的 BMPs，使 BMPs 易于释放。DBM 的特点在于其良好的骨诱导活性，植入后可诱导周围间充质干细胞向成软骨细胞分化而形成新骨，增强了成骨能力。脱矿处理也可破坏同种异体骨的抗原结构，降低同种异体骨的免疫原性。

DBM 是经过冷冻、超声清洗、脱矿、巴氏灭活和冻干等工艺处理制备而成的。DBM 不仅具有较低的免疫原性，还因其充分暴露的 BMPs 及胶原，增加了与间充质干细胞接触的概率，在植入部位全方位成骨，加快了骨愈合的进程。未脱矿的骨基质中也含有 BMPs，但被无机成分包埋，骨诱导能力相对较弱。另外，DBM 的质地较软，能更好地填充进植骨间隙处或与其他植入

材料联合使用，如各种材质的骨笼，且其柔软的质地具有塑形性，避免在手术使用中修剪，方便使用。

DBM 的应用形式包括冻干脱矿骨粉、脱矿骨粒、脱矿骨条、脱矿骨泥和可通过注射器注射的脱矿骨胶等（图 2-4-1）。单一 DBM 呈颗粒状、质轻、不易塑形，在临床应用时易被血液冲散，尤其是在出血部位，出血使得 DBM 不能被精确并足量地放置于预期治疗位置，影响其应用效果。为了临床方便与高效应用，常将 DBM 与甘油、淀粉、水凝胶等载体复合制备成 DBM 骨胶或骨泥，使之易于根据临床需要进行塑形。DBM 的载体与骨要具有良好的生物相容性，便于将 DBM 固定在预期治疗位置，同时又不降低 DBM 的骨诱导活性。根据载体的不同，目前国外已有多种上市 DBM 类产品，这些产品可与骨屑、硫酸钙颗粒等混合应用，动物实验结果均显示出其具有骨诱导活性。

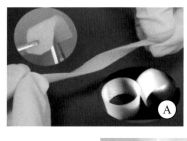
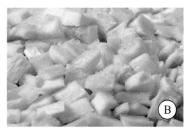
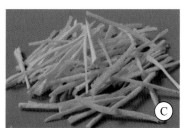
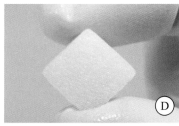
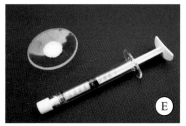

图 2-4-1 脱矿骨基质

A. 脱矿皮质骨条、骨环；B. 脱矿皮松质骨块；C. 脱矿皮质骨纤维；D. 脱矿松质骨块；E. 脱矿骨胶

DBM 由于较常规同种异体骨产品具有更强的骨诱导活性而在临床广泛应用，但存在着不同产品批次间骨诱导活性差异较大的缺点，有些甚至缺乏骨诱导活性。DBM 颗粒尺寸、制备方法、储存方式、灭菌方式和载体介质对 DBM 的骨诱导活性影响较大。每种产品的骨诱导活性有所不同。而供体年龄、骨组织质量、获取部位以及基因背景的不同，也会导致同一产品不同批次产品的骨

诱导活性存在较大差异。所以不同厂家、不同批次产品的骨诱导活性有差异是客观现象，不必强求统一，也不必对其寄予太高的期望。按植骨床特点选择适当产品才是理智的做法。

第五节 骨笼、骨垫

骨笼、骨垫（图 2-5-1）由取自股骨、肱

骨、腓骨等管状骨段的骨组织经深冻、机械加工、超声波清洗、病毒灭活、冻干、辐照灭菌处理而得。因其具有与椎体相近的力学强度（－2000N/mm²）、较低的免疫原性，主要用于颈椎和腰椎的椎体间融合，特制型号可用于股骨头坏死患者的股骨头减压支撑手术。骨笼与骨垫植入后可在2年内被宿主骨完全吸收取代，避免钛笼等金属植入后应力不匹配、切入椎体造成椎间隙损失的影响。

以山羊构建的动物模型显示，羊同种异体骨骨笼与自体髂骨植入进行椎体间融合，术后6个月同种异体骨骨笼完全被宿主骨吸收取代，融合效果良好。临床使用也表明同种异体骨骨笼进行颈椎前路融合后效果良好，在保持椎间高度的情况下，牢固骨性融合率可达到97%以上。

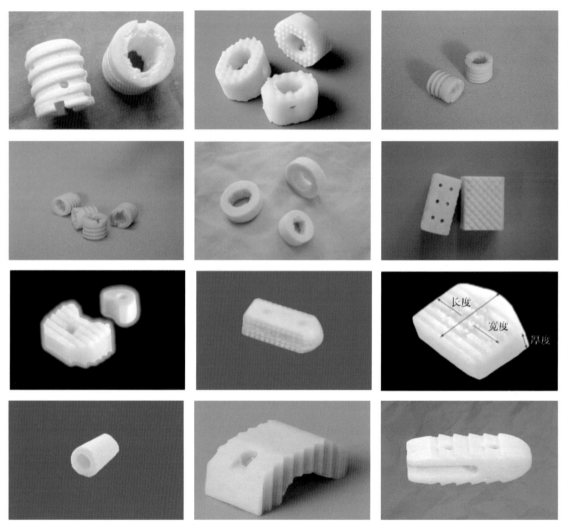

图2-5-1 常见的骨笼、骨垫

第六节 骨胶、骨泥

骨胶、骨泥（图2-6-1）是同种异体骨在不同脱矿条件下，制成的表面脱矿、部分脱矿或全脱矿移植材料。骨胶、骨泥可以有冻干形态方便运输保存，也可以有带有润滑成分的可注射形式。产品的特点是骨诱导能力强、易于塑形，方便临床应用。且骨胶、骨泥还具有一定的黏性，可随意塑型填充或注射，使用非常方便，临床上常与其他系列的产品共同应用来促进骨的愈合。

骨胶、骨泥主要用于脊柱融合、骨不连和骨折，可以单独使用，或复合其他非脱矿骨或人工骨使用，但由于其存在生物力学缺陷，不宜单独用于承重部位。

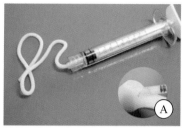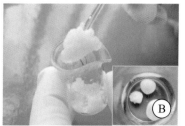

图 2-6-1　骨胶、骨泥

A. 骨胶；B. 骨泥

第七节　股骨头、股骨髁

股骨头和股骨髁（图 2-7-1）一般由相应

的骨骼加工制成，通过特殊的清洗方式可以获得免疫原性很低的产品。产品主要以深冻或冻干的形式提供，用于相关关节翻修。

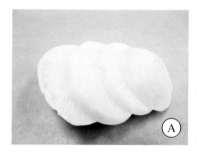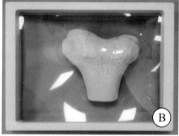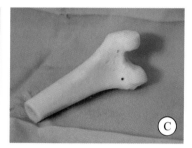

图 2-7-1　股骨头、股骨髁

A. 深冻股骨头；B. 冻干股骨髁；C. 深冻股骨髁

第八节　皮质骨块

皮质骨块（图 2-8-1）一般由皮质骨制备，主要用于髋关节翻修和捆扎植骨。由骨骼经过冷冻、切割、清洗、脱矿、病毒灭活和冻干等步骤

制备。产品可以分为脱矿皮质骨块和不脱矿皮质骨块，经冻干后辐照，便于室温保存运输。皮质骨块免疫排斥反应发生率低，一般均无感染渗出和排斥吸收，能较快出现植骨愈合。皮质骨块有一定的力学强度，能起到部分支撑固定作用。

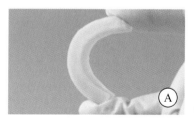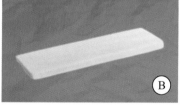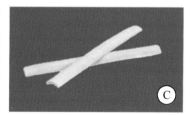

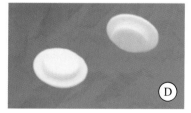

图 2-8-1　皮质骨块

A. 脱矿皮质骨块；B. 条形皮质骨块；C. 条形皮质骨块；D. 圆形皮质骨块

第九节　松质骨块

松质骨块（图 2-9-1）一般以松质骨为主要部分，由髂骨或其他松质骨为原料加工而成。产品可以分为脱矿松质骨块和不脱矿松质骨块，经冻干后辐照，便于室温保存运输。松质骨块免疫排斥反应发生率低，可用于骨缺损填充、椎体融合和口腔颌面部植骨。

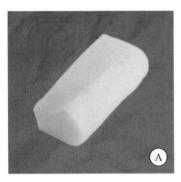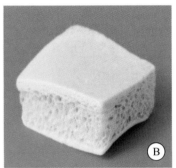

图 2-9-1　松质骨块

A. 松质骨块（髂骨）；B. 皮松质骨块

第十节　长骨骨段

长骨骨段（图 2-10-1）一般由相应的长骨组织加工而成，为保障其力学强度和可浸润性，一般以深冻形式应用于临床。长骨骨段主要包括长骨骨干和骨骺等保持了骨骼大体解剖形状的骨移植物。因其与体内长骨具有相同的解剖结构及良好的力学强度，以及可与周围软组织（包括韧带、肌腱）形成稳定的黏附或连接，主要用于骨肿瘤切除及重度粉碎性骨折保肢治疗，极大地提高了患者的生活质量，与人工假体相比具有特殊应用价值。

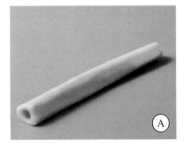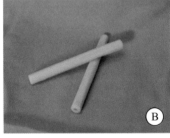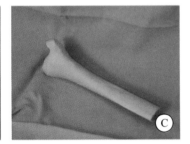

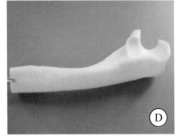

图 2-10-1　长骨骨段

A. 肱骨中段；B. 腓骨中段；C. 胫骨远端；D. 尺骨近端

人工假体往往在术后 8~10 年因磨损、残骨端骨溶解导致下沉和松动而需要翻修，长骨骨段可作为新假体的外套联合植入而使假体功能恢复、保持。然而，与小块骨移植不同，长骨骨段移植的免疫排斥反应不容忽视。导致长骨骨段免疫排斥反应的原因较多，长骨骨段体积较大不容易清理干净，残留的骨髓细胞、骨细胞等会引起免疫排斥反应。同时长骨骨段血管化速度较骨块、骨条缓慢，血运不足，导致新骨生长缓慢。

第十一节　下颌骨

下颌骨（图 2-11-1）一般以供体的下颌骨为原料，经过去除免疫原性的加工得到，一般以深冻形式应用于临床。深冻可以最大限度保留骨骼原有的力学强度，同时深冻骨在植入后更容易血管化，有利于宿主骨渗入并替代。下颌骨可用于患者下颌重建手术。

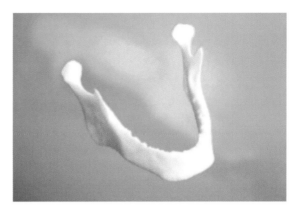

图 2-11-1　下颌骨

第十二节　特殊定制类产品

特殊定制类产品（图 2-12-1）主要根据临床需要进行定制，给临床及患者提供多样化和个性化的治疗方案，目前有用于气管修复的骨环、关节突融合的同种异体骨关节突融合器、指骨骨折的同种异体骨指骨固定器等。

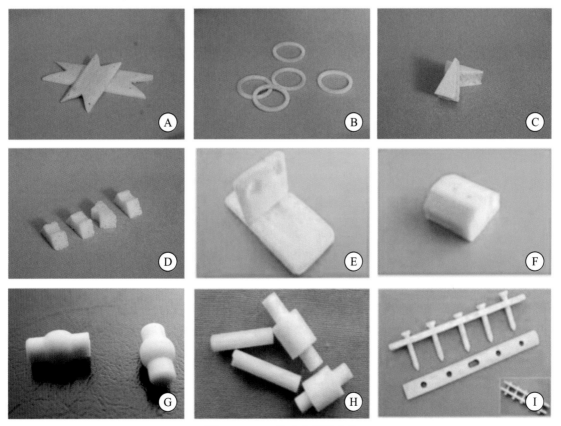

图 2-12-1　特殊定制类产品

A. "H"形骨板；B. 骨环；C. 三角形骨板；D. 梯形骨块；E. "T"形造顶骨板；F. 骨扣；G. 关节突融合器；H. 指骨融合器；I. 骨板

特殊定制类产品与普通产品生产工艺基本一致，只是在成形与材料选取方面有特殊要求，根据产品的具体使用环境选择适宜形态、孔隙结构的骨组织。

（赵亚平　罗雨萧　刘燕　李艳
杜欢　苏成忠　龚彦铭　赵雨桐　张燕）

参考文献

[1] 于国胜，赵秀泉，刘颜华，等. 同种异体骨椎体内植骨治疗胸腰椎骨折吸收及空洞形成报告 [J]. 中华骨与关节外科杂志，2017，10（2）：113－116.

[2] 叶斌. 有限接触动力加压钢板与锁定加压钢板结合植骨对四肢创伤骨折骨不连的疗效分析 [J]. 中外医学研究，2020，18（21）：131－133.

[3] 李朝春，廖振华，祝佳，等. 腰椎间融合器结构与材料 [J]. 国际骨科学杂志，2017，38（6）：360－363.

[4] 赵勃然，郑修军，马金荣. 椎间融合器及其材料的研究与进展 [J]. 中国组织工程研究，2017，21（2）：315.

[5] 邓子文，黄东. 同种异体骨移植修复骨缺损的应用进展 [J]. 山东医药，2017，57（32）：98－100.

[6] Titsinides S，Agrogiannis G，Karatzas T. Bone grafting materials in dentoalveolar reconstruction：a comprehensive review [J]. Jpn Dent Sci Rev，2019，55（1）：26－32.

[7] 潘东续，杨靖，李耀华，等. 肱骨近端锁定钢板结合同种异体骨移植增强固定治疗肱骨近端骨质疏松骨折 [J]. 中国组织工程研究，2021，25（27）：4368－4373.

[8] Kim T，See CW，Li X，et al. Orthopedic implants and devices for bone fractures and defects：past，present and perspective [J]. Engineered Regeneration，2020，1：6－18.

[9] 周剑鹏，蔡迎峰，周伟君，等. 富血小板血浆复合异体骨笼重建兔颈椎的研究 [J]. 中华实验外科杂志，2019，36（12）：2247－2249.

[10] Nele W，Martina F，Stefan R，et al. Impaction bone grafting for segmental acetabular defects：a biomechanical study [J]. Arch Orthop Trauma Surg，2021：1－7.

[11] 车东方，廖传鹏，王靖生，等. 应用深低温保存自体颅骨治疗儿童继发性颅骨缺损的回顾性研究 [J/OL]. 中华神经创伤外科电子杂志，2021，7（2）：5.

[12] Ippolito JA，Martinez M，Thomson JE，et al. Complications following allograft reconstruction for primary bone tumors：considerations for management [J]. J Orthop，2019，16（1）：49－54.

[13] 赵彦涛，韩丽伟，胡先同，等. DBM 中 BMP－2 检测初步判断骨库供骨的活性 [J]. 中国矫形外科杂质，2019，27（20）：1896－1899.

[14] Butscheidt S，von Kroge S，Stürznickel J，et al. Allograft chip incorporation in acetabular reconstruction：multiscale characterization revealing osteoconductive capacity [J]. JBJS，2021，103（21）：1996－2005.

[15] Zheng S，Zhong H，Cheng H，et al. Engineering multifunctional hydrogel with osteogenic capacity for critical－size segmental bone defect repair [J]. Front Bioeng Biotechnol，2022，10：1－11.

[16] Martínez － Gutiérrez O，Peña － Martínez V，Camacho－Ortiz A，et al. Spondylodiscitis treated with freeze－dried bone allograft alone or combined with autograft：a randomized and blinded trial [J]. J Orthop Surg（Hong Kong），2021，29（2）：23094990211019101.

[17] Bracey DN，Cignetti NE，Jinnah AH，et al. Bone xenotransplantation：a review of the history，orthopedic clinical literature，and a single－center case series [J]. Xenotransplantation，2020，27（5）：e12600.

[18] Li ZC，Wu WC，Chen RM，et al. Could allograft bones combined with poly－ether－ether－ketone cages or titanium mesh cages be an alternative grafting method in the management of cervical spinal tuberculosis? [J]. World Neurosurg，2019，128：e653－e659.

[19] Harmony TCY，Yusof N，Ramalingam S，et al. Deep － freezing temperatures during irradiation preserves the compressive strength of human cortical bone allografts：a cadaver study [J]. Clin Orthop Relat Res，2022，480（2）：407－418.

[20] Di Stefano DA，Orlando F，Ottobelli M，et al. A comparison between anorganic bone and collagen－preserving bone xenografts for alveolar ridge preservation：systematic review and future perspectives [J]. Maxillofac Plast Reconstr Surg，2022，44（1）：24.

第三章 同种异体骨临床应用概述

第一节 同种异体骨临床应用的原则和适应证

一、同种异体骨临床应用的原则

（1）骨修复材料首选自体骨，不便取自体骨者，有必要时才选用同种异体骨。

（2）手术操作过程中，有自体骨可用者，优先使用自体骨，不够时，才加入同种异体骨混合使用。

（3）必须保证同种异体骨的质量和安全。

（4）无论施行何种方式移植，都必须保护宿主骨不受损害。

（5）须保证植骨受区有良好血供，清除炎性与坏死组织，保证骨膜与软组织血运良好。

（6）结构性移植，必须牢固固定。

（7）大块骨结构性移植时，尽量减少螺钉和钉孔。

（8）对移植界面的处理要与骨不愈合一样，使同种异体骨与宿主骨间形成生理性界面。

二、同种异体骨临床应用的适应证

（1）骨肿瘤与骨结核造成骨缺损者。

（2）骨创伤与骨感染造成骨缺损者。

（3）骨退变性疾病与各种畸形矫正手术需进行骨融合者。

（4）骨创伤与骨感染后骨不愈合者。

（5）各种伤病手术中需进行骨融合与骨支撑者。

（6）因各种伤病造成骨缺损或骨不愈合的儿童和老人是应用同种异体骨的最佳适应证。

第二节 不同同种异体骨产品的临床应用

一、填充植骨

填充植骨一般用骨条、骨小块和骨粒。这类产品尺寸小、便于填充，而且免疫原性极低，对血管化和新骨爬行取代非常有利；在填塞植骨和填充缺损时既可增加局部骨量，又可提供部分力学支撑，适用于填充骨缺损或补充局部丢失骨量。临床多用于：

（1）创伤性骨折、骨不连和骨缺损。

（2）肿瘤刮除术后缺损。

（3）骨融合术和关节功能重建术。

（4）钛笼充填同种异体松质骨碎骨块称同种异体骨钛笼，现广泛用于脊柱外科。

二、大段骨移植

大范围或节段性骨缺损，无论是否累及骨干、干骺端或整个骨关节，均可考虑使用大段骨移植，辅以牢固内固定，以获得结构性和功能性重建。大段骨通常以深低温形式提供，力学强度好，是大范围或大段节段性骨及关节缺损修复的理想材料。

用于肢体重建时，大段骨通常与其附带的软组织（如韧带和肌腱等附属结构）同时移植，后者与受区骨组织的重新附着有助于恢复关节的结构完整、提高关节稳定性、保证移植骨周围足量的软组织覆盖，对重建关节功能起到了至关重要的作用。

由于承载的结构支撑强度较大，与非结构性移植相比，结构性移植时要求固定更加牢靠，应选择应力遮挡尽量少，且能充分对骨折断端产生持续压力的内/外固定方式，以保持移植骨、受区和关节的稳定性，减少骨不连、再骨折等并发症。大段骨移植包括节段式关节固定、嵌插移植、上盖移植、同种异体骨的短横线假体复合移植等。

三、骨笼植骨融合

骨笼有带螺纹和无螺纹两种，可作为椎体间融合器代替钛合金螺纹骨笼（TFC），在力学上它既优于传统的后外侧植骨融合，又避免了钛合金螺纹骨笼因弹性模量的差异切入椎体骨质造成椎部高度丧失的缺点。由于腰椎负载高于颈椎，因此一般带孔骨笼应该慎用于腰椎。同时为提高骨笼的强度，可以在内部套装一层皮质骨进行加固。

四、骨钉植骨固定

骨钉可用于松质骨骨折固定，属生物固定，不引起应力遮挡，不干扰骨折愈合的影像学观察，还可完全被宿主骨取代，无需二次手术取出，但因力学强度较低而只能用于非承重部位（如胫骨平台骨折、踝关节骨折）。骨组织库可以仿照金属螺钉把骨钉制出螺纹、顶端制成方形以便于旋入。但是螺纹骨钉的强度力学不足，容易在旋入时折断，特别是钻孔直径不足时。目前更常用的是不带螺纹的骨钉（骨针）。

五、脱矿骨基质植骨

脱矿骨基质（DBM）作为骨诱导性材料，可制成可弯曲骨片、骨泥等多种形式，已经引起临床的关注。用于脊柱融合、骨不连和骨折，可作为主要或辅助治疗方式，可以单独或复合方式使用，但由于生物力学缺陷而不宜单独用于承重部位。

DBM 可制成注射用骨泥，使用非常方便，可为临床提供一种填充不规则骨缺损或植牙黏固

的骨植入材料。DBM 也可与羟基磷灰石、硫酸钙、生物玻璃等其他类型骨替代材料复合使用，主要用于腔隙性缺损、脊柱融合、骨折和骨不连等，以促进骨愈合。DBM 局部应用后通过释放生长因子、诱导干细胞的转化，加速成骨过程。DBM 有效发挥作用，有赖于良好的受区组织床条件，软组织损伤严重或血供不良均会影响干细胞的募集、增殖和分化，从而干扰局部骨愈合进程。另外，在应用 DBM 时，由于脱矿程度、脱矿技术及其临床评估等均缺乏统一的标准，很难对临床有效性做科学性比较。

第三节　同种异体骨的疗效

一、影响同种异体骨疗效的因素

同种异体骨自身的生物学惰性和骨结合机制复杂，使骨愈合的时间明显延长，任何干扰骨愈合的因素均可能影响其疗效，但关键在于手术技术、受区组织环境、受区力学环境和并发症等。

（一）手术技术

手术技术对骨移植疗效的影响至关重要，包括骨科医生对同种异体骨使用原则的理解水平、内固定方式的选择及熟练程度等。准确的解剖对位和可靠固定是宿主与移植物最终实现骨渗入的关键因素之一。动物模型中，当宿主骨移植物界面紧密对接并用压力钢板固定牢靠时，无论移植物为自体骨或同种异体骨、新鲜骨或冷冻骨，所有界面均可愈合。如果固定不牢靠，就几乎看不到任何愈合的迹象。这说明内固定对骨愈合的影响超过免疫因素。而如果仅有稳固内固定，未能达到界面间的紧密接触或界面间隙宽度超过3mm，则容易形成骨不连。用加压钢板固定连接界面时，接触紧密和牢靠固定可使愈合能力增强，但应力遮挡和皮质损伤又可能增加骨折风险。

（二）受区组织环境

外科手术历来重视对软组织的保护，临床骨渗入的速度和程度同样受移植受区组织床条件的

影响，特别是其血运条件、内皮细胞和结缔组织中前体细胞的数量和能力。其中一种或两种细胞不足的受区几乎不能够对骨诱导、骨传导或血管再生的刺激产生反应。因移植受区干细胞缺乏而使移植受限的情况包括恶性肿瘤大范围切除、重度瘢痕、血液供应差、大段骨缺损、感染、宿主免疫抑制和使用过放疗等。因此患者全身系统功能不良、局部严重创伤或病损、手术较大范围暴露引起的大量出血和软组织损伤、伴有感染以及辅助放化疗等均会通过影响以上因素干扰移植物与宿主骨的结合效果。移植物参数（包括种类、长度等）、移植术式对软组织有不同影响，如小块骨移植发生骨不连的概率明显低于大段骨。同种异体骨移植后的营养完全依赖于周围组织的血管再生，血管侵入同种异体骨的时间决定了愈合的时间。

（三）受区力学环境

受区的力学环境对血管化和细胞增殖有着深刻的影响。如果移植物未能获得良好的力学稳定，肉芽组织和纤维组织就会在移植物和宿主骨之间快速生长，从而影响移植物的渗入。结构性同种异体骨移植可在力学负载刺激下发生重建塑形。非合理负重对骨愈合的干预主要通过受区力学机制发挥效应。同种异体骨由于渗入时间较长，血管化和吸收过程中常引起力学强度的下降，如过早负重易致移植物渗入和内固定的失败，从而影响最终疗效。

（四）免疫排斥反应、感染和再骨折

同种异体骨引起的免疫排斥反应源于其所携带的骨髓细胞以及其他细胞成分，因为同种异体骨中无活性细胞，不能提供存活的抗原呈递细胞（APC），同种异体深冻骨和冻干骨与宿主之间的免疫为间接途径，其启动免疫识别与免疫排斥的效率明显低于直接途径。由于宿主APC需要深入坚实的骨基质内部才能与供体MHC抗原及多肽类物质相接触，因此同种异体骨移植后免疫排斥反应出现较晚且程度较轻。同种异体骨移植常见的并发症，如感染、再骨折和骨不连等影响最终治疗效果。

二、如何评价同种异体骨的疗效

判断同种异体骨移植的疗效，应该以同种异体骨自身是否愈合、与宿主骨是否结合、愈合与结合时间的长短、有无并发症和并发症造成的影响、愈合与结合后功能有无受限作为主要标准。

由于伤病的病因不同，使用同种异体骨移植的目的和材料类型不同，并且受手术方法、固定方式、术后恢复等诸多不可预知因素的影响，我们判断同种异体骨疗效的依据如下。

（1）植骨愈合的主要依据是临床检查和影像学（DR、CT、MRI）图像显示界限模糊或消失，骨小梁贯通。

（2）对于各种伤病造成的骨缺损、骨腔，用同种异体骨填充后，新骨生长、植入骨粒边界模糊、功能恢复良好者，可判定为植骨愈合。

（3）大段骨移植时，当植骨与受区骨连接处发生结合，在一定的内/外固定支持下，能够满足一般基本生理活动需要，可判定为植骨愈合。

（4）对于无骨缺损的植骨患者，植骨愈合可按骨折愈合标准评定。

第四节　同种异体骨临床应用常见并发症的防治

同种异体骨临床应用的常见并发症有同种异体骨骨折、同种异体骨被吸收、同种异体骨与宿主骨连接处骨不愈合或延迟愈合、同种异体骨感染、免疫排斥反应等。对于这些不同的并发症，临床上也有着相应的防治方法。

一、同种异体骨骨折

同种异体骨骨折主要指同种异体骨断裂或碎裂，是临床上使用大段同种异体骨移植后常见的并发症之一，如关节置换股骨长段骨缺损处理、骨肿瘤切除长段骨缺损处理。为预防同种异体骨断裂或碎裂，一方面，需要选择适当的翻修股骨柄假体或坚强的内固定方式。钢板固定的同种异体骨骨折发生率高于髓内固定，这可能与更多的钉孔和应力提升有关。另一方面，在植骨技术上

建议髓腔内用同种异体松质颗粒骨打压植骨，以提高股骨柄假体固定强度和皮质骨骨量。在骨外可加用同种异体骨骨板，使用捆绑带、钢缆等环扎固定，以增强抗旋转性及稳定性。同种异体骨骨板使用时采用磨钻修整边缘及内表面，达到良好匹配宿主骨的缺损、增加压配接触面积的目的，可增强压配力量、提高稳定性，为骨长入提供良好的力学环境。根据国内相关文献报道，大段同种异体骨骨折发生率一般在移植术后6个月开始增加，2~3年时达到高峰，而4年后则很少发生。因此，坚强持久的内固定、术后延迟内固定物取出、适当控制患肢活动量等，是预防大段同种异体骨移植术后同种异体骨骨折的有效措施。

二、同种异体骨被吸收

同种异体骨被吸收是同种异体骨临床应用的另一常见并发症，为预防同种异体骨被吸收，可制备直径在0.5~0.8cm的同种异体颗粒骨。经实验论证，该粒径范围的同种异体颗粒骨可为假体提供更有效的支撑、更好的应力刺激，从而促进骨渗入、骨重塑，避免骨吸收。

三、同种异体骨与宿主骨连接处骨不愈合或延迟愈合

这是同种异体骨临床应用（此处特指植骨）面临的一大难关。同种异体骨植骨时需注意以下处理技术。

（1）梯形截骨和并列套叠（将同种异体骨直接套叠入宿主骨内或外），可增加骨的接触面，不留无效腔。

（2）保留截骨处骨膜袖，并进行截骨处同种异体松质骨植骨来促进愈合。

（3）植骨床彻底清理打磨（如髋臼顶部植骨床）至渗血良好。

（4）同种异体颗粒骨打压植骨不仅能恢复骨量，而且其与宿主骨愈合能力较强。采用逐层打压，形成厚度不超过2cm的植骨层。通过逐层紧密打压植骨，大小不同的同种异体颗粒骨相互填塞、咬合固定，其强大的机械强度可以起到良好支撑作用，与宿主骨融合成自体骨后能增加同

种异体骨与宿主骨的接触面积，为臼杯提供初始固定，也有利于同种异体骨的血管化。在髋臼翻修时，术中先安放同种异体股骨头，随后置入髋臼杯，使髋臼杯挤压同种异体股骨头，增加髋臼骨床与同种异体股骨头间的压应力，从而形成一个整体。使用骨水泥、同种异体股骨头塑形后将剩余骨块、同种异体颗粒骨调制的骨水泥填充同种异体股骨头、髋臼植骨床间可能存在的腔隙。

（5）术后患者严格按照康复计划负重行走。

四、同种异体骨感染

同种异体骨感染可导致骨髓炎和骨溶解，延缓骨折愈合，降低临床效果，甚至需取出同种异体骨等。植入前使用抗生素和络合碘消毒液浸泡可降低感染风险，但需对浸泡后的骨质彻底冲洗，大的骨块可使用脉冲冲洗。也有学者在同种异体股骨头、同种异体颗粒骨植入前用稀碘伏或庆大霉素液浸泡消毒半小时。在手术开始前30分钟使用抗生素，手术结束后对大的骨块创面使用3000mL以上的生理盐水彻底地冲洗术野。针对抗生素局部使用，学术界存在一定争议。

五、免疫排斥反应

免疫排斥反应指受者的免疫系统识别移植物抗原，对移植物进行免疫攻击。早期相关症状为伤口渗出，拔除引流管后伤口仍有淡黄色清亮稀薄液体渗出，细菌培养阴性，经引流换药处理后多能愈合。个别伤口延期愈合，甚至需切开冲洗，取出同种异体骨，改植自体骨，方可治愈。对于免疫排斥反应，尤其是在大量植骨时，可以通过深冻、冻干等物理方法，使同种异体骨细胞表面的蛋白质失活，从而达到消除或减弱免疫原性的目的。有学者报道，经过系列化学和物理方法处理后的同种异体骨的免疫原性被消除或减弱，故无明显免疫排斥反应。经过深冻、冻干或γ射线辐照处理的同种异体骨，均具有低免疫原性、原力学强度保留等特点，但不同制备方法获得的同种异体骨又存在一定差别。例如，深冻骨免疫原性、力学强度均高于冻干骨。在打压植骨技术中，深冻骨较冻干骨和γ射线辐照处理骨能获得更好的紧密打压和植骨骨层整合。

第五节　同种异体骨临床应用的发展

一、同种异体骨与常用生长因子

骨修复是骨损伤后修复再生的过程，需要破骨细胞、成骨细胞、生长因子等共同参与。

由于先天因素、创伤和手术造成的大型骨缺损不能自发愈合，因此，研究与骨形成相关的因素，如生长因子（包括骨形态发生蛋白等），是非常重要的。这些生长因子大多需要载体，以避免被迅速降解，但可能仍会以渐进和延长的方式释放。最具针对性的特性包括生物相容性、骨渗入、骨传导、骨诱导和成骨。

促进同种异体骨存活的生长因子大致分为三类：

（1）促血管生长因子，如血管内皮生长因子（VEGF）。VEGF是促进有丝分裂的因子，能诱发骨折断端及周围软组织新生血管生成，增加血管通透性，为骨折断端带来养分和骨修复细胞，同时也加速了骨折断端坏死组织的清除，从而促进骨折愈合。

（2）促进成骨细胞增殖的细胞因子，如成纤维细胞生长因子，它是由垂体和下丘脑分泌的多肽，广泛存在于人体骨基质中，参与软骨细胞的增殖、分化、成熟和软骨修复过程。

（3）生长因子参与骨及软骨的形成，其中骨形态发生蛋白（BMPs）是骨组织形成过程中关键的调节因子。它是由骨基质分泌的一种疏水性非胶原蛋白，属于转化生长因子β（TGF－β）超家族成员。其中BMP－2、4和7的生物活性最高，成骨活性最强。在骨愈合过程中，BMP－2对骨量、骨的发生和重建具有多向调节作用，能够影响细胞的增殖、分化和细胞外基质的合成。

应用BMP－2的优点：BMP－2结合同种异体骨能获得令人满意的融合率以及良好的融合效果，同时可避免自体髂骨移植造成的供区并发症反应。据报道，在腰椎融合术中应用BMP－2显著缩短了融合时间，提高了融合率。并且可减少断钉、断棒及邻近椎体退变等并发症的发生。

应用BMP－2的缺点：单纯应用重组人BMP－2（rhBMP－2）容易出现降解扩散，无法有效维持局部rhBMP－2的浓度，最终对局部成骨效果产生一定的影响，因此需要利用一定的载体来维持rhBMP－2的作用浓度和时间，以保证其良好的成骨能力。同种异体骨可以作为rhBMP－2的载体，维持植入病灶局部的浓度，同种异体骨较低的免疫原性及良好的组织相容性并不影响rhBMP－2成骨作用，二者联合能促进局部新生骨的形成，同时可克服局部不利的力学因素干扰，能较好地促进移植骨与宿主骨之间的融合，已经在临床上取得满意疗效。

二、同种异体骨与常用抗生素

同种异体骨应用于各种疾病和损伤，特别是创伤性与感染性骨缺损时，必须与有效抗生素合用，以减少感染的发生。

创伤性骨缺损患者易被感染，导致骨组织进行性坏死，创面组织血运大多较差，感染不易控制，因此彻底的清创以及抗感染至关重要。然而彻底的清创会带来不同程度的骨缺损。因此，修复缺损的骨组织、消灭无效腔成为影响疗效的关键。

有研究显示，创伤性骨缺损患者创面细菌培养阳性率为84.91%，革兰阳性（G+）球菌占43.24%，其中以金黄色葡萄球菌为主（占18.92%）。对金黄色葡萄球菌以及其他G+菌，利福平和万古霉素具有较高的敏感性。对大肠埃希菌和其余革兰阴性（G-）菌，碳青霉烯类、喹诺酮类抗生素大多有较高的敏感性。全身应用敏感抗生素应该达到4~6周。根据药敏试验结果，选择在骨组织中拥有较好渗透性、能够在患处达到有效杀菌浓度的抗生素，选择足量、敏感、足疗程的抗生素，对创伤性骨缺损的感染控制至关重要。

同种异体骨移植患者局部应用抗生素不仅能够增加患处抗生素浓度，而且能够减轻抗生素的全身不良反应。同时及时进行局部细菌培养和药敏试验，还能有效预防致病菌的耐药性和复杂多变性。局部应用抗生素需要选择敏感、足疗程的抗生素，长时间监测伤口恢复情况。在局部使用抗生素浸泡后的同种异体骨用来防治骨与关节感染，可以一期彻底清除病灶。髓腔或者局部植入万古霉素浸泡后的同种异体骨，结合使用全身敏感抗生素，在治疗创伤性骨缺损方面可获得较好的临床效果。万古霉素能够抑制细菌细胞壁蛋白合成，在局部应用有较高的杀菌浓度，局部杀伤力强、性能稳定，其对多数 G^+ 杆菌和球菌均有杀菌作用，且对有显著耐药性的耐甲氧西林金黄色葡萄球菌具有 100% 的杀菌作用。该方法具有局部杀菌作用肯定、简单、迅速、不占据髓腔等优点，有利于采用同种异体骨移植。

三、同种异体骨与常用抗肿瘤药物

对于恶性骨肿瘤手术切除后功能重建中应用同种异体骨者，进行同种异体骨手术的同时应合用相关抗肿瘤药物。

目前运用较为广泛的恶性骨肿瘤相关的抗肿瘤药物分为 5 类，分别是抗代谢类、烷化剂类、抗生素类、植物类和激素类。

（1）抗代谢类临床上用于恶性骨肿瘤的主要有甲氨蝶呤和氟尿嘧啶。该类药物在化学结构上与核酸代谢必需物质（如叶酸、嘌呤、嘧啶等）类似，通过竞争作用干扰核苷酸的代谢，阻止肿瘤细胞的增殖，属细胞周期特异性药物。

（2）烷化剂类临床上用于恶性骨肿瘤的主要有环磷酰胺、异环磷酰胺和丙氨酸氮芥等。该类药物是最早应用于肿瘤化疗的药物。该类药物均具有活泼的烷化基团，通过烷化反应，取代DNA 相应基团中氢原子而产生细胞毒作用。

（3）抗生素类临床上用于恶性骨肿瘤的主要有阿霉素、吡喃阿霉素、表阿霉素、米托蒽醌、放线菌素 D 和博来霉素等。该类药物一般由放线菌或者真菌产生，它们通过嵌合于 DNA 改变 DNA 模板，从而干扰 mRNA 的合成。

（4）植物类是一类从植物中提取出的含有生物碱等抗肿瘤成分的药物，是细胞周期特异性药物，大部分作用于微管，阻止纺锤体的形成，使有丝分裂停止于中期。另有小部分作用于 DNA 拓扑异构酶。临床上用于恶性骨肿瘤的主要有长春新碱、依托泊苷、替尼泊苷、紫杉醇和多西他赛等。

（5）激素类临床上多用于治疗血液系统的肿瘤、骨转移癌，也可用于控制化疗的不良反应。

临床上用于恶性骨肿瘤的主要有肾上腺激素、雄激素、雌激素、抗雄激素和抗雌激素等。

近年来有研究证明术前化疗配合同种异体骨植入及倒置髓内针内固定治疗股骨下段恶性肿瘤具有良好的临床疗效，不仅增强了人工关节固定臂功能，还减少了假体松动、断裂、下沉的发生，患肢术后功能重建良好，是一种安全有效的保肢治疗方法。针对恶性肿瘤的同种异体骨移植可能出现感染、骨折和骨不愈合等情况，联合局部抗肿瘤药物填充是四肢恶性骨肿瘤切除术后缺损重建的有效方法，加上内固定可有效保证宿主骨和同种异体骨的稳定性，从而促进植骨愈合。还有相关文献报道，肿瘤切除联合同种异体骨移植、抗肿瘤药物局部填充治疗四肢骨巨细胞瘤，可明显降低复发率、减少并发症的发生，不影响植骨愈合。

四、同种异体骨与骨髓间充质干细胞

骨髓间充质干细胞（BMSCs）被称为多功能细胞，因其具有自我再生、分化和免疫调节特性被广泛应用于多种疾病的治疗。骨髓间充质干细胞分泌多种内分泌因子，与受损组织中的纤维化、增殖、凋亡、趋化、免疫调节和血管生成过程有关，其分泌的多种活性成骨因子具有良好的生物学特性，可在一定条件下向成骨细胞分化，这为骨组织修复提供可能。

但是单一的骨髓间充质干细胞在一般情况下很难分化成组织或者器官，需要某种支架作为支撑。同种异体骨在结构、形态上与正常骨组织相似，并且其三维多孔结构可以为骨髓间充质干细胞提供良好的支撑空间，使其容易贴附、增殖，有利于营养成分渗透，是良好的生物载体。此外，骨髓间充质干细胞在骨移植过程中也能作为一种加速骨诱导的成分，促进同种异体骨的成骨转化，以实现更好的骨修复和再生。

五、同种异体骨与 Illizarov 骨搬移技术、Masquelet 膜诱导技术

临床中骨缺损多由创伤、感染等因素导致，治疗中存在手术创伤大、周期长、骨折部位愈合

困难、并发症多等问题。目前常用的治疗手段包括 Illizarov 骨搬移技术、Masquelet 膜诱导技术等。

Illizarov 骨搬移技术适应证广泛，已成为治疗长骨骨缺损的常用治疗手段。它是通过外固定支架牵拉成骨再生骨组织修复骨缺损，同时牵拉皮肤软组织，一并修复骨与软组织缺损的一种技术。由于 Illizarov 骨搬移技术治疗骨缺损带架时间长，需要合理的外固定支架设计、针道布局，规范的穿针技术以及严密的术后管理，以降低术后并发症发生率。

Masquelet 膜诱导技术通过一期手术生成诱导膜、二期游离植骨，从而修复骨缺损。一期于骨缺损处通过骨水泥占位器诱导形成自体膜结构，二期可采用同种异体骨移植，从而治疗大范围骨缺损。Masquelet 膜诱导技术适应证广泛、操作相对简便、治疗周期不受缺损大小的限制。

结合二者优点，有报道利用 Illizarov 骨搬移技术治疗胫骨骨缺损合并感染，同时结合 Masquelet 膜诱导技术辅助促进骨的生长愈合，既减少了手术的次数，又提高了肢体治疗的成功率。

六、同种异体骨与基因技术

同种异体骨与基因技术结合的治疗方法通过增加植骨局部生物活性因子的分泌来诱导分化各种所需的功能细胞，促进骨缺损修复与骨功能重建，避免了自体骨移植造成的损伤及感染风险和同种异体骨移植的免疫排斥反应等缺点，具有其他修复方法不可比拟的优势，有望成为修复骨缺损的理想方案。

基因治疗主要通过基因转导技术，在体内或体外向靶细胞引入外源性基因的 DNA 或 RNA 片段，使修饰的靶细胞在体内骨修复过程中，在局部持续、高效地分泌生长因子，以达到促进骨缺损修复的目的。骨膜中血管内皮生长因子（VEGF）可通过参与破骨细胞招募和刺激局部血管，参与局部骨组织的修复。有研究表明，BMP－4 基因转染 BMSCs 结合生物陶瓷骨复合材料能显著修复兔骨缺损，并增加兔骨膜中 VEGF 和表皮生长因子（EGF）的表达。

同种异体骨与基因技术结合的治疗方法虽然具有很好的发展前景，但因基因研究涉及伦理、安全等问题，目前只应用于动物实验，有待进一步的发展。

（赵雨桐　赵亚平　龚彦铭　罗雨萧　苏成忠　刘希麟　李亭　冯均伟　胡虹）

参考文献

[1] Benkovich V，Klassov Y，Mazilis B，et al. Periprosthetic fractures of the knee：a comprehensive review [J]. Eur J Orthop Surg Traumatol，2020，30（3）：387－399.

[2] Shafaghi R，Rodriguez O，Schemitsch EH，et al. A review of materials for managing bone loss in revision total knee arthroplasty [J]. Mater Sci Eng C Mater Biol Appl，2019，104：109941.

[3] Fukuba S，Okada M，Nohara K，et al. Alloplastic bone substitutes for periodontal and bone regeneration in dentistry：current status and prospects [J]. Materials，2021，14（5）：1096.

[4] Gillman CE，Jayasuriya AC. FDA－approved bone grafts and bone graft substitute devices in bone regeneration [J]. Mater Sci Eng C Mater Biol Appl，2021，130：112466.

[5] Shahrdar C，McLean J，Gianulis E，et al. Clinical outcome and explant histology after using a cellular bone allograft in two－stage total hip arthroplasty [J]. J Orthop Surg Res，2020，15（1）：16.

[6] Guzon－Illescas O，Perez Fernandez E，Crespi Villarias N，et al. Mortality after osteoporotic hip fracture：incidence，trends，and associated factors [J]. J Orthop Surg Res，2019，14（1）：1－9.

[7] Su Y，Wang B，Chen R，et al. Treatment of unstable femoral neck fracture with posteromedial comminutations by cannulated screws and medial bracing plate combined with bone allograft [J]. Zhongguo Xiufu Chongjian Waike Zazhi，2021，35（11）：1434－1439.

[8] Migliorini F，Pintore A，Eschweiler J，et al. Factors influencing the outcomes of minimally invasive total hip arthroplasty：a systematic review [J]. J Orthop Surg Res，2022，17（1）：281.

[9] Govoni M，Vivarelli L，Mazzotta A，et al. Commercial bone grafts claimed as an alternative to autografts：current trends for clinical applications in orthopaedics [J]. Materials，2021，14（12）：3290.

[10] Sohn HS, Oh JK. Review of bone graft and bone substitutes with an emphasis on fracture surgeries [J]. Biomater Res, 2019, 23: 9.

[11] Aponte－Tinao LA, Ayerza MA, Albergo JI, et al. Do massive allograft reconstructions for tumors of the femur and tibia survive 10 or more years after implantation? [J]. Clin Orthop Relat Res, 2020, 478 (3): 517.

[12] Pavone V, de Cristo C, Di Stefano A, et al. Periprosthetic femoral fractures after total hip arthroplasty: an algorithm of treatment [J]. Injury, 2019, 50: S45－S51.

[13] Ippolito JA, Martinez M, Thomson JE, et al. Complications following allograft reconstruction for primary bone tumors: considerations for management [J]. J orthop, 2019, 16 (1): 49－54.

[14] Mumith A, Osagie － Clouard L. Incidence, complications and novel treatment strategies: massive bone tumour surgery [M]. Musculoskeletal Infection. Springer, Cham, 2022.

[15] Harmony TCY, Yusof N, Ramalingam S, et al. Deep － freezing temperatures during irradiation preserves the compressive strength of human cortical bone allografts: a cadaver study [J]. Clin Orthop Relat Res, 2022, 480 (2): 407－418.

[16] 徐典, 黄鹏, 王迎捷. 取骨钻取自体骨混合同种异体骨在口腔种植中的应用效果 [J]. 临床医学研究与实践, 2021, 6 (28): 50－52.

[17] 曹国定, 裴豫琦, 刘军, 等. 骨缺损修复材料的研究进展 [J]. 中国骨伤, 2021, 34 (4): 382－388.

[18] 冯晓东, 程芳芳, 郭军, 等. 个体化组织工程骨与同种异体骨修复人长骨缺损的临床疗效和安全性对比 [J]. 局解手术学杂志, 2020, 29 (11): 883－889.

[19] 廖宏伟, 李学栋, 康智, 等. 羟基磷灰石/转化生长因子－β1 对急性肩袖损伤大鼠腱骨愈合的促进作用 [J]. 中华实用诊断与治疗杂志, 2021, 35 (11): 1148－1152.

[20] 郭圣峰, 孙立. 骨生长因子在骨修复中的研究进展 [J]. 标记免疫分析与临床, 2020, 27 (1): 173－177.

[21] Gonzaga MG, dos Santos Kotake BG, de Figueiredo FAT, et al. Effectiveness of rhBMP－2 association to autogenous, allogeneic, and heterologous bone grafts [J]. Microsc Res Tech, 2019, 82 (6): 689－695.

[22] Solakoglu Ö, Heydecke G, Amiri N, et al. The use of plasma rich in growth factors (PRGF) in guided tissue regeneration and guided bone regeneration. A review of histological, immunohistochemical, histomorphometrical, radiological and clinical results in humans [J]. Ann Anat, 2020, 231: 151528.

[23] Chow W, Frankel P, Ruel C, et al. Results of a prospective phase 2 study of pazopanib in patients with surgically unresectable or metastatic chondrosarcoma [J]. Cancer, 2020, 126 (1): 105－111.

[24] Italiano A, Mir O, Mathoulin－Pelissier S, et al. Cabozantinib in patients with advanced Ewing sarcoma or osteosarcoma (CABONE): a multicentre, single － arm, phase 2 trial [J]. Lancet Oncol, 2020, 21 (3): 446－455.

[25] 贾乐, 葛建华. Masquelet 技术修复骨缺损应用及研究进展 [J]. 西南医科大学学报, 2020, 43 (4): 421－424.

[26] 薛剑, 朱茗, 谢伟勇, 等. Ilizarov 骨搬移结合 Masquelet 术治疗胫骨骨感染 12 例 [J]. 武警后勤学院学报 (医学版), 2018, 27 (2): 147－149.

[27] 杨华清, 曲龙. Ilizarov 骨搬移技术 [J]. 中国骨伤, 2022, 35 (10): 903－907.

[28] 彭越. 国内外 Ilizarov 技术相关研究热点与趋势探析——基于文献计量学技术的可视化分析 [D]. 北京: 北京协和医学院, 2022.

[29] Borzunov DY, Kolchin SN, Mokhovikov DS, et al. Ilizarov bone transport combined with the Masquelet technique for bone defects of various etiologies (preliminary results) [J]. World J Orthop, 2022, 13 (3): 278－288.

第四章　纤维结构不良手术治疗中同种异体骨的应用

第一节　纤维结构不良的诊断与治疗

纤维结构不良（Fibrous dysplasia，FD），又称纤维异常增殖症，是一种骨内纤维组织呈局限性或广泛性异常增殖的良性纤维性骨肿瘤，其纤维组织内含有不成熟的骨小梁，能累及单骨或多骨。FD可分为单骨型、多骨型、Albright综合征三型。单骨型多在10~25岁发病；多骨型多在10岁以前发病；Albright综合征好发于女性，多在3岁前发病，同时多伴内分泌紊乱。

一、诊断依据

（一）临床表现

1. 单骨型　约占FD的75%，好发于颅面骨、股骨、胫骨和肱骨。单骨型患者症状较少，少部分伴有骨性疼痛或病理性骨折，且单骨型的畸形程度较多骨型轻。

2. 多骨型　好发于颅面骨、四肢骨、颈腰椎和锁骨，可累及双侧，但多不对称。病变部位的骨性疼痛是最早出现的症状，当病变累及下肢时可能出现跛行、肢体缩短，严重者还可出现畸形、骨折。

3. Albright综合征　除表现出多骨型病变外，多伴有内分泌紊乱，常表现为性早熟、甲状腺功能亢进、垂体功能亢进和皮肤色素沉着等。

（二）影像学检查

1. X线检查　X线片可见长骨骨干或干骺端膨胀变粗，骨小梁结构消失，表现为模糊的髓腔内囊状透明区，透明区边缘硬化而清晰，呈磨砂玻璃样改变。骨皮质膨胀变薄，一般不破坏皮质。当病变部位在股骨颈或股骨上端时可出现髋内翻畸形，即"牧羊人拐杖"畸形。

2. CT检查　CT可见病变区正常骨纹理消失，密度均匀，呈磨砂玻璃样改变，在此基础上，病灶内可见多个球形或卵圆形囊状低密度区，边缘硬化而清晰，呈囊状膨胀性改变。

3. MRI检查　MRI表现缺乏特征性，其信号强度主要取决于病变内纤维组织、囊性变、出血量等。若病灶内有囊性变、出血，T2WI呈散在的高信号。纤维组织在T1WI和T2WI上均呈中等信号，边缘清楚。

（三）病理学检查

1. 肉眼见　病灶为淡黄色或白色组织，质地韧实，有沙砾感，骨皮质变薄，皮质内面呈扇贝样改变，髓腔结构消失，可有囊腔形成，内含淡黄色液体。有时病灶内见软骨样成分。

2. 镜下见　正常的骨结构消失，骨小梁纤细，形状和分布无规律，骨小梁周边无成骨细胞包裹，病变的边界较清楚，由骨性和纤维性成分构成，在不同区域二者的比例不同。单骨型与多骨型的病理改变相同。

二、治疗方法

（一）药物治疗

双膦酸盐和地诺单抗可缓解骨痛。

（二）手术治疗

肿瘤刮除、骨腔灭活与同种异体骨植骨术，有骨折或濒临骨折者行内固定。

第二节　纤维结构不良手术治疗中同种异体骨的应用

一、肿瘤刮除、骨腔灭活与同种异体骨植骨术

麻醉满意后，取合适体位，常规消毒、铺巾。切开皮肤，分离皮下组织，显露病变部位，选择皮质较薄处开窗，清除病灶部位所有病变组织，灭活骨腔，植入同种异体骨。冲洗切口，逐层缝合闭合切口。根据实际需要可配合外固定。

典型病例如图 4-2-1～图 4-2-3 所示。

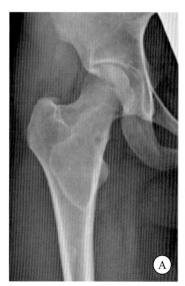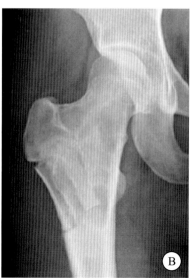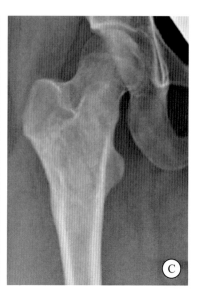

图 4-2-1　女性，19 岁，右股骨近端纤维结构不良，肿瘤刮除和同种异体骨植骨术

A. 右股骨近端纤维结构不良；B. 术后 3 个月 DR；C. 术后 6 个月 DR

图片引用于文献：Boffano M，Ratto N，Conti A，et al. A preliminary study on the mechanical reliability and regeneration capability of artificial bone grafts in oncologic cases，with and without osteosynthesis [J]. J Clin Med，2020，9（5）：1388.

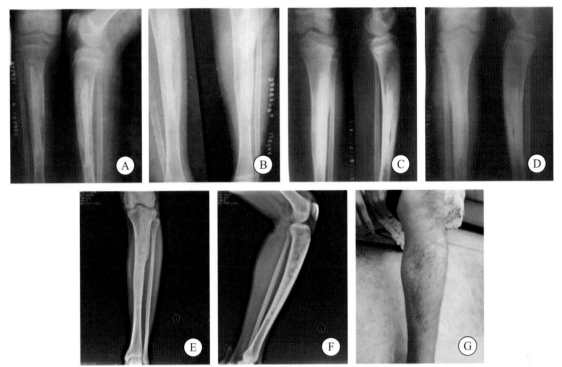

图 4-2-2　男性，12 岁，左胫骨纤维结构不良，于 1996 年行左胫骨开槽、肿瘤刮除与同种异体腓骨段嵌入植骨术

A、B. 术后 6 个月 DR；C、D. 术后 1 年 DR；E、F. 术后 26 年 DR 显示同种异体腓骨段与胫骨愈合良好，永久性生物融合；G. 术后 26 年切口瘢痕小，活动正常

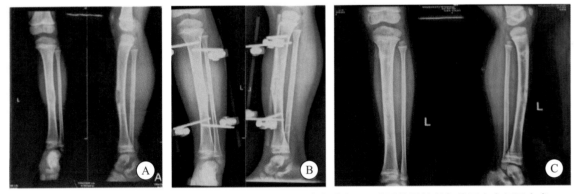

图 4-2-3　男性，5 岁，左胫骨中段纤维结构不良，肿瘤刮除、同种异体骨植骨与外固定支架固定术

A. 术前 DR；B. 术后 1 天 DR；C. 术后 9 个月 DR 显示同种异体骨植骨愈合

二、肿瘤刮除、骨腔灭活与同种异体骨植骨内固定术

肿瘤刮除、骨腔灭活与同种异体骨植骨相关操作同本节前述。根据不同实际情况选择不同的内固定方式。冲洗切口，逐层缝合闭合切口。

典型病例如图 4-2-4～图 4-2-11 所示。

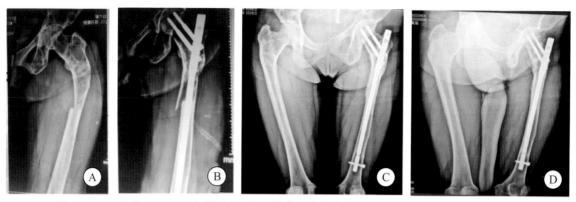

图 4-2-4 女性，20 岁，左股骨上段纤维结构不良伴病理性骨折，于 2015 年行肿瘤刮除、畸形矫正、同种异体骨植骨与 γ 钉内固定术

A. 左股骨上段病理性骨折；B. 术后 1 天 DR；C、D. 术后 7 年 DR，显示同种异体骨植骨愈合

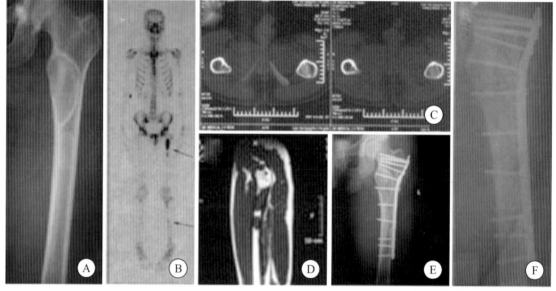

图 4-2-5 男性，18 岁，左股骨近端纤维结构不良，钢板螺钉结合植骨内固定术

A. 术前 X 线正位片；B. 术前放射性核素骨扫描；C. 术前 CT；D. 术前 MRI；E. 术后 1 天 X 线正位片；F. 随访 7 个月后，X 线正位片显示同种异体骨植骨愈合

图片引用于文献：Tong ZC，Wang KZ，Jiao N，et al. Surgical treatment of fibrous dysplasia in proximal femur [J]. Zhongguo Gushang，2011，24（4）：345-348.

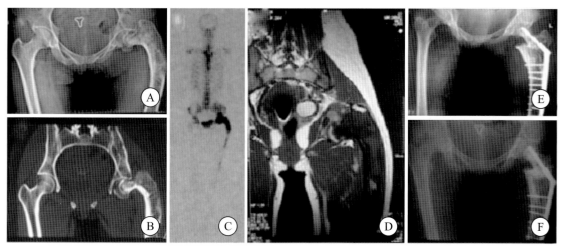

图4-2-6　女性，28岁，多骨纤维结构不良和左股骨"牧羊人拐杖"畸形，早期外翻截骨、动力髋螺钉与腓骨支柱移植术

A. 术前X线正位片；B. 术前放射性核素扫描；C. 术前CT；D. 术前MRI；E. 术后1天X线正位片；F. 术后4年X线正位片

图片引用于文献：Tong ZC，Wang KZ，Jiao N，et al. Surgical treatment of fibrous dysplasia in proximal femur [J]. Zhongguo Gushang，2011，24（4）：345-348.

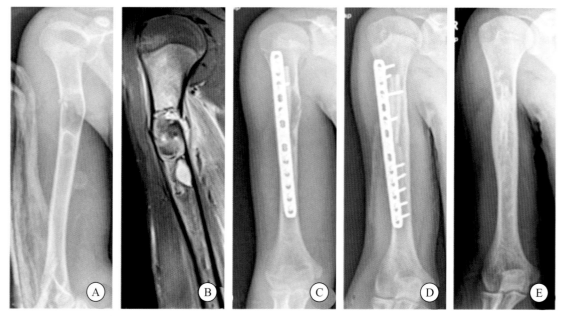

图4-2-7　男性，12岁，右肱骨骨干单纯性纤维结构不良，同种异体骨植骨结合钢板螺钉内固定术

A. X线片显示纤维结构不良和病理性骨折发生在右肱骨骨干；B. MRI显示右肱骨骨干T1低信号，显示病变范围；C. 手术当天术后X线片；D. 术后12个月X线片显示植骨愈合；E. 术后5年X线片显示皮质支柱同种异体骨与宿主骨之间骨愈合良好

图片引用于文献：Zhang P，Kang LQ，Hu QM，et al. Treatment of diaphyseal pathological fractures in children with monostotic fibrous dysplasia using cortical strut allografts and internal plating：a retrospective clinical study [J]. Medicine，2019，98（5）：e14318.

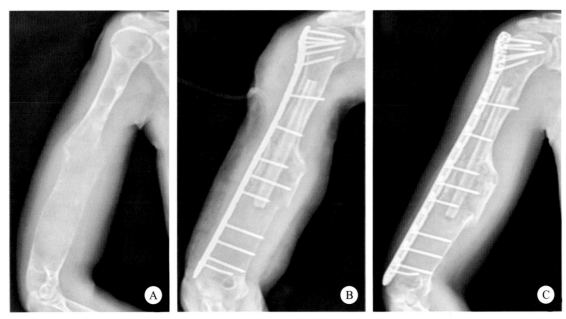

图 4-2-8　女性，27 岁，肱骨多发性纤维结构不良和病理性骨折，钢板螺钉结合植骨内固定术

A. 术前 X 线片显示右肱骨中段病理性骨折；B. 钢板螺钉结合植骨内固定；C. 术后 3 个月 X 线片显示植骨愈合未复发，最后一次随访，患者功能预后满意，无疾病进展

图片引用于文献：Fang X，Liu HY，Lang Y，et al. Fibrous dysplasia of bone：surgical management options and outcomes of 22 cases [J]. Mol Clin Oncol，2018，9（1）：98-103.

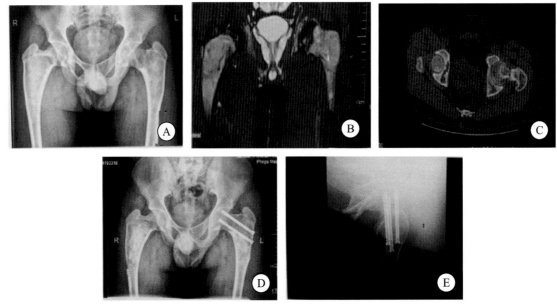

图 4-2-9　男性，21 岁，双侧股骨上段纤维结构不良，右侧病灶刮除、植骨，
左侧病灶刮除、植骨与空心钉内固定术

A. 术前 X 线片；B. 术前 MRI；C. 术前 CT 显示左侧股骨颈病理性骨折；D、E. 术后复查 X 线片

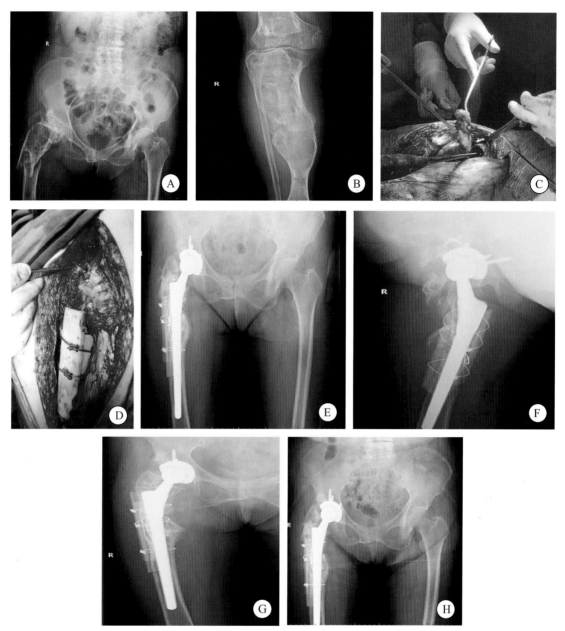

图 4-2-10　女性，70 岁，右股骨上段与胫骨中上段纤维结构不良伴右股骨上段病理性骨折，右股骨上段肿瘤段切除、加长柄全髋关节置换、同种异体皮质骨骨板植骨与钢丝捆扎固定术

A、B. 术前右股骨 DR；C、D. 术中照片；E. 术后即刻 DR；F、G. 术后 3 个月 DR；H. 术后 1 年 DR

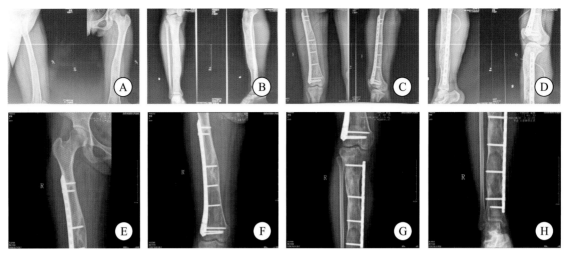

图 4-2-11　女性，33 岁，右股骨、胫骨纤维结构不良，股骨、胫骨病灶清除，
同种异体骨植骨结合钢板螺钉内固定术

A. 术前股骨 DR；B. 术前胫骨 DR；C. 术后股骨 DR；D. 术后胫骨 DR；E、F. 术后 11 年股骨 DR；G、H. 术后 11 年胫骨 DR

（何伟　黄勇　蒋雷鸣　段宏　林旭　周德春　彭贤富　胡云洲　宋建民）

参考文献

[1] Boffano M, Ratto N, Conti A, et al. A preliminary study on the mechanical reliability and regeneration capability of artificial bone grafts in oncologic cases, with and without osteosynthesis [J]. J Clin Med, 2020, 9 (5): 1388.

[2] Tong ZC, Wang KZ, Jiao N, et al. Surgical treatment of fibrous dysplasia in proximal femur [J]. Zhongguo Gushang, 2011, 24 (4): 345 - 348.

[3] 胡豇，郝鹏，张斌. 骨科学教程 [M]. 成都：四川大学出版社，2021.

[4] Vyas A, Godara A, Kumar N, et al. Fibrous dysplasia of proximal femur: a case report of treatment with single-stage valgus osteotomy with dynamic hip screw and fibular strut graft [J]. Cureus, 2022, 14 (1): e21496.

[5] 黄剑浩，韩奇秀，周光新. 骨纤维结构不良的发病机制及治疗进展 [J]. 中国骨与关节杂志，2022，11 (8): 630-635.

[6] Zhang P, Kang LQ, Hu QM, et al. Treatment of diaphyseal pathological fractures in children with monostotic fibrous dysplasia using cortical strut allografts and internal plating: a retrospective clinical study [J]. Medicine, 2019, 98 (5): e14318.

[7] 邱贵兴，戴尅戎. 骨科手术学：上册 [M]. 4 版. 北京：人民卫生出版社，2016.

[8] Fang X, Liu HY, Lang Y, et al. Fibrous dysplasia of bone: surgical management options and outcomes of 22 cases [J]. Mol Clin Oncol, 2018, 9 (1): 98-103.

[9] Riminucci M, Liu B, Corsi A, et al. The histopathology of fibrous dysplasia of bone in patients with activatingmutations of the Gs alpha gene: site-specific patterns and recurrent histological hallmarks [J]. J Pathol, 1999, 187: 249-258.

[10] Pollandt K, Engels C, Werner M, et al. Fibrous dysplasia [J]. Pathologe, 2002, 23 (5): 351-356.

[11] Majoor BCJ, Traunmueller E, Maurer-Ertl W, et al. Pain in fibrous dysplasia: relationship with anatomical and clinical features [J]. Acta Orthop, 2019, 90 (4): 401-405.

[12] Rotman M, Hamdy NAT, Appelman-Dijkstra NM. Clinical and translational pharmacological aspects of the management of fibrous dysplasia of bone [J]. Br J Clin Pharmacol, 2019, 85 (6): 1169-1179.

[13] Enneking WF, Gearen PF. Fibrous dysplasia of the femoral neck. Treatment by cortical bone-grafting [J]. J Bone Joint Surg Am, 1986, 68 (9): 1415-1122.

第五章　单纯性骨囊肿手术治疗中同种异体骨的应用

第一节　单纯性骨囊肿的诊断

单纯性骨囊肿（Simple bone cyst）是一种骨内局限性、良性的瘤样病损，其呈膨胀样改变，囊腔内含有血清样液体，由 Virchow 于 1876 年首次报道。本病常见 20 岁以下的儿童和青少年，男性多于女性，男女比例约为 3∶1。本病病因不明，在 2013 年 WHO 第四版软组织与骨肿瘤分类中归为未明确性质的肿瘤，在第五版中归为骨的其他间叶性肿瘤，是一种良性骨肿瘤。单纯性骨囊肿可分为两型，Ⅰ型（活动型）患者年龄常在 10 岁以下，骨囊肿与骨骺线接近，距离小于 0.5cm，病变不断生长、膨胀，治疗后复发率高。Ⅱ型（潜伏型）骨囊肿距骨骺线较远，常大于 0.5cm，年龄多在 10 岁以上，病变稳定，治疗后复发率低。

一、临床表现

临床上单纯性骨囊肿患者多数无明显症状，偶有局部隐痛，或在运动劳累后酸痛。大部分患者在发生病理性骨折后就诊。好发于长骨，约 70% 病变位于股骨和肱骨近端，其次位于股骨远端、胫骨远端、腓骨远端、骨盆、距骨、跟骨等。

二、影像学检查

1. X 线检查　X 线片上单纯性骨囊肿好发于长管状骨干骺端的骨松质或骨干的髓腔内，不跨越骺板。病变常开始于靠近骺板的部位，纯溶骨性病变，膨胀性生长，皮质变薄，形成椭圆形透光区，无软组织侵犯，随骨的生长而渐移向骨干，骺线闭合后即停止生长。病灶远离骺板者，常为静止期。病灶常出现病理性骨折，表现为骨皮质断裂，骨折碎片可插入囊腔内，即所谓骨片陷落征（Fallen fragment sign）。典型单纯性骨囊肿 X 线片影像特点如下：

（1）囊肿位于干骺端的中心部位，不超越骺板。

（2）囊肿长轴与骨干方向一致。

（3）囊肿横径一般不超过干骺端的宽度。

（4）病理性骨折后局部产生骨膜反应和新生骨，囊腔内可出现不规则的骨化阴影。

2. CT 检查　CT 值增高，病灶内为均匀的液体密度影，其骨壳完整。骨干囊肿常见骨皮质膨胀、变薄，也可因发生骨折而失去连续性。

3. MRI 检查　MRI 上病变骨为圆形或椭圆形，边界清楚，囊内容物在 T1WI 上为低信号、T2WI 为高信号。如果其内有出血或含胶样物质，则在 T1WI 和 T2WI 上均为高信号。

4. ECT 检查　当出现病理性骨折、骨修复及囊肿周围反应性骨增生时，可有放射性浓聚。

三、病理学检查

单纯性骨囊肿病变多为囊性，囊腔内充以血清或血清－血性液体，囊腔内衬覆着一层薄膜，可见凹陷的区域被崤状隆起分隔。囊腔的内衬和间隔由结缔组织构成，有时见灶性反应性新生骨、含铁血黄素和散在的巨细胞。纤维蛋白沉积常见。骨折部位可见新骨形成并有囊壁纤维化。

第二节　单纯性骨囊肿手术治疗中同种异体骨的应用

单纯性骨囊肿具有局限性和自愈性，大部分无症状的患者不需要治疗，但需密切观察，以防治病理性骨折及继发畸形。病变远离骨骺线的Ⅱ型（潜伏型）患者，建议行手术治疗，合并骨折者可在治疗骨折的同时处理病灶。

一、刮除病灶、骨腔灭活与同种异体骨植骨术

手术方法：手术开窗应足够大，到达病变的上下缘，确保术野清晰，直视下看清囊肿的部位，刮除病灶时，囊壁处理是否彻底与肿瘤是否复发的关系极大。一般先用大刮匙大量刮除内容物，再用小刮匙刮除残余囊壁组织，特别是部分骨嵴沟缝中的囊壁包膜。近关节端刮至正常海绵状松质骨，骨干端刮至正常的骨髓组织。

骨腔灭活是刮除术必不可少的步骤，常用的方法有苯酚、乙醇灭活；石炭酸、甘油、乙醇灭活；硫柳汞或甲醛、乙醇灭活；氯化锌灭活；液氮冷冻灭活。灭活后生理盐水反复冲洗干净，植入同种异体骨，囊腔须填满。

典型病例如图5-2-1~图5-2-5所示。

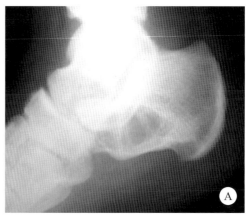
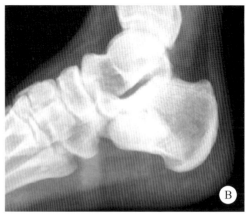

图5-2-1　男性，23岁，跟骨骨囊肿，刮除病灶与同种异体骨植骨术

A. 跟骨骨囊肿；B. 术后12个月，肿瘤无复发

图片引用于文献：Polat O，Saglik Y，Adigüzel HE，et al. Our clinical experience on calcaneal bone cysts：36 cysts in 33 patients [J]. Arch Orthop Trauma Surg，2009，129（11）：1489-1494.

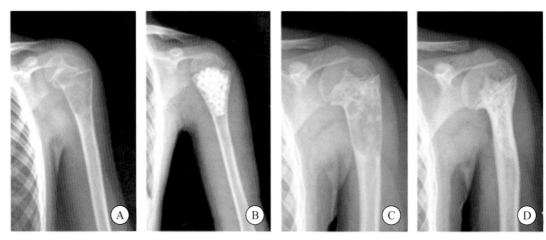

图5-2-2　男性，5岁，左肱骨近端骨囊肿伴病理性骨折，刮除病灶与同种异体骨植骨术

A. 左肱骨近端骨囊肿伴病理性骨折；B. 术后2个月；C. 术后3个月显示同种异体骨吸收，轻微畸形；D. 术后9个月显示明显的成骨性改变，骨皮质增厚，强度恢复

图片引用于文献：Liu Q，He HB，Zeng H，et al. Active unicameral bone cysts：control firstly，cure secondly [J]. J Orthop Surg Res，2019，14（1）：275.

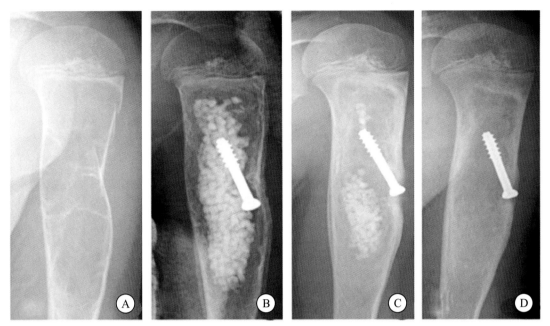

图 5-2-3　男性，12 岁，肱骨近端单房性骨囊肿伴病理性骨折，刮除病灶与同种异体骨植骨术

A. 肱骨近端单房性骨囊肿伴病理性骨折；B. 术后 1 天 X 线片；C. 术后 3 个月显示同种异体骨吸收，骨皮质增厚；D. 术后 5 个月显示同种异体骨吸收，骨强度恢复，患者恢复日常活动

图片引用于文献：Hou H-Y，Wu K，Wang C-T，et al. Treatment of unicameral bone cyst：surgical technique [J]. J Bone Joint Surg Am，2011，93 Suppl 1：92-99.

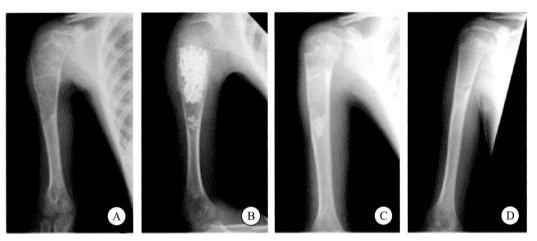

图 5-2-4　男性，8 岁，右肱骨近端单纯性骨囊肿，刮除病灶与同种异体骨植骨术

A. 右肱骨近端膨胀性溶骨性病变（单纯性骨囊肿）；B. 术后 1 天 X 线片；C. 术后 14 个月 X 线片；D. 术后 48 个月显示骨强度恢复

图片引用于文献：Wu P-K，Chen C-F，Chen C-M，et al. Grafting for bone defects after curettage of benign bone tumor - analysis of factors influencing the bone healing [J]. J Chin Med Assoc，2018，81（7）：643-648.

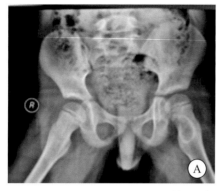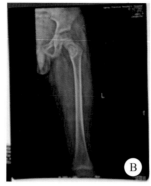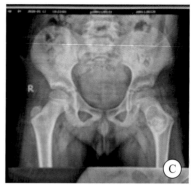

图 5-2-5　男性，6 岁，左股骨颈骨囊肿，刮除病灶与同种异体骨植骨术

A. 术前 X 线片；B. 术后 1 天 X 线片；C. 术后 2 年 X 线片提示植骨愈合

二、刮除病灶、骨腔灭活、同种异体骨植骨与内固定术

1. 适应证

（1）病理性骨折及继发畸形。

（2）囊肿较大，为预防术后病理性骨折的发生，可在病灶刮除、骨腔灭活后行内固定。

2. 手术方法

彻底刮除病灶，灭活骨腔后植入同种异体骨。根据不同的解剖部位，分别采用相应部位的钢板螺钉、空心螺钉和动力髋螺钉常规内固定，临床上针对肱骨近端、肱骨、股骨近端、股骨干等部位钢板螺钉较为常用。

典型病例如图 5-2-6～图 5-2-11 所示。

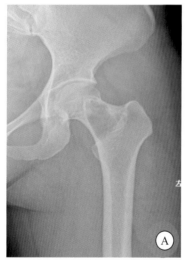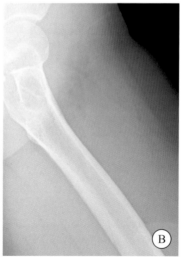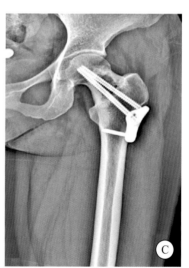

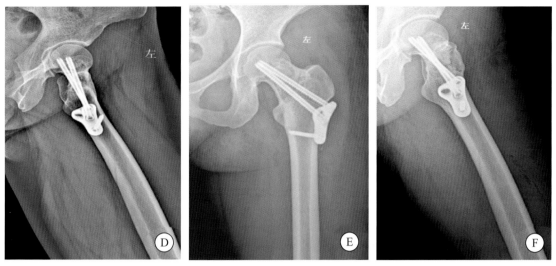

图 5-2-6　女性，33 岁，左股骨颈骨囊肿，刮除病灶、同种异体骨填塞植骨与空心螺钉内固定术
A、B. 术前 DR 正、侧位片；C、D. 术后 1 天 DR 正、侧位片；E、F. 术后 2 年 DR 正、侧位片显示植骨愈合

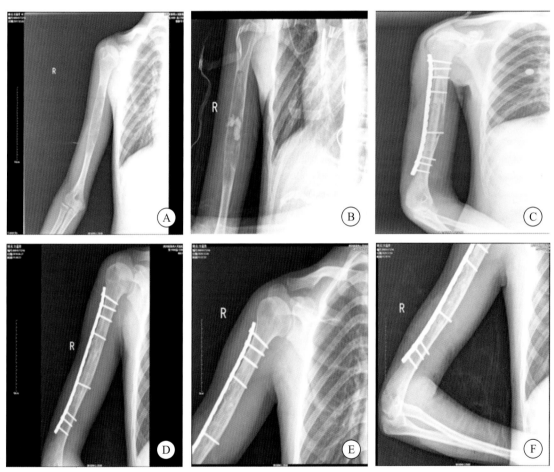

图 5-2-7　男性，14 岁，右肱骨中段单纯性骨囊肿，刮除病灶、骨水泥填塞、
自体腓骨段与同种异体骨段填塞植骨、接骨板与螺钉内固定术
A. 术前 DR；B. 刮除病灶与骨水泥填塞术后 DR；C. 自体腓骨段与同种异体骨段植骨、接骨板与螺钉内固定术后 DR；D. 植骨内固定术后 15 个月 DR；E、F. 植骨内固定术后 44 个月 DR 显示植骨愈合

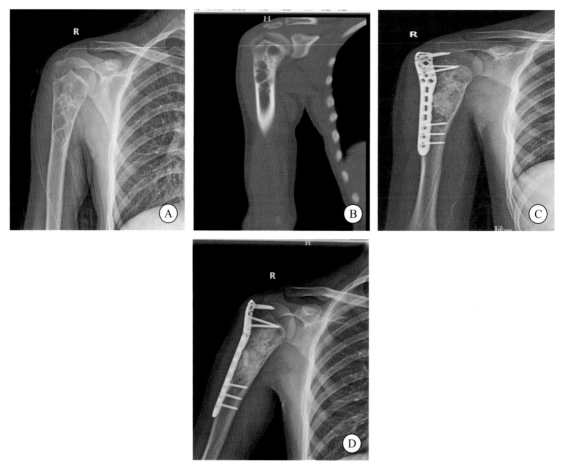

图 5-2-8 男性，13 岁，右肱骨上段单纯性骨囊肿伴病理性骨折，刮除病灶、同种异体骨填塞植骨与内固定术

A. 术前右肱骨 DR 正位片；B. 术前右肱骨 CT 正位片；C. 术后右肱骨 DR 正位片；D. 术后随访 DR 显示植骨愈合

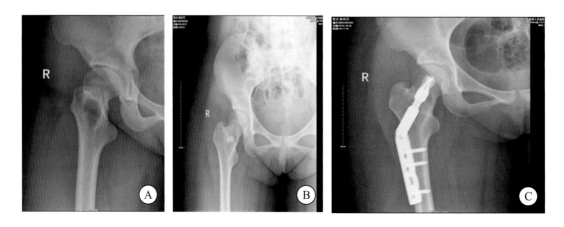

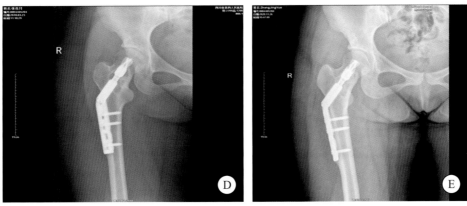

图 5-2-9　女性，15 岁，右股骨转子间单纯性骨囊肿，刮除病灶、骨水泥填塞、
同种异体骨填塞植骨与动力髋螺钉内固定术

　　A. 术前 DR；B. 刮除病灶与骨水泥填塞术后 DR；C. 刮除病灶、同种异体骨填塞植骨与动力髋螺钉内固定术后 DR；D. 植骨内固定术后 15 个月 DR；E. 植骨内固定术后 4 年 DR 显示植骨愈合

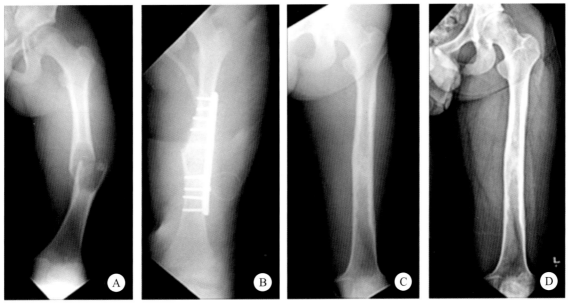

图 5-2-10　男性，12 岁，左股骨中段同心性溶骨性病变，股骨干中段皮质变薄、鼓泡伴病理性骨折、
刮除囊性病变和植骨、对病理性骨折进行切开复位内固定术

　　A. X 线片显示同心性溶骨性病变，股骨干中段皮质变薄、鼓泡伴病理性骨折；B. 刮除囊性病变和植骨，对病理性骨折进行切开复位内固定后的 X 线片；C. 术后 2 年随访 X 线片显示囊性病变完全愈合；D. 术后 7 年随访 X 线片显示股骨囊肿未复发

　　图片引用于文献：Kim HS，Lim KS，Seo SW，et al. Recurrence of a unicameral bone cyst in the femoral diaphysis [J]. Clin Orthop Surg，2016，8（4）：484-488.

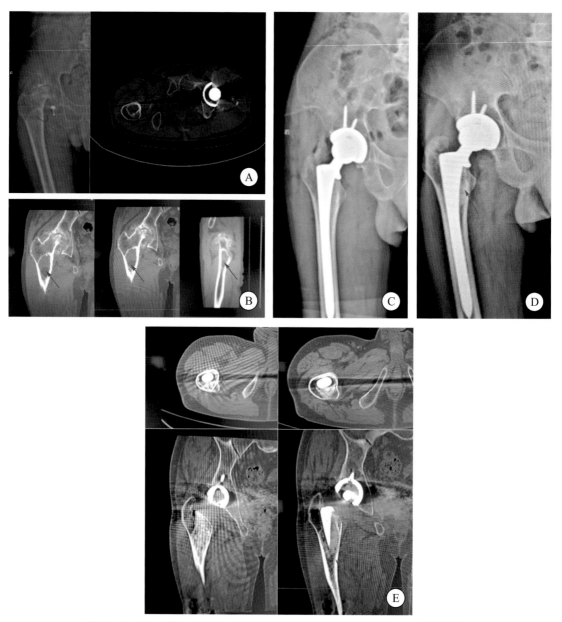

**图 5-2-11　男性，67 岁，右股骨转子间骨囊肿伴股骨头坏死，刮除病灶、
同种异体骨填塞植骨与人工髋关节置换术**

A. 术前 DR 及 CT 平扫，箭头所示为骨囊肿病变部位；B. 术前 CT，箭头所示为股骨转子间巨大骨囊肿；C. 术后 X 线片，术中刮除病灶，大量同种异体骨填塞植骨，股骨侧安置远近端固定型假体；D. 术后 8 个月随访 DR，显示假体稳定，箭头示原植骨处明显愈合；E. 术后 8 个月复查 CT，箭头显示原植骨处已完全愈合

（王征东　严锋　段宏　方向　刘永光　何伟　刘斐文　宋建民）

参考文献

[1] Polat O, Saglik Y, Adigüzel HE, et al. Our clinical experience on calcaneal bone cysts: 36 cysts in 33 patients [J]. Arch Orthop Trauma Surg, 2009, 129 (11): 1489-1494.

[2] Liu Q, He HB, Zeng H, et al. Active unicameral bone cysts: control firstly, cure secondly [J]. J Orthop Surg Res, 2019, 14 (1): 275.

[3] 邱贵兴，孙世荃. 同种异体骨植入材料的临床应用 [J]. 中华骨科杂志, 2004, 24 (10): 635-637.

[4] 胡豇，郝鹏，张斌. 骨科学教程 [M]. 成都：四川大学出版社, 2021.

[5] Hou H-Y, Wu K, Wang C-T, et al. Treatment of unicameral bone cyst: surgical technique [J]. J Bone Joint Surg Am, 2011, 93 Suppl 1: 92-99.

［6］郭卫. 中华骨科学·骨肿瘤卷［M］. 北京：人民卫生出版社，2010.

［7］Wu PK，Chen CF，Chen CM，et al. Grafting for bone defects after curettage of benign bone tumor — Analysis of factors influencing the bone healing［J］. J Chin Med Assoc，2018，81（7）：643－648.

［8］Kim HS，Lim KS，Seo SW，et al. Recurrence of a unicameral bone cyst in the femoral diaphysis［J］. Clin Orthop Surg，2016，8（4）：484－488.

［9］邱贵兴，戴尅戎. 骨科手术学：上册［M］. 4 版. 北京：人民卫生出版社，2016.

第六章　动脉瘤样骨囊肿手术治疗中同种异体骨的应用

第一节　动脉瘤样骨囊肿的诊断与治疗

动脉瘤样骨囊肿（Aneurysmal bone cyst，ABC）是一种良性、进行性、膨胀性发展的肿瘤样病变，是由骨病变局部的反应性出血组织构成的膨胀性肿瘤样病变。因类似动脉瘤样膨胀而得名，是骨组织中常见的瘤样病变，约占瘤样病变的6%。ABC可分为原发性和继发性两种，原发性ABC好发于10～20岁，约占骨肿瘤的1.3%，女性发病率略高于男性。全身骨骼均可发病，但长管状骨的干骺端和脊柱的后部结构为好发部位。

一、诊断依据

（一）临床表现

ABC发生于长管状骨时，其主要症状为局部进行性疼痛、肿胀及功能障碍，病理性骨折少见。发生于脊柱时，其病变部位疼痛较明显，椎体及其周围结构破坏严重时可出现脊柱畸形，压迫脊髓时可引起相应的神经症状。肿瘤穿刺时可抽出血性液体，且压力较高。

（二）影像学检查

1. X线检查

（1）ABC发生于长骨时，可分为偏心型和中心型。偏心型病灶偏于骨干的一侧，呈气球样膨出至骨外，内有骨性间隔，似蜂窝状，病灶周围可形成新骨。中心型呈溶骨性囊状透明影，囊内含有粗细不规则的骨性间隔，向周围膨胀性扩张，呈卵圆形。

（2）ABC发生于脊柱时，呈气球样膨胀，可跨越椎间盘侵入邻近椎体，当病变累及椎体时可见椎体压缩的表现。

（3）ABC发生于扁骨时，病灶呈囊状膨胀。

2. CT检查　CT可清晰显示病灶部位，可见囊状膨胀性骨破坏、骨性间隔。局部骨皮质变薄，骨骼膨大。增强扫描可见供血血管，实性部分可见强化，囊性部分无强化。囊内可见液-液平面，液面上呈现部分高信号，液面下呈现部分低信号，为其典型表现。

3. MRI检查　其可清楚显示完整的膨胀性囊性病灶，由骨性间隔分成的大小不一、信号强度不等的囊腔组成，有时可见动脉瘤样骨囊肿特有的海绵样改变。

（三）病理学检查

1. 肉眼见　骨膜完整，骨皮质变薄甚至缺损，瘤灶内含有大量血性液体及血凝块，可见由纤维组织间隔构成的囊腔，囊腔内壁光滑，若病灶发生钙化则囊腔较少。病变与正常骨边界清楚。

2. 镜下见　可见大小不等、充满血液的囊腔，骨性间隔由纤维结缔组织组成，其中部分含有纤维性骨小梁。囊壁由反应性间质细胞及多核巨细胞组成。

二、治疗方法

刮除病灶，骨腔灭活，植入自体骨或同种异体骨。有骨折或濒临骨折者，可配合内固定术。

第二节　动脉瘤样骨囊肿手术治疗中同种异体骨的应用

一、刮除病灶与同种异体骨植骨术

麻醉满意后，取合适体位，常规消毒、铺巾。切开皮肤，分离皮下组织，显露病变部位，于骨膜下分离。选择骨皮质最薄处开窗，刮除骨腔内所有病变组织，植入同种异体骨，填入骨腔内。冲洗切口，逐层缝合闭合切口。

典型病例如图6-2-1~图6-2-4所示。

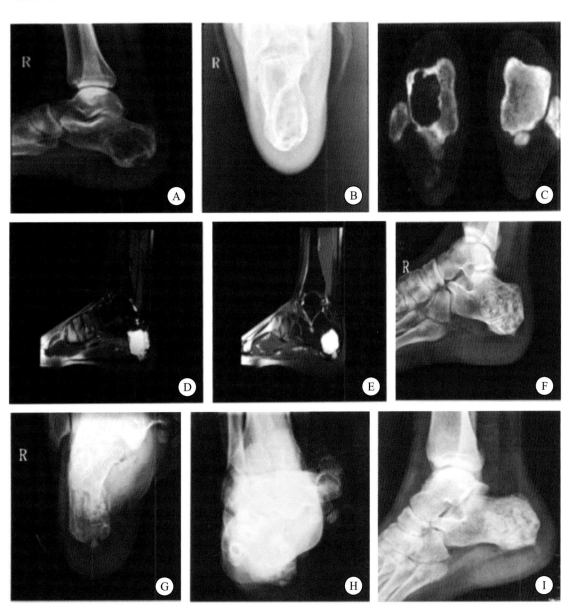

图6-2-1　性别不详，30岁，跟骨动脉瘤样骨囊肿，关节镜下右跟骨骨囊肿刮除、左髂骨取骨植骨与同种异体骨植骨术

A、B. 术前右跟骨X线片显示跟骨后部轻度膨胀，边清硬化，有汽-液平面；C. CT三维重建显示病变呈囊状膨胀、骨缺损，其内充满液体、密度均匀，可见骨性间隔、骨皮质变薄；D、E. 术前MRI显示跟骨后部呈显著膨胀性骨质破坏；F、G. 术后2周复查X线片显示植骨填充可；H、I. 术后1个月，复查X线片显示植骨填充可

图片引用于文献：王骏华，范建楠，王强. 关节镜辅助治疗跟骨动脉瘤样骨囊肿1例［J］. 中国现代医生，2016，54（30）：149-150，169.

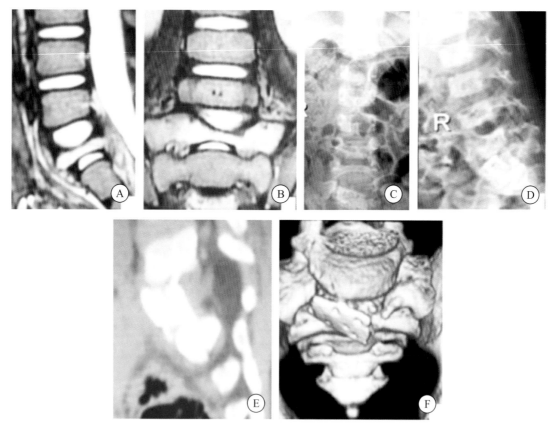

图6-2-2 男性，4岁6个月，S$_1$动脉瘤样骨囊肿，肿瘤剥离、S$_1$椎间盘破坏、椎管扩大减压与同种异体骨植骨术

A. 术前矢状位 MRI 显示 S$_1$ 异常信号，椎体变扁，肿块突入椎管；B. 术前冠状位 MRI 显示 S$_1$ 骨质有破坏，S$_1$ 水平骶孔狭窄；C、D. 术后第 7 天 X 线正、侧位片显示 S$_1$ 区域植入的大块同种异体骨位置良好；E、F. 术后 4 个月 CT 及三维重建显示 S$_1$ 区域植入的大块同种异体骨位置良好，与 L$_5$ 和 S$_2$ 已经融合

图片引用于文献：刘建宏，吴昊，唐海军，等. 腹直肌旁入路治疗儿童 S$_1$ 动脉瘤样骨囊肿 1 例［J］. 临床骨科杂志，2020，23（3）：455.

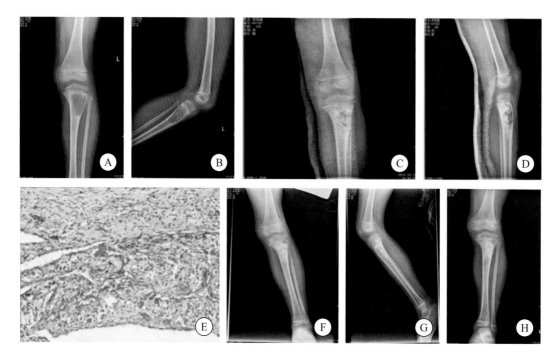

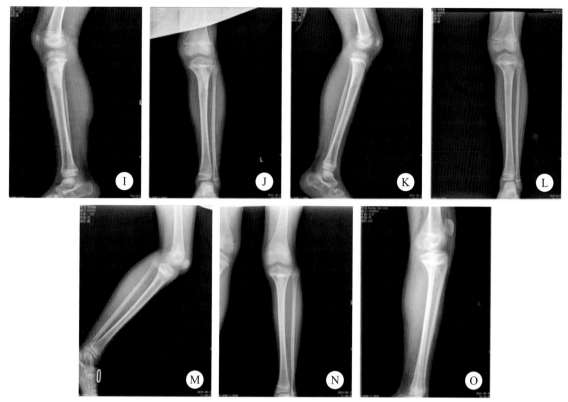

图 6-2-3　男性，4 岁 10 个月，左胫骨上端动脉瘤样骨囊肿，刮除病灶、同种异体骨植骨与石膏托外固定术

A、B. 术前正、侧位 DR；C、D. 术后 1 天 DR；E. 病理学检查；F、G. 术后 3 个月 DR；H、I. 术后半年 DR；J、K. 术后 1 年 DR；L. 术后 2 年 DR；M、N. 术后 4 年 DR；O. 术后 8 年 DR 显示植骨愈合

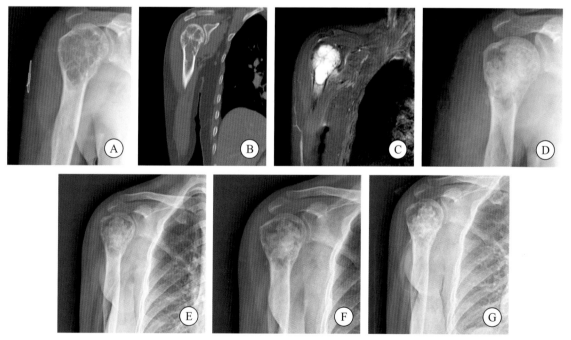

图 6-2-4　女性，53 岁，右肱骨上端动脉瘤样骨囊肿，刮除病灶与同种异体骨植骨术

A. 术前 DR；B. 术前 CT；C. 术前 MRI；D. 术后 1 天 DR；E. 术后 3 个月 DR；F. 术后半年 DR；G. 术后 1 年 DR

二、刮除病灶、同种异体骨植骨 与内固定术

刮除病灶、同种异体骨植骨操作见本节前述

相关内容。同种异体骨植入后，采用合适的内固定。冲洗切口，逐层缝合闭合切口。

典型病例如图6-2-5～图6-2-9所示。

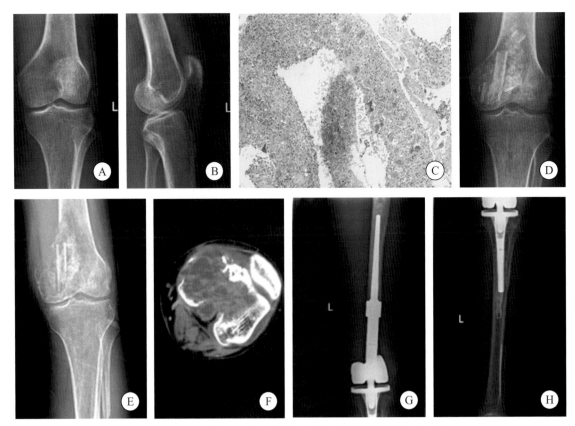

图6-2-5 男性，25岁，股骨远端动脉瘤样骨囊肿术后复发

A、B. 可见股骨远端溶骨性囊性变；C. 病理染色见典型的由纤维组织、巨细胞等组成的"飘带样"结构，其内可见红细胞，确诊为动脉瘤样骨囊肿（HE染色，×100）；D. 刮除病灶、植骨后1个月，见植入骨块生长良好，骨皮质尚完整；E、F. 刮除病灶、植骨术后6个月，见原病灶范围增大，骨皮质连续性中断；G、H. 复发后行瘤段切除与肿瘤假体置换术，术后2年见假体位置良好，无复发征象

图片引用于文献：唐海军，刘云，肖曾明，等. 29例复发性动脉瘤样骨囊肿的临床诊治经验［J］. 中国肿瘤临床杂志，2018，45（24）：1254-1257.

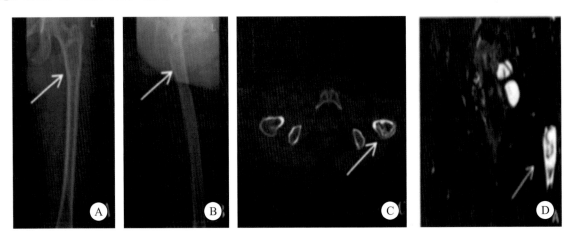

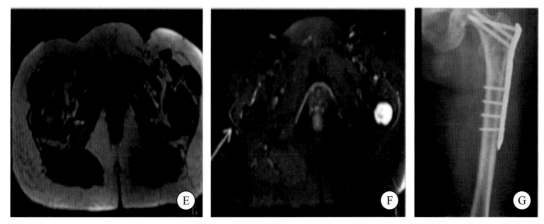

**图6-2-6　女性，61岁，左股骨近端纤维结构不良伴动脉瘤样骨囊肿，左股骨近端刮除病灶、
同种异体骨植骨与内固定术**

A. 左股骨术前X线正位片；B. 左股骨术前X线侧位片；C. 左股骨术前CT；D. 股骨冠状位MRI；E. 股骨矢状位T1WI像；F. 股骨矢状位T2WI像；G. 左股骨术后X线片。箭头所指位置为病灶区域

图片引用于文献：郑晓慧，袁普卫，李小群，等. 骨纤维结构不良伴动脉瘤样骨囊肿1例报告［J］. 中国医药导报，2022，19（18）：170-172，184.

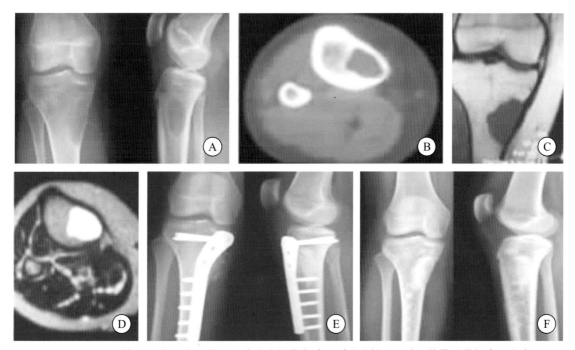

图6-2-7　男性，23岁，右胫骨近端动脉瘤样骨囊肿，刮除病灶、同种异体骨植骨与内固定术

A. 术前X线片显示右胫骨近端偏心性溶骨病损，边界清楚，骨皮质变薄；B. 术前CT显示胫骨骨质破坏，边界清楚；C. 术前冠状位MRI显示T1低信号改变；D. 术前横断位MRI显示T2高信号改变；E. 术后1年X线片显示病灶愈合良好；F. 术后2年内固定取出，X线片显示病灶愈合良好

图片引用于文献：赵立明，何锦泉，章军辉，等. 病灶刮除植骨术治疗原发性动脉瘤样骨囊肿的临床疗效评价［J］. 实用骨科杂志，2018，24（9）：851-854.

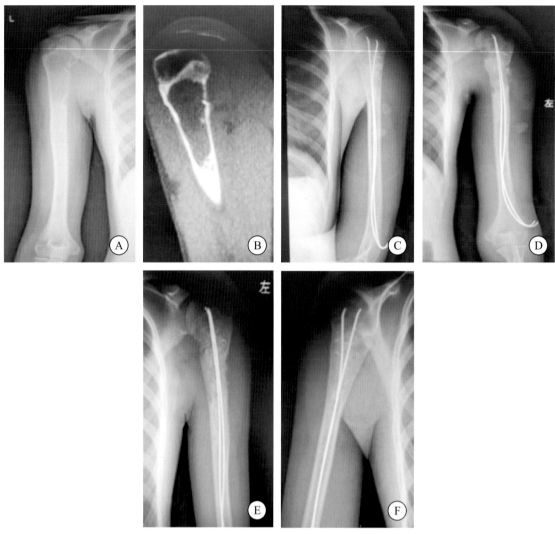

图6-2-8 女性，13岁，左肱骨近端病理性骨折，切开复位内固定、左肱骨近端刮除病灶与同种异体骨植骨术
A、B. 术前 DR；C、D. 术后 DR；E、F. 术后 3 个月 DR 显示植骨愈合

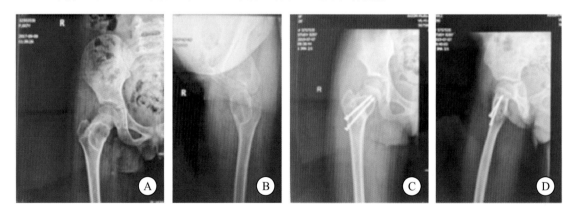

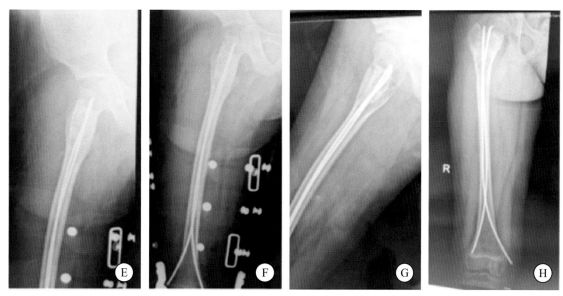

图 6-2-9　女性，7 岁，股骨颈动脉瘤样骨囊肿，2017 年 9 月刮除病灶、自体骨移植、空心螺钉置入股骨颈，1 年后复发，2019 年 7 月去除内固定、刮除病灶、同种异体骨植骨与弹性髓内针内固定术

A、B. 术前 DR；C、D. 初次术后 1 年 DR；E、F. 弹性髓内针内固定术后 1 天 DR；G、H. 弹性髓内针内固定术后 1 年 DR 显示病灶消失、植骨愈合

三、刮除病灶、同种异体骨植骨与外固定术

刮除病灶、同种异体骨植骨操作见本节前述

相关内容。同种异体骨植入后，采用合适的外固定。

典型病例如图 6-2-10 所示。

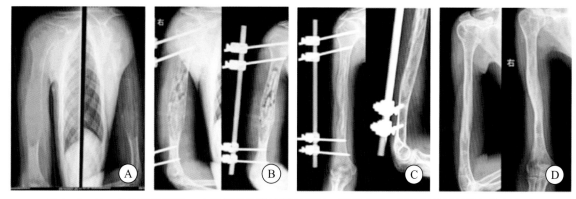

图 6-2-10　性别年龄不详，右肱骨干动脉瘤样骨囊肿，刮除病灶、同种异体骨植骨与外固定术

A. 右肱骨干动脉瘤样骨囊肿；B. 术后 DR；C. 术后 6 个月拆除外固定支架前 DR；D. 术后 18 个月 DR 显示已完全愈合

图片引用于文献：刘永裕，李逸群，邱华耀，等. 外固定支架结合同种异体骨植骨治疗长骨干动脉瘤样骨囊肿 8 例报告 [J]. 中医药导报，2010，16（9）：58-60.

四、刮除病灶、rhBMP-2 联合同种异体骨植骨术

刮除病灶、同种异体骨植骨操作见本节前述

内容。植入同种异体骨，并与 rhBMP-2 混合后填充囊腔。冲洗切口，逐层缝合闭合切口。

典型病例如图 6-2-11 所示。

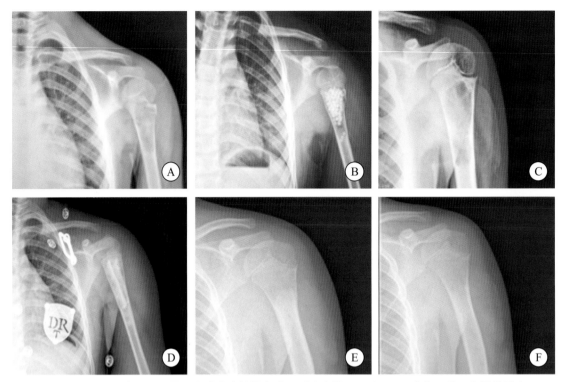

图 6-2-11 儿童，左肱骨上段动脉瘤样骨囊肿，刮除病灶、rhBMP-2 联合同种异体骨植骨术

A. 术前 X 线片；B. 刮除病灶、同种异体颗粒骨植骨术后 X 线片；C. 术后 1 年 X 线片显示植骨吸收，骨囊肿破坏范围扩大；D. 再次刮除病灶、rhBMP-2 联合同种异体骨植骨术后 X 线片；E. 再次术后 1 年 X 线片显示肱骨近端骨皮质增厚；F. 再次术后 2 年 X 线片显示肱骨近端骨小梁清晰、髓腔再通

图片引用于文献：董盼锋，何欣雨，胡庆磊，等. rhBMP-2 联合同种异体骨植骨手术治疗动脉瘤样骨囊肿 [J]. 中国骨与关节损伤杂志，2018，33 (9)：994-996.

（何伟　方向　段宏　李舒　樊征夫　周德春　史可测　宋建民）

参考文献

[1] 唐海军，刘云，肖曾明，等. 29 例复发性动脉瘤样骨囊肿的临床诊治经验 [J]. 中国肿瘤临床杂志，2018，45 (24)：1254-1257.

[2] 王骏华，范建楠，王强. 关节镜辅助治疗跟骨动脉瘤样骨囊肿 1 例 [J]. 中国现代医生，2016，54 (30)：149-150，169.

[3] 刘建宏，吴昊，唐海军，等. 腹直肌旁入路治疗儿童 S_1 动脉瘤样骨囊肿 1 例 [J]. 临床骨科杂志，2020，23 (3)：455.

[4] 郑晓慧，袁普卫，李小群，等. 骨纤维结构不良伴动脉瘤样骨囊肿 1 例报告 [J]. 中国医药导报，2022，19 (18)：170-172，184.

[5] 赵立明，何锦泉，章军辉，等. 病灶刮除植骨术治疗原发性动脉瘤样骨囊肿的临床疗效评价 [J]. 实用骨科杂志，2018，24 (9)：851-854.

[6] 刘永裕，李逸群，邱华耀，等. 外固定支架结合同种异体骨植骨治疗长骨干动脉瘤样骨囊肿 8 例报告 [J]. 中医药导报，2010，16 (9)：58-60.

[7] Sayago LR, Remondino RG, Tello CA, et al. Aneurysmal bone cysts of the spine in children: a review of 18 cases [J]. Global Spine J, 2020, 10 (7)：875-880.

[8] 徐启明，徐海荣，崔丽嘉，等. 脊柱动脉瘤样骨囊肿的诊治：一项单中心病例回顾性研究 [J]. 中华骨与关节外科杂志，2022，15 (3)：202-208，227.

[9] 邱贵兴，孙世荃. 同种异体骨植入材料的临床应用 [J]. 中华骨科杂志，2004，24 (10)：635-637.

[10] 胡豇，郝鹏，张斌. 骨科学教程 [M]. 成都：四川大学出版社，2021.

[11] 邱贵兴，戴尅戎. 骨科手术学：上册 [M]. 4 版. 北京：人民卫生出版社，2016.

[12] 朱友志，王龙胜，高斌，等. CT 诊断与临床——中枢神经头颈及骨骼肌肉 [M]. 合肥：安徽科学技术出版社，2018.

[13] 董盼锋，何欣雨，胡庆磊，等. rhBMP-2 联合同种异体骨植骨手术治疗动脉瘤样骨囊肿 [J]. 中国骨与关节损伤杂志，2018，33 (9)：994-996.

第七章　非骨化性纤维瘤手术治疗中同种异体骨的应用

第一节　非骨化性纤维瘤的诊断与治疗

非骨化性纤维瘤（Non-ossifying fibroma, NOF）是一种好发于青少年长骨干骺端的非肿瘤性病变，通常认为是成熟障碍引起的良性纤维增生性病变。WHO第五版（2020年）软组织与骨肿瘤分类将非骨化性纤维瘤与动脉瘤样骨囊肿归为同一类肿瘤。非骨化性纤维瘤最早由Jaffe报道，是组织学上与纤维性皮质缺损完全相同的病变，不同点在于非骨化性纤维瘤病变范围大，直径通常在几厘米以上，常见于10～20岁患者。本病发病率较低，占骨肿瘤及瘤样病变的0.86%～1.22%，占良性骨肿瘤的3.70%左右。非骨化性纤维瘤最常见的发病部位是长骨的干骺端，如股骨远端、胫腓骨两端，也可见于肋骨及扁骨，偶发于椎体。与纤维性皮质缺损一样，早期病变无症状，皮质缺损过大会导致病理性骨折，或在拍X线片时偶然发现。有些患者会出现局部疼痛及压痛，并可出现关节痛，在年龄较大患者中可认为是良性纤维组织细胞瘤。缺乏临床经验的医生常将非骨化性纤维瘤误诊为骨肿瘤而采用手术治疗。

一、诊断依据

（一）临床表现

一般很少有临床症状，主要症状为局部轻微疼痛和压痛，常在病理性骨折首诊时发现，或检查其他疾病时在X线片上意外发现。少数因局部骨质膨胀变形而发现。实验室检查无异常。

（二）影像学检查

1. X线检查　X线检查操作简单、经济，是首选的检查方法，X线片可明确病变单发或多发、病灶发生的部位及病灶主体。本病大多发生于长骨的干骺端近骺板处，不累及骨骺或越过骺板线，表现为皮质或皮质下的密度减低区，常偏于一侧生长，病灶长轴与骨干平行，大部分累及骨髓腔，但是不累及对侧骨皮质，有薄层硬化带，无骨膜反应，呈单房型、多房型及不规则型，内可见粗细不一的骨嵴，可伴有病理性骨折。病灶可单发或多发。大多数非骨化性纤维瘤会自行愈合，最终发生骨质硬化，病灶内出现高密度影。较大病变中有些可发生病理性骨折。典型X线片表现为卵圆形分叶状透亮影，其中可有分隔，边缘清晰。

2. CT检查　CT与X线检查相比，密度分辨率高，能更清晰地显示病灶在骨内的位置、病灶内及病灶周围骨结构、病灶内部密度、有无钙化及骨化、有无骨性分隔、分隔多少及粗细程度，还能发现早期细小的病理性骨折。CT能准确测量病灶内部密度。CT较X线检查能更好地显示骨皮质变薄及骨髓腔受侵犯程度。在病灶硬化环粗细、内部分隔情况、边缘清晰度的显示方面，CT优于普通X线片。但CT的空间分辨率不如X线片，在病灶的整体轮廓、定位、细小骨膜反应的显示方面不如X线片。有学者指出，瘤体的密度（CT值）与其组织成分相关：若瘤体无出血等并发症，主要由致密的梭形细胞和胶原纤维构成，其CT值较高；若间以较多泡沫细胞（含脂质），且细胞中含铁血黄素较多时，其CT值则较低，换言之，CT值对于肿瘤的确诊不具特异性。

3. MRI 检查　MRI 信号有一定特征，对早期诊断及明确肿瘤内成分有价值，多数病灶在 T1WI 及 T2WI 均为低信号，反映内部存在成熟的纤维组织；如细胞成分明显多于胶原纤维，则可在 T2WI 表现为高信号。此外，MRI 还能更好地显示病灶周围软组织情况，有无软组织肿胀、肿块及累及范围，灵敏度较 X 线检查及 CT 高。

（三）病理学检查

1. 大体见　肿瘤呈棕色或暗红色，切面成结节状。干骺端纤维性骨皮质缺陷由坚韧的纤维结缔组织组成。肿瘤周围尚有硬化骨组织的薄壳包围。

2. 镜下见　可见大量成纤维细胞呈漩涡状排列，少量散在的巨细胞和泡沫细胞。许多细胞含有含铁血黄素颗粒，但无论细胞如何丰富，肿瘤细胞内一般没有成骨现象，这是本病的特征。邻近的骨组织可发生反应性增生。

（四）诊断标准

（1）发病年龄：多发生于 10~20 岁青少年。

（2）发病部位：多发生于长骨干骺端距骺板 3~4cm 处，以胫骨、股骨、腓骨处多见。

（3）起病缓慢，局部有轻微疼痛、肿胀、压痛及轻度功能障碍。

（4）X 线片表现为类圆形多囊状透光区，界限清晰。

（5）病理切片可见成纤维细胞、泡沫细胞及少量多核巨细胞。

二、治疗方法

对于有临床症状如疼痛及关节痛，或有病理性骨折的非骨化性纤维瘤，可行手术刮除病灶、植骨及相应内固定。当非骨化性纤维瘤病灶范围较小，局限于 3cm 直径以内，未扩展到骨髓腔，即病变病损仅限于骨皮质区域，且无临床症状，仅需随访观察，这种病例自然消退的可能性大，不宜立即手术治疗。当病灶已扩展到骨髓腔时，无临床症状者也可继续随访观察，虽自然消退可能性较小，但不能完全排除自然消退的可能。当

病灶进入骨髓腔，继续扩大至超过骨干直径 50% 时，骨折风险将增加，甚至发生不全骨折，出现临床症状和体征时可行病灶刮除活检及植骨术。若同时伴发病理性骨折，尤其是完全骨折或反复不全骨折导致负重力线不稳定的患者，则无自然消退的可能，需要彻底刮除病灶与开放复位植骨内固定（髓内针、接骨板、螺钉内固定）。但对于无并发症的非骨化性纤维瘤患者不应进行此种手术。Sakamoto 等发现，发生在肱骨及桡骨上的非骨化性纤维瘤倾向于有更多侵袭性生长的生物学特征，更易侵犯骨髓腔及骨皮质，造成病理性骨折，需要及时彻底刮除病灶并植骨内固定。儿童长骨非骨化性纤维瘤的进行性发展会导致畸形及自发性骨折，刮除病灶、充分植骨，并应用器械固定是不可或缺的治疗措施，且预后较好。刮除病灶、充分植骨是治疗儿童股骨远端非骨化性纤维瘤的主要方法，可有效防止病变进展，恢复病变区域的解剖结构以及力学强度。刮除病灶时需避免采用骨皮质开窗刮除病灶，否则将进一步降低患肢骨的强度。由于儿童股骨远端非骨化性纤维瘤的病变范围广泛、骨质强度差，常需要内固定或外固定辅助治疗。发生病理性骨折时优先考虑一期外固定、二期行刮除肿瘤植骨术，骨质破坏较轻者选择一期刮除病灶植骨与内固定术。

第二节　非骨化性纤维瘤手术治疗中同种异体骨的应用

一、刮除病灶、瘤腔灭活与同种异体骨植骨术

采取气管内插管，全身麻醉后取平卧位，常规消毒、铺巾，大腿根部上气压止血带。右股骨下段外侧做一纵行切口，长度约 5cm，钝性分离皮下组织，骨衣刀剥离骨膜。周围软组织用湿纱布保护，骨刀纵行开窗约 3cm×0.8cm，刮匙彻底刮除病灶，电刀烧灼瘤壁，温蒸馏水浸泡 15 分钟，反复冲洗，消毒切口及周围，加铺无菌巾。更换器械、手套，瘤腔内使用同种异体骨打压植骨，仔细止血，大量生理盐水冲洗切口，

留置引流管，逐层缝合闭合切口。

典型病例如图7-2-1～图7-2-3所示。

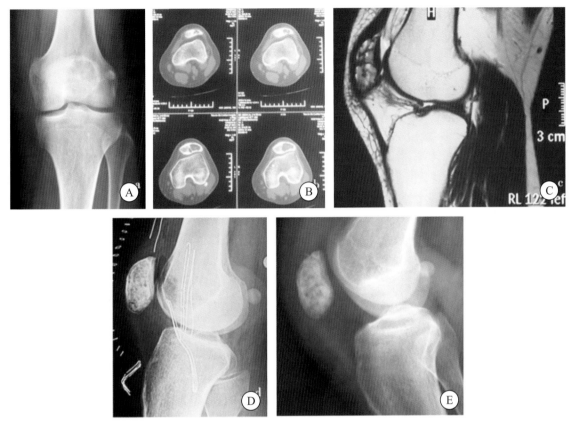

图7-2-1 男性，21岁，左髌骨非骨化性纤维瘤，刮除病灶与同种异体骨植骨术

A. X线片显示髌骨占位；B. CT显示髌骨内囊性病灶，可见边缘硬化带；C. MRI显示髌骨内可见分叶状不均匀高信号，其内可见低信号分隔；D. 刮除病灶与同种异体骨植骨术后X线片；E. 术后6周时随访X线片

图片引用于文献：孙静涛. 髌骨非骨化性纤维瘤一例报告［J］. 天津医药，2018，46（11）：1239-1240，1140.

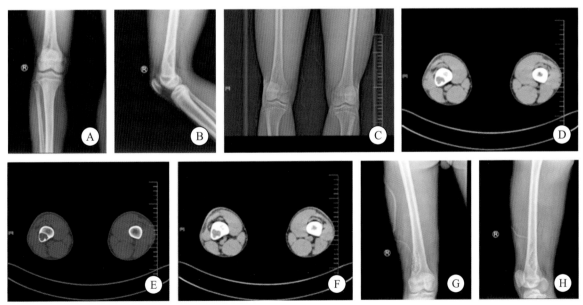

图7-2-2 男性，14岁，右股骨下段非骨化性纤维瘤，刮除病灶与同种异体骨植骨术

A、B. 术前DR正、侧位片；C～F. 术前膝关节CT；G、H. 术后复查DR

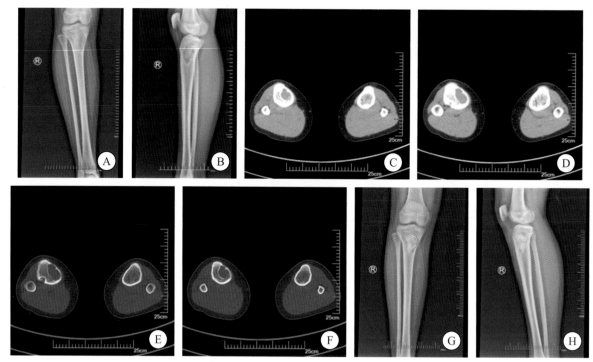

图 7-2-3　女性，14 岁，右胫骨上段非骨化性纤维瘤，刮除病灶与同种异体骨植骨术
A、B. 术前 DR 正、侧位片；C~F. 术前 CT；G、H. 术后复查 DR 显示植骨愈合

二、刮除病灶、瘤腔灭活、同种异体骨植骨与钢板内固定术

麻醉满意后常规消毒、铺巾，做股骨下段纵行切口，长约 6cm，逐层切开皮肤、皮下及筋膜，沿肌纤维方向钝性分离肌肉，骨膜下剥离，周围软组织用湿纱布保护，骨刀纵行开窗约 3cm

×0.8cm，刮匙彻底刮除病变组织，电刀烧灼瘤壁，温蒸馏水浸泡 15 分钟，反复冲洗，消毒切口及周围，加铺无菌巾。更换器械、手套，瘤腔内使用同种异体骨打压植骨，仔细止血，大量生理盐水冲洗切口，选择合适长度钢板内固定恢复，透视确定位置满意后，留置引流管，逐层缝合闭合切口。

典型病例如图 7-2-4 所示。

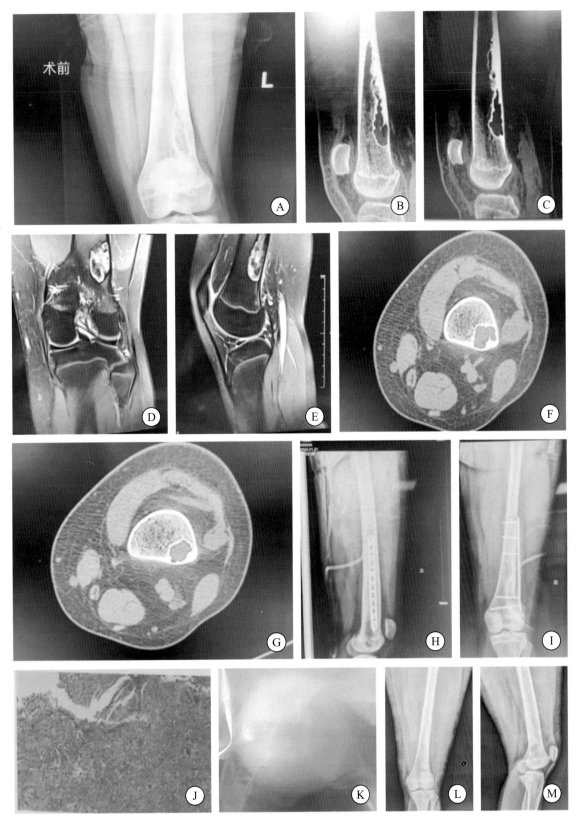

图7-2-4　女性，12岁，左股骨下段非骨化性纤维瘤，刮除病灶、同种异体骨植骨与钢板内固定术

A. 术前DR正位片；B、C. 术前CT；D～G. 术前MRI；H、I. 术后DR；J. 病理学检查镜下；K. 同种异体骨；L、M. 术后1年取内固定后DR正、侧位片显示植骨愈合

（邱钰钦　滕德国　宋柠壕　何伟　刘从迪）

参考文献

［1］Fletcher CDM，Hogendoorn P，Mertens F. WHO classification of tumors of soft tissue and bone ［M］. Lyon：IARC Press，2013.

［2］Jaffe HL. Tumors and tumorous conditions of the bones and joints ［J］. Am J Med Sci，1958，238（1）：298－303.

［3］吴春明，徐晓峰，蔡荣铭，等. 非骨化性纤维瘤的诊断与治疗 ［J］. 医师进修杂志，2000，23（8）：37－39.

［4］Hetts SW，Hilchey SD，Wilson R，et al. Case 110：nonossifying fibroma ［J］. Radiology，2007，243（1）：288－292.

［5］张郁，李兰涛，刘少东，等. 纤维骨皮质缺损与非骨化性纤维瘤的影像及病理对照研究 ［J］. 青岛医药卫生，2011，43（6）：401－403.

［6］Pang ZQ，Gao HL，Yu Y，et al. Enhanced intracellular delivery and chemotherapy for glioma rats by transferrin－conjugated biodegradable polymersomes loaded with doxorubicin ［J］. Bioconjug Chem，2011，22（6）：1171－1180.

［7］任富继，宋国庆. 左胫骨远端非骨化性纤维瘤1例 ［J］. 人民军医，2015，58（11）：1377.

［8］王联营，张博. X线和CT在骨肿瘤患者诊断中应用价值探讨 ［J］. 临床和实验医学杂志，2012，11（20）：1651－1652.

［9］Chen HL，Qin Y，Zhang QY，et al. Lactoferrin modified doxorubicin－loaded procationic liposomes for the treatment of gliomas ［J］. Eur J Pharm Sci，2011，44（1－2）：164－173.

［10］Cheng D，Cao N，Chen JF，et al. Multifunctional nanocarrier mediated co－delivery of doxorubicin and siRNA for synergistic enhancement of glioma apoptosis in rat ［J］. Biomaterials，2012，33（4）：1170－1179.

［11］Sakamoto A，Arai R，Okamoto T，et al. Non－ossifying fibromas：case series，including in uncommon upper extremity sites ［J］. World J Orthop，2017，8（7）：561－566.

［12］李东升，张志勇，黄满玉，等. 四肢长骨良性肿瘤并发骨折的手术时机 ［J］. 中国骨伤，2006（7）：401－402.

［13］孙静涛. 髌骨非骨化性纤维瘤一例报告 ［J］. 天津医药，2018，46（11）：1239－1240，1140.

第八章 中间型骨巨细胞瘤手术治疗中同种异体骨的应用

第一节 中间型骨巨细胞瘤的诊断

骨巨细胞瘤（Giant cell tumor of bone）是一种侵袭性、交界性或中间型的骨肿瘤，约占良性骨肿瘤的15%。骨巨细胞瘤发病率在性别上无显著差异，但是在妊娠期女性，肿瘤有快速生长的倾向。骨巨细胞瘤好发于青壮年，20～40岁为发病高峰期，大于50岁的患者并不多见，更罕见于骨骺闭合前。本病常见的发病部位是四肢，主要累及四肢长骨的骨端，以股骨远端、胫骨近端、桡骨远端和肱骨近端最为多见，骨盆和脊柱等中轴骨也常见受累。骨巨细胞瘤具有侵袭性，可以局部复发，少数可出现远处转移，肺转移率为1%～9%。极少数病例为原发恶性骨巨细胞瘤，或在原有良性骨巨细胞瘤的基础上经放疗或手术后继发恶变，预后较差。多中心骨巨细胞瘤是指骨骼两处或两处以上的部位出现病理证实的骨巨细胞瘤。多中心骨巨细胞瘤极为少见，仅占骨巨细胞瘤的1%左右，一般见于少数个案报道。

一、临床表现

临床上骨巨细胞瘤主要表现为局部疼痛，一般具有进展缓慢、进行性加重的特点。骨巨细胞瘤可呈膨胀性生长，导致部分患者局部肿胀，可触及包块，按压有压痛和"乒乓球"感。当肿瘤突破骨皮质、侵入周围软组织时，局部包块会更加明显。当肿瘤邻近大关节时可出现关节活动受限。如果不治疗，肿瘤持续性增大，可出现病理

性骨折，发生率约1/3。当肿瘤位于脊柱时，除了引起局部疼痛，还可能压迫脊髓，导致肢体运动、感觉功能障碍，累及骶尾部神经时还会出现大小便功能障碍。

二、影像学检查

1. X线检查 X线片表现为偏心性、溶骨性破坏，多呈膨胀性改变，边界清楚，多无硬化缘，一般无骨膜反应。肿瘤有向关节骨骺方向生长的倾向，可达软骨下骨，有时甚至侵犯关节。在长骨，瘤灶一般位于骨端，但是很少局限于骨骺，骨干的病变少见。在松质骨中，骨巨细胞瘤表现为肥皂泡样改变。

基于X线片表现的Campanacci分级如下。

（1）Ⅰ级（静止性病变）：边缘清晰，可见明显的硬化缘，骨皮质受累少见。这一型很少见，可以没有任何临床症状，预后好。

（2）Ⅱ级（活跃性病变）：边缘清晰，但是无硬化缘，可见骨皮质变薄和膨胀，70%～80%的骨巨细胞瘤为Ⅱ级。

（3）Ⅲ级（侵袭性病变）：边界不清晰，常伴有骨皮质破坏和软组织肿块。

需要注意的是，X线片表现不能完全反映肿瘤的组织学或临床行为。

2. CT检查 CT可显示肿瘤的具体部位、膨胀程度、内部结构、侵及范围及与相邻组织结构的关系。骨巨细胞瘤在CT上表现为偏心性、膨胀性骨质破坏或者单纯溶骨性骨质破坏，CT还有助于发现细微的骨质破坏或者轻微的病理性骨折。必要时可行增强CT，观察肿瘤的边界、范围及肿瘤与血管的关系等。此外，需要行胸部CT，检查有无肺转移灶。

3. MRI检查 MRI可清晰显示肿瘤的软组织边界、髓腔内浸润深度、软骨下骨及关节腔内的受累情况。典型的骨巨细胞瘤MRI表现为T1WI低中信号、T2WI中高信号，边界清晰，部分患者可见病变内坏死、液化，有出血形成的高低混杂信号，可见含铁血黄素沉积。合并动脉瘤样骨囊肿时，可见液-液平面。

4. 骨扫描检查 骨扫描不仅可以评估局部肿瘤的活跃程度，还可以搜寻是否存在骨多发瘤灶，有助于诊断或除外多中心骨巨细胞瘤。骨扫描一般表现为肿瘤部位骨放射性核素摄取增加，部分患者病变周围放射性核素摄取增加较病变内部更为明显，即"面包圈征"，可能是肿瘤周围骨血供更丰富所致。

三、病理学检查

1. 肉眼见 肿瘤切面实性，边界清楚，呈红褐色或棕褐色，可见黄色的含铁血黄素沉积。骨皮质变薄，肿瘤体积较大者可伴有病理性骨折。肿瘤组织内有纤维性间隔，并常见囊性变和灶状出血。

2. 镜下见 镜下骨巨细胞瘤主要由无明显异型性的单核细胞和多核巨细胞组成。其中单核细胞主要包括肿瘤细胞和破骨样细胞的前体细胞，后者可聚集融合为破骨细胞样多核巨细胞。多核巨细胞体积一般很大，细胞核数量从数个到数百个不等，可发生固缩、深染等衰老过程，并且多核巨细胞在组织形态、超微结构和免疫组织化学染色等方面均和破骨细胞十分相似。由于肿瘤血供丰富，镜下常可见坏死出血，出血区内单核细胞中可见含铁血黄素沉积。镜下发现反应/化生骨和软骨、合并动脉瘤样骨囊肿等情况并不少见。此外，脉管内瘤栓提示有更高的肺转移可能。

免疫组化方面，骨巨细胞瘤中多核巨细胞与巨噬细胞免疫表型相似，破骨细胞型多核巨细胞表达RANK，多数间质单核细胞表达RANKL。此外，大部分骨巨细胞瘤均会表达SMA，但其对于鉴别诊断或预后价值有限。骨巨细胞瘤中的多核巨细胞与巨噬细胞表象不同的是：多核巨细胞表达CD51，但不表达巨噬细胞相关抗体如CD68。此外，骨巨细胞瘤中 $H3F3A$ 基因突变阳性率为65.6%，而其他富于巨细胞的骨肿瘤未检出 $H3F3A$ 基因突变。骨巨细胞瘤中 $H3F3A$ 基因突变阳性率在不同年龄、性别、肿瘤发生部位、肿瘤大小、复发情况之间差异均无统计学意义，而不同影像学分期中差异有统计学意义，其中Campanacci分级Ⅰ、Ⅱ、Ⅲ级中的阳性率分别为30%、83.3%、80%，提示 $H3F3A$ 基因突变阳性率与影像学分期成正相关。

第二节 中间型骨巨细胞瘤手术治疗中同种异体骨的应用

骨巨细胞瘤的治疗是以手术治疗为主的综合治疗。对于可切除的肿瘤，根据肿瘤的位置、范围和残留骨质情况不同，可以采取囊内刮除或瘤段切除。对于切除后会导致严重并发症或不可切除的中轴骨巨细胞瘤，可以连续选择性动脉栓塞、地诺单抗（Denosumab）作为首选治疗方式。放疗有导致肿瘤恶变的风险，所以仅当患者无法接受栓塞或采用地诺单抗治疗时方可选择放疗。当病情控制稳定或肿瘤缩小明显、可以切除时应选择手术治疗。当患者存在远处转移时，如果转移灶可切除，可对原发肿瘤采取前述治疗，并切除转移灶。当转移灶无法切除时，地诺单抗、放疗及观察监测等方式均可采用。此外，骨巨细胞瘤患者极少做截肢手术，仅适用于肿瘤特别巨大、周围软组织受累极为严重、不能在安全的外科边界下进行切除和重建以及肿瘤恶变者。

一、切除瘤段与功能重建

切除瘤段主要应用于Companacci分级Ⅲ级或肿瘤反复复发、骨质破坏严重、软组织肿块巨大、刮除后骨质强度明显降低、难以保留关节完整结构的骨巨细胞瘤，也适用于腓骨近端、桡骨远端、尺骨远端及其他非承重骨的骨巨细胞瘤。对于骨盆或低位骶椎的（S_3 及以下）骨巨细胞瘤患者，无论Campanacci分级，首选初始治疗方案为切缘阴性的广泛切除，尤其是当肿瘤侵犯髋臼内上壁，行囊内刮除后并没有一个可供植骨或是骨水泥填充的腔室。此外，对大部分胸、腰椎的骨巨细胞瘤，推荐采用整块切除。常用的功能重建方法包括关节融合术、同种异体半关节或大段同种异体骨移植术、人工关节置换术及同种异体骨-假体复合物置换术等。目前，人工关节置换术应用最为广泛。

典型病例如图8-2-1、图8-2-2所示。

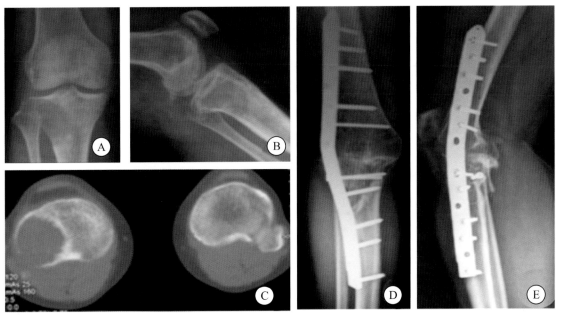

图8-2-1　男性，31岁，右胫骨近端外侧Campanacci Ⅲ级骨巨细胞瘤，切除瘤段、同种异体骨植骨与右膝关节融合术

A、B. X线片显示右胫骨近端外侧骨巨细胞瘤；C. CT显示右胫骨近端外侧骨皮质破坏伴软组织肿块影；D、E. 切除瘤段，同种异体骨植骨，右膝关节融合术后9个月X线片

图片引用于文献：Lv CL，Tu CQ，Min L，et al. Allograft arthrodesis of the knee for giant cell tumors［J］. Orthopedics，2012，35（3）：e397-402.

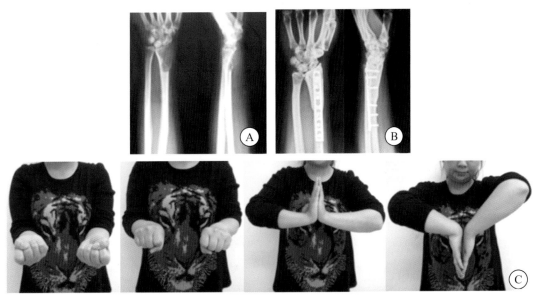

图8-2-2　女性，37岁，左桡骨远端Campanacci Ⅲ级骨巨细胞瘤，切除瘤段、同种异体骨关节移植与钢板螺钉内固定术

A. X线片显示左桡骨远端骨巨细胞瘤，肿瘤突破桡侧骨皮质；B. 术后5年X线片；C. 术后5年复查，患者腕关节活动范围良好

图片引用于文献：Duan H，Zhang B，Yang H-S，et al. Functional outcome of en bloc resection and osteoarticular allograft reconstruction with locking compression plate for giant cell tumor of the distal radius［J］. J Orthop Sci，2013，18（4）：599-604.

二、刮除瘤灶、瘤壁灭活与 同种异体骨植骨术

刮除瘤灶是骨巨细胞瘤最常用的手术治疗方式，适用于 Campanacci 分级Ⅰ～Ⅱ级以及部分软组织肿块可以切除的 Campanacci 分级Ⅲ级骨巨细胞瘤。对于高位骶椎（S_1、S_2）的骨巨细胞瘤也推荐刮除瘤灶治疗。此外，对于颈椎骨巨细胞瘤，推荐治疗方式是瘤内刮除或者次全切除，辅以术后放疗和（或）药物治疗。

在刮除瘤灶的同时，常辅以几种物理或化学手段进行瘤壁灭活，消灭瘤壁残存的肿瘤细胞，包括高速磨钻或使用无水乙醇、苯酚、液氮、氯化锌或过氧化氢等。瘤壁灭活后可以选择自体骨、人工骨、同种异体骨或骨水泥进行填充。当病变范围较大，病理性骨折发生率较高时可联合应用内固定进行功能重建。

同种异体骨治疗骨肿瘤、创伤等原因造成的骨缺损已有上百年历史，在临床上已得到安全、广泛的应用。其优点包括无需取自身骨、远期愈合后可实现与自体骨相似的永久性生物重建，可以早期康复锻炼等；缺点包括价格昂贵、具有一定免疫排斥反应，以及术后并发症发生率较高等。

在骨巨细胞瘤的治疗中，同种异体骨主要用于瘤灶刮除术后填充瘤腔，尤其是当肿瘤侵犯软骨下骨或瘤灶刮除术后软骨下骨缺损严重时，在邻近关节面植骨可以防止关节面塌陷，有助于减少术后发生退行性骨关节炎的风险。但是，单用同种异体骨填塞时强度较弱，仅用同种异体骨重建的承重骨在术后发生退行性骨关节炎的风险反而增加。因此，在承重骨部位、软骨下骨破坏严重时，在邻近关节面处植骨，其余空腔处填充骨水泥可能是更合理的选择。

典型病例如图 8-2-3、图 8-2-4 所示。

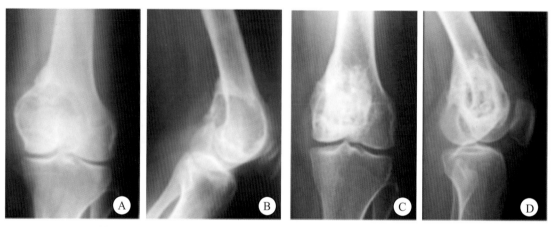

图 8-2-3 女性，28 岁，左膝内侧股骨髁骨巨细胞瘤伴病理性骨折，刮除瘤灶与同种异体骨植骨术

A、B. 术前左膝关节 X 线片；C、D. 术后 5 年左膝关节 X 线片

图片引用于文献：Teng WSY, Lin P, Li Y, et al. Bone combined cement grafting in giant cell tumor around the knee reduces mechanical failure [J]. Int Orthop, 2019，43（2）：475-482.

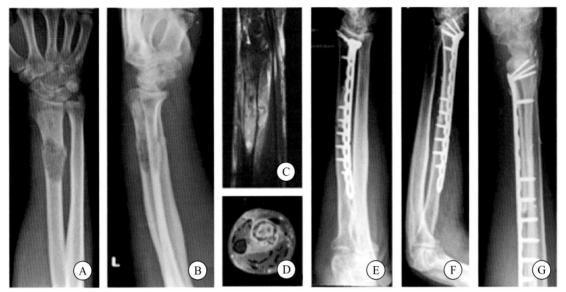

图 8-2-4　男性，64 岁，左桡骨远端巨细胞瘤，钢板螺钉内固定结合同种异体骨植骨术

A、B. 术前 X 线片；C、D. 术前 MRI；E~G. 术后 22 个月 X 线片

图片引用于文献：Rabitsch K，Maurer-Ertl W，Pirker-Frühauf U，et al. Reconstruction of the distal radius following tumour resection using an osteoarticular allograft [J]. Sarcoma，2013，2013：318767.

（段宏　张闻力　方向　樊征夫　雷森林）

参考文献

[1] 中华医学会骨科学分会骨肿瘤学组. 中国骨巨细胞瘤临床诊疗指南 [J]. 中华骨科杂志，2018，38 (14)：833-840.

[2] 中国医师协会骨科医师分会骨肿瘤专业委员会. 骨巨细胞瘤临床循证诊疗指南 [J]. 中华骨与关节外科杂志，2018，11 (4)：276-287.

[3] 胥少汀，葛宝丰，徐印坎. 实用骨科学 [M]. 4 版. 北京：人民军医出版社，2012.

[4] van der Heijden L，van de Sande MA，Heineken AC，et al. Mid-term outcome after curettage with polymethylmethacrylate for giant cell tumor around the knee：higher risk of radiographic osteoarthritis? [J]. J Bone Joint Surg Am，2013，95 (21)：e159.

[5] Teng WSY，Lin P，Li Y，et al. Bone combined cement grafting in giant cell tumor around the knee reduces mechanical failure [J]. Int Orthop，2019，43 (2)：475-482.

[6] Benevenia J，Rivero SM，Moore J，et al. Supplemental bone grafting in giant cell tumor of the extremity reduces nononcologic complications [J]. Clin Orthop Relat Res，2017，475 (3)：776-783.

[7] Klenke FM，Wenger DE，Inwards CY，et al. Recurrent giant cell tumor of long bones：analysis of surgical management [J]. Clin Orthop Relat Res，2011，469 (4)：1181-1187.

[8] Rosai J. Rosai & Ackerman 外科病理学：下卷 [M]. 10 版. 北京：北京大学医学出版社，2014.

[9] Montgomery C，Couch C，Emory LC，et al. Giant cell tumor of bone：review of current literature，evaluation，and treatment options [J]. J Knee Surg，2019，32 (4)：331-336.

[10] Basu MA，Chawla SP. Giant cell tumor of bone：an update [J]. Curr Oncol Rep，2021，23 (5)：51.

[11] Scotto CF，Whyte MP，Gianfrancesco F. The two faces of giant cell tumor of bone [J]. Cancer Lett，2020，489：1-8.

[12] Parmeggiani A，Miceli M，Errani C，et al. State of the art and new concepts in giant cell tumor of bone：imaging features and tumor characteristics [J]. Cancers (Basel)，2021，13 (24)：6298.

[13] Duan H，Zhang B，Yang H-S，et al. Functional outcome of en bloc resection and osteoarticular allograft reconstruction with locking compression plate for giant cell tumor of the distal radius [J]. J Orthop Sci，2013，18 (4)：599-604.

[14] Lv CL，Tu CQ，Min L，et al. Allograft

arthrodesis of the knee for giant cell tumors [J].
Orthopedics，2012，35（3）：e397－402.

[15] Rabitsch K，Maurer－Ertl W，Pirker－Frühauf U,
et al. Reconstruction of the distal radius following
tumour resection using an osteoarticular allograft
[J]. Sarcoma，2013，2013：318767.

第九章 四肢骨肿瘤切除后骨缺损重建中同种异体骨的应用

第一节 四肢骨肿瘤的诊断与治疗

发生在骨内或起源于各种骨组织成分的肿瘤，统称为骨肿瘤，包括原发性、继发性和转移性。骨肉瘤多发生于青少年，骨巨细胞瘤主要发生于成人。骨肿瘤好发于长骨的干骺端，如肱骨近端、股骨远端、胫骨近端，而骨骺则通常很少受影响。

一、诊断依据

四肢骨肿瘤的诊断主要由临床表现与实验室、影像学、病理学检查相结合。

（一）临床表现

1. 疼痛 是骨肿瘤最主要的症状，良性肿瘤多无疼痛症状，但有些良性肿瘤，如骨样骨瘤可因反应骨的生长而产生剧痛。恶性肿瘤有局部疼痛，开始时几乎无症状，逐渐转化为间歇性疼痛，以后发展为持续性剧痛，常常伴有夜间痛。

2. 局部肿块 良性肿瘤常表现为质硬而无压痛的肿块，生长缓慢，通常被偶然发现。局部肿块生长迅速多见于恶性肿瘤。

3. 功能障碍 肿瘤位于脊柱，破坏椎体及附件，常常压迫脊髓，导致截瘫或不全瘫痪。邻近关节的肿瘤，如股骨远端、胫骨近端肿瘤，常由于疼痛可使关节活动功能障碍。若肿瘤侵犯周围血管神经，常导致患肢肢端麻木、活动受限。

4. 病理性骨折 轻微外伤或无外伤发生病理性骨折，这是恶性骨肿瘤和骨转移癌的常见并发症。

5. 全身症状 恶性骨肿瘤晚期可出现高钙血症、贫血、消瘦、食欲缺乏、体重下降、低热等全身症状。

（二）实验室检查

（1）凡骨质迅速破坏时，如溶骨性骨肿瘤，血钙往往升高。

（2）血清碱性磷酸酶反映成骨活动，在成骨性肿瘤如骨肉瘤中多明显升高。

（3）男性酸性磷酸酶的升高提示转移瘤来自前列腺癌。

（三）影像学检查

1. X 线检查 能反映骨的基本病变，了解骨骼的大体观。骨内的肿瘤性病变表现为溶骨性、成骨性和混合性三种。临床上将肿瘤细胞产生的类骨称为肿瘤骨。良性骨肿瘤具有界限清楚、密度均匀的特点，多为膨胀性病变或者外生性生长，通常无骨膜反应。骨肉瘤常伴有骨膜反应，如 Codman 三角，原因为骨膜被快速生长的肿瘤顶起，骨膜下产生新骨，呈现三角形的骨膜反应阴影。若骨膜的顶起为阶段性，可形成同心圆或板层排列的骨沉积，X 线片表现为"洋葱皮"现象，多见于尤因肉瘤。若恶性肿瘤生长迅速，超出骨皮质范围，同时血管随之长入，肿瘤骨与反应骨沿放射状血管方向沉积，表现为"日光射线"形态。恶性骨肿瘤的病灶多不规则，呈虫蛀样或筛孔样，密度不均，界限不清，周围软组织肿胀明显。某些生长迅速的恶性肿瘤很少有反应骨，X 线片表现为溶骨性病变、骨质破坏。

2. CT 和 MRI 检查 可以清楚地显示肿瘤的范围，识别肿瘤侵犯的程度，分辨肿瘤与周围重要血管神经的关系，协助制订手术方案，评估治疗效果。同时，可初步确定骨肿瘤的性质，为治疗提供依据。

3. ECT 检查 可以评估全身骨骼情况，评估是否存在骨转移瘤的发生，同时明确病损范围，协助判断骨肿瘤的良恶性，但特异度不高，不能单独作为诊断依据，必须与 X 线、CT 和 MRI 检查相辅相成。

4. 数字减影血管造影（DSA）检查 可显示骨肿瘤血供情况，如肿瘤的主干血管、新生的肿瘤性血管。化疗前后对比检查可了解血供的改变，监测化疗的效果。术前选择临时栓塞主干血管可减少术中出血和手术并发症。

5. 其他 肌骨超声检查可显示骨骼周围软组织肿瘤情况，可用于评估骨肿瘤是否侵犯周围重要血管神经。脊髓造影可了解是否存在脊髓压迫。关节对比造影可了解骨肿瘤是否侵犯关节腔。尿路造影可了解骨肿瘤是否侵犯泌尿系统。

（四）病理学检查

病理学检查是骨肿瘤诊断的"金标准"。按照标本采集方法病理学检查可分为穿刺活检、切开活检、切除活检三种。

1. 穿刺活检 使用特制穿刺活检针闭合穿刺活检，具有瘤细胞不易散落、手术方法简便、创伤小、较少造成并发症等优点，多用于脊柱及四肢的溶骨性病变。

2. 切开活检 破坏了肿瘤原有的包围带和软组织间室，使用骨水泥封堵骨肿瘤活检口，以减小肿瘤扩散污染的风险。传统观点认为切开活检有扩大肿瘤污染范围的风险，但最新的研究结果表明，只要操作得当，切开活检并不会扩大肿瘤污染范围。

3. 切除活检 在切除肿瘤的同时送病理学检查，通常用于通过临床表现和影像学检查，初步判断为良性肿瘤，如骨软骨瘤，在切除肿瘤的同时送病理学检查，明确诊断。对于术前已经通过穿刺活检或切开活检明确性质的骨肿瘤，在手术切除肿瘤的同时送病理学检查，也属于切除活检，目的在于通过切除活检进一步证实之前的诊断。

骨与软组织肿瘤活检首选穿刺活检，穿刺活检最好由手术医生来实行，在行肿瘤切除手术时应该将活检通道一并切除。穿刺活检的假阳性风险最高，或者穿刺不到典型组织难以明确诊断，需多次穿刺活检或转为切开活检。对体积不大的肿瘤，最好选择切除活检。

虽然病理学检查是骨肿瘤诊断的"金标准"，但必须注意的是，骨肿瘤的细胞形态各异，病理学检查必须同时与临床表现、病史和影像资料相结合。例如骨囊肿伴有病理性骨折，单从病理学检查难以与毛细血管扩张型骨肉瘤相鉴别，这时候就需要通过病史、临床表现、影像资料相鉴别。在临床中常常遇到临床表现、影像资料及病史与病理学检查相矛盾的情况，这时候可能需要再次活检，特别是切开活检，取典型的病变组织，以提高活检成功率。

二、治疗方法

（一）良性

1. 保守治疗 对良性骨肿瘤，如骨软骨瘤，如果较小且无症状，采取保守治疗；但如果肿瘤增长较快或有疼痛症状，则需手术治疗，术后应做病理学检查，以明确肿瘤性质。

2. 刮除植骨术 适用于良性骨肿瘤、交界性肿瘤及瘤样病变，如内生软骨瘤、骨巨细胞瘤。术中彻底刮除病灶至正常骨组织，药物或理化方法杀死残留瘤细胞后植入填充物。填充材料中以自体骨移植愈合较好，但来源少、完全愈合较慢、疗程长。也可使用同种异体骨、人工骨填充。

3. 外生性骨肿瘤的切除 如骨软骨瘤切除术，手术的关键是完整切除肿瘤骨质、软骨帽及软骨外膜，防止复发。

（二）恶性

1. 保肢手术 保肢手术的关键是采用合理外科操作边界完整地切除肿瘤。切除的范围应包括瘤体、包膜、反应区及其周围的部分正常组织，即在正常组织中完整切除肿瘤，截骨平面应在肿瘤边缘外 3～5cm，软组织切除范围为反应区外1～5cm。

保肢手术适应证：①肢体发育成熟；②ⅡA期或化疗敏感的ⅡB期肿瘤；③血管神经束未受累，肿瘤能够完整切除；④术后局部复发率和转移率不高于截肢术；⑤术后肢体功能优于义肢；⑥患者要求保肢。随着新辅助化疗的出现，保肢手术适应证相对扩大，保肢成功率也在不断提高。

保肢手术后的重建方法：①同种异体骨半关节移植术，取骨组织库超低温冻存的同种异体骨，移植到切除肿瘤的部位，再行相应的内固定；②对于骨肿瘤造成的骨缺损使用钛合金假体重建，可最大程度恢复肢体功能，但是为非生物重建，存在假体磨损、假体松动等相关风险。

2. 截肢术　对于就诊较晚、破坏广泛和对其他辅助治疗无效的恶性骨肿瘤（Ⅱ_B 期），为解除患者痛苦，截肢术仍是一种重要有效的治疗方法。

截肢术指征：①肿瘤周围主要神经、血管受侵犯；②在根治术前或术前化疗期间发生病理性骨折，肿瘤组织和细胞突破间室屏障，随血肿广泛污染邻近正常组织；③肿瘤周围软组织条件不好，如主要动力肌群被切除，或因放疗、反复手术而瘢痕化，或皮肤软组织有感染者；④不正确的切开活检污染周围正常组织或使切口周围皮肤瘢痕化、弹性差、血运不好。

但对于截肢术的选择须持慎重态度，严格掌握截肢术指征，同时也应考虑术后假肢的制作与安装。随着新辅助化疗、术后化疗、靶向治疗、生物治疗技术的发展，以及外科手术的进步，部分截肢术指征成了相对指征。例如，恶性骨肿瘤发生病理性骨折，患者对化疗或靶向治疗等相关治疗敏感，亦可选择保肢手术。

3. 化疗　化疗的开展，特别是新辅助化疗概念的形成及其法则的应用，大大提高了恶性骨肿瘤患者的生存率和保肢率。对于骨肉瘤等恶性肿瘤，围术期的新辅助化疗已经有标准的治疗流程。新辅助化疗最好在有经验的骨与软组织肿瘤治疗中心来施行。病理学检查时评估化疗疗效，可指导术后化疗和判断预后。化疗敏感者表现为临床疼痛症状减轻或消失、肿物体积变小、关节活动改善或恢复正常、影像学上瘤体变小、肿瘤轮廓边界变清晰、病灶钙化或骨化增加、肿瘤性新生血管减少或消失。

4. 放疗　可强有力地影响恶性肿瘤细胞的繁殖能力。对于某些肿瘤，术前、术后配合放疗可控制病变和缓解疼痛，减少局部复发率。病变广泛不能手术者可单独放疗。骨肉瘤对放疗不敏感，放疗损伤肿瘤周围皮肤，术前放疗会增加伤口不愈合等相关手术并发症风险，术前放疗应该慎重选择。

5. 其他治疗　血管栓塞治疗指应用血管造影技术，施行选择性或超选择性血管栓塞，以达到治疗目的，可用于：栓塞血管丰富肿瘤的主要血管，减少术中出血；不能切除的恶性肿瘤也可行姑息性栓塞治疗，为肿瘤的手术切除创造条件；局部动脉内插管化疗辅以栓塞治疗或栓塞后辅以放疗，可得到更好的疗效。

第二节　上肢骨肿瘤切除、同种异体骨移植与钢板螺钉内固定术

上肢肱骨、尺桡骨是骨肿瘤的好发部位，上肢骨肿瘤切除后骨缺损的主要重建方法有肿瘤切除灭活再植、同种异体骨移植、人工肱骨假体（关节）置换、同种异体骨复合人工假体植入、同种异体骨关节移植等，各有优缺点，需根据患者的情况选择恰当的手术方法。

一、肱骨肿瘤切除、同种异体骨移植与钢板螺钉内固定术

典型病例如图 9－2－1 所示。

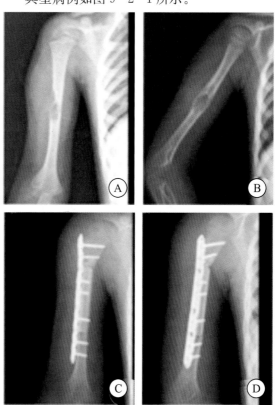

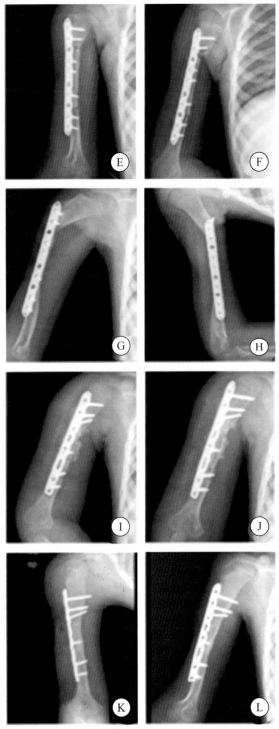

图9-2-1　女性，4岁，右肱骨中上段低恶性神经源性肿瘤，右肱骨上段肿瘤切除活检、同种异体骨移植与钢板螺钉内固定术

A、B. 术前 X 线片；C、D. 术后即刻 X 线片；E、F. 术后 3 个月 X 线片，未见愈合征象；G、H. 术后 15 个月 X 线片，未见愈合征象，同时伴有畸形；I、J. 行右肱骨上段肿瘤切除活检、同种异体骨移植与钢板螺钉内固定术，再次术后即刻 X 线片；K、L. 再次术后 23 个月 X 线片，显示植骨愈合、畸形已矫正

二、桡骨肿瘤切除、同种异体骨移植与钢板螺钉内固定术

典型病例如图 9-2-2 所示。

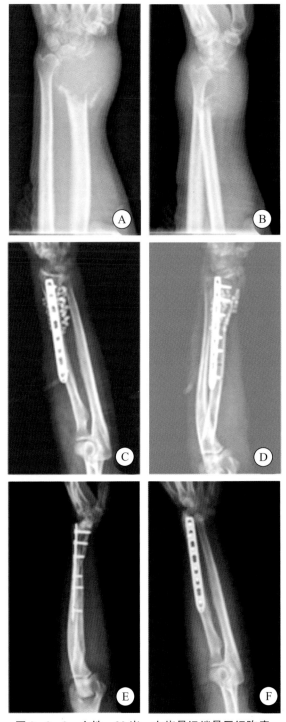

图9-2-2　女性，32岁，左桡骨远端骨巨细胞瘤，左桡骨远端肿瘤切除活检、同种异体骨移植与钢板螺钉内固定术

A、B. 术前 X 线片；C、D. 术后即刻 X 线片；E、F. 术后 4 年 X 线片，显示植骨愈合

第三节　上肢骨肿瘤切除、同种异体骨植骨联合 3D 打印定制假体置换术

3D 打印技术因其快速制造、快速成型，可打印实物模型、内置物材料及手术辅助材料，缩短手术时间，已广泛应用于骨科脊柱、关节及髋臼等复杂骨折及骨肿瘤的临床治疗，大大提高手术安全性。采用 3D 打印定制假体重建骨缺损的研究已成为热点，并取得了良好的临床疗效。

一、肱骨肿瘤切除、同种异体骨植骨联合 3D 打印定制假体置换术

典型病例如图 9-3-1 所示。

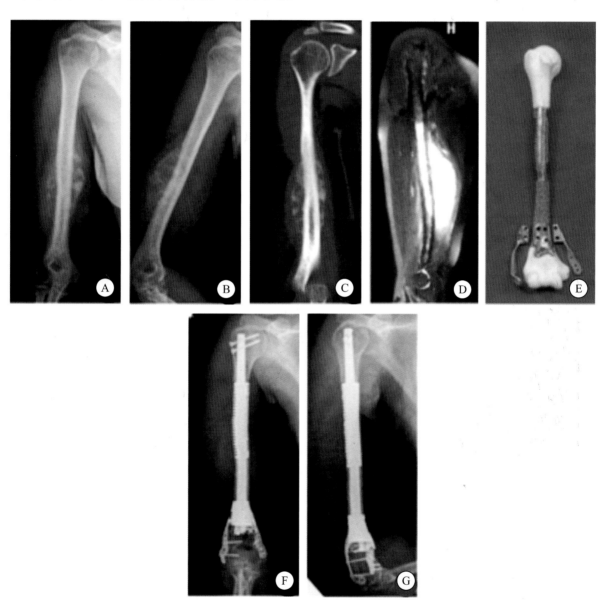

图 9-3-1　女性，44 岁，右肱骨中段骨肉瘤，右肱骨中段骨肉瘤切除活检、同种异体骨植骨联合 3D 打印定制假体置换术
A、B. 术前 X 线片；C、D. 术前 CT、MRI；E. 术前模拟手术截骨；F、G. 术后 1 天 X 线片

二、尺骨肿瘤切除、同种异体骨植骨联合 3D 打印定制假体置换术

典型病例如图 9-3-2 所示。

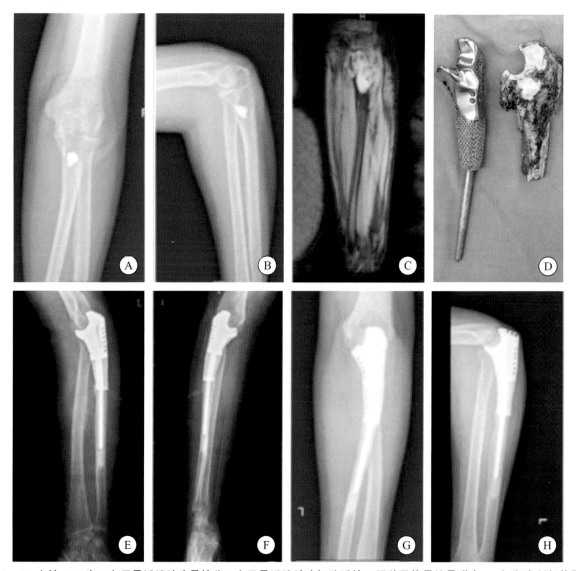

图 9-3-2　女性，51 岁，左尺骨近端肺癌骨转移，左尺骨近端肿瘤切除活检、同种异体骨植骨联合 3D 打印定制假体置换术
A、B. 术前 X 线片；C. 术前 MRI；D. 术中切除肿瘤；E、F. 术后 1 天 X 线片；G、H. 术后 6 个月 X 线片

第四节　下肢骨肿瘤切除、同种异体骨移植与髓内针内固定术

下肢股骨、胫骨是骨肿瘤的好发部位，股骨及胫骨因解剖结构及生物力学的特殊性，该部位的骨肿瘤切除后对骨缺损重建要求较高，常见的重建方法有肿瘤切除灭活再植、同种异体骨移植、人工肱骨假体（关节）置换、同种异体骨复合人工假体植入、同种异体骨关节移植等。

一、股骨肿瘤切除、同种异体骨移植与髓内针内固定术

典型病例如图 9-4-1 所示。

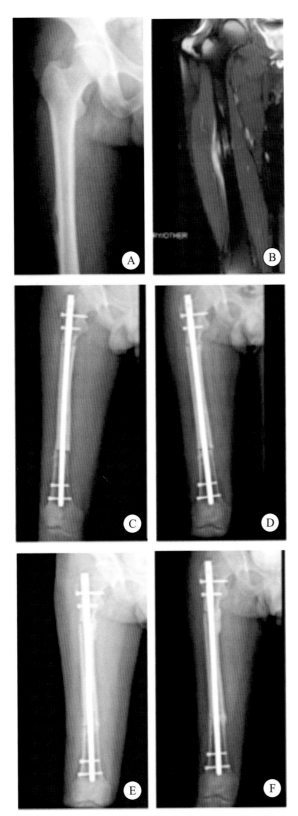

图 9-4-1　男性，38 岁，右股骨中上段皮质旁骨肉瘤，
右股骨中上段肿瘤切除活检、同种异体骨移植与
髓内针内固定术

A、B. 术前 X 线片、MRI；C. 术后复查 X 线片；
D~F. 术后 3、6、12 个月 X 线片

二、胫骨肿瘤切除、同种异体骨移植与钢板髓内针内固定术

典型病例如图 9-4-2、图 9-4-3 所示。

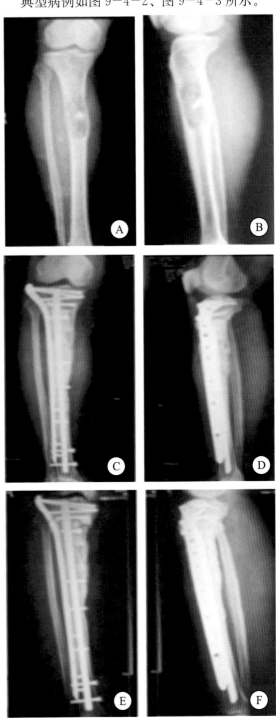

图 9-4-2　男性，49 岁，右胫骨中上段骨肉瘤，
右胫骨中上段肿瘤切除活检、同种异体骨移植与
钢板髓内针内固定术

A、B. 术前 X 线片；C、D. 术后复查 X 线片；
E、F. 术后 12 个月复查 X 线片显示植骨愈合

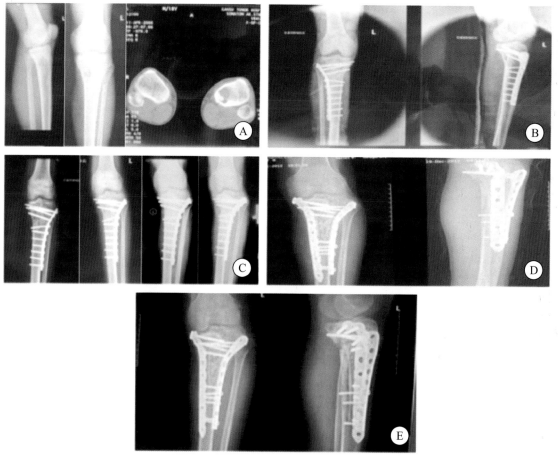

图 9-4-3 男性，18 岁，左胫骨上段骨肉瘤，2006 年 4 月 24 日术中放疗，肿瘤原位灭活、切除术后植骨内固定，2011 年 11 月因迟发放射性骨坏死，行坏死组织刮除、自体腓骨与同种异体骨植骨、双接骨板内固定术，术后植骨愈合、关节功能良好

A. 第一次手术前胫骨 X 线片及 CT；B. 术中放疗，肿瘤原位灭活、切除术后植骨内固定，术后 X 线片；C. 迟发放射性骨坏死；D. 因迟发放射性骨坏死，行坏死组织刮除、自体腓骨与同种异体骨植骨、双接骨板内固定术后 X 线片；E. 第二次术后随访

第五节 下肢骨肿瘤切除、同种异体骨植骨联合 3D 打印定制假体置换术

3D 打印技术在下肢骨肿瘤中应用广泛，特别是 3D 打印定制膝关节、髋关节、股骨干、胫骨干假体联合同种异体骨植骨重建下肢骨缺损已成为骨肿瘤的研究热点。

一、股骨肿瘤切除、同种异体骨植骨联合 3D 打印定制膝关节假体置换术

典型病例如图 9-5-1 所示。

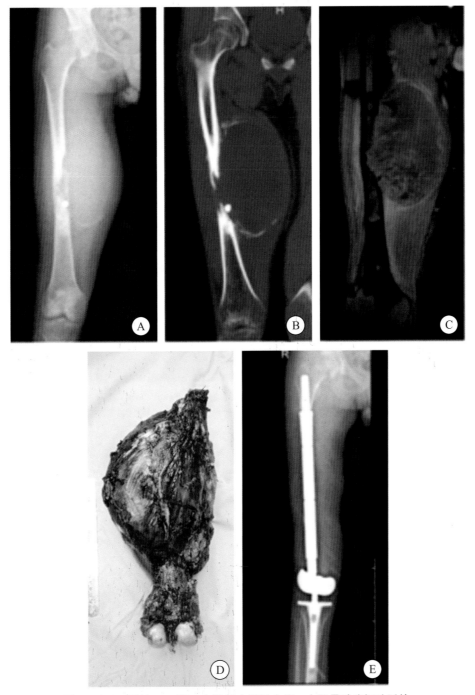

图 9-5-1　男性，27 岁，右股骨中段骨肉瘤，右股骨肿瘤切除活检、
同种异体骨植骨联合 3D 打印定制膝关节假体置换术

A~C. 分别为术前 X 线片、CT、MRI；D. 术中切除肿瘤；E. 术后复查 X 线片

二、胫骨肿瘤切除、同种异体骨植骨联合 3D 打印定制膝关节假体置换术

典型病例如图 9-5-2 所示。

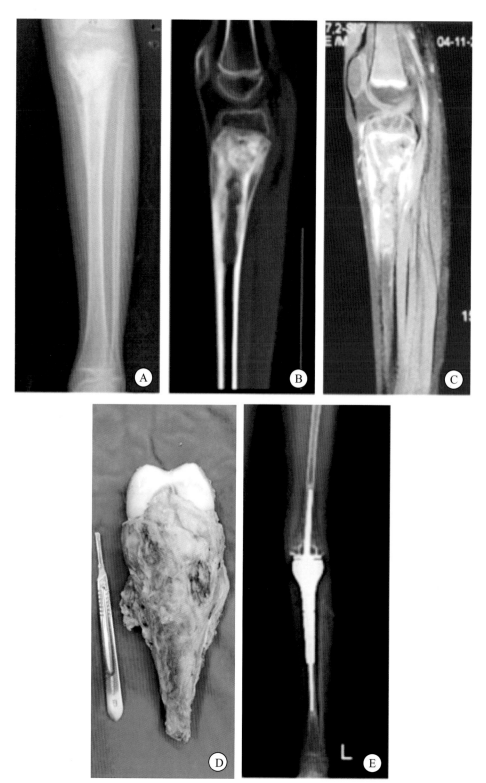

图9-5-2 男性，11岁，左胫骨近端骨肉瘤，左胫骨近端骨肉瘤切除活检与定制膝关节假体置换术
A~C. 分别为术前X线片、CT、MRI；D. 术中肿瘤切除；E. 术后复查X线片

（段宏　张闻力　宋建民　方向　樊征夫　袁德超）

参考文献

[1] 吴孟超，吴在德，吴肇汉. 外科学 [M]. 9 版. 北京：人民卫生出版社，2018.

[2] Fang X，Yu ZP，Xiong Y，et al. Improved virtual surgical planning with 3D－multimodality image for malignant giant pelvic tumors [J]. Cancer Manag Res，2018，10：6769－6777.

[3] Yuan DC，Fang X，Lei SL，et al. Case report：three－dimensional printed prosthesis reconstruction for patello－femoral large osteochondral defects in a patient with distal femoral giant cell tumour：a case report [J]. Front Bioeng Biotechnol，2022，10：995879.

[4] Yu ZP，Zhang WL，Fang X，et al. Pelvic reconstruction with a novel three－dimensional－printed，multimodality imaging based endoprosthesis following enneking type Ⅰ＋Ⅳ resection [J]. Front Oncol，2021，11：629582.

[5] Bläsius F，Delbrück H，Hildebrand F，et al. Surgical treatment of bone sarcoma [J]. Cancers (Basel)，2022，14 (11)：2694.

[6] Cai BY，Huang LZ，Wang JC，et al. 3D printed multifunctional Ti_6Al_4V－based hybrid scaffold for the management of osteosarcoma [J]. Bioconjug Chem，2021，32 (10)：2184－2194.

[7] Contessi Negrini N，Ricci C，Bongiorni F，et al. An osteosarcoma model by 3D printed polyurethane scaffold and in vitro generated bone extracellular matrix [J]. Cancers (Basel)，2022，14 (8)：2003.

[8] Mcculloch RA，Frisoni T，Kurunskal V，et al. Computer navigation and 3D printing in the surgical management of bone sarcoma [J]. Cells，2021，10 (2)：195.

[9] Zhu C，He MM，Sun D，et al. 3D－printed multifunctional polyetheretherketone bone scaffold for multimodal treatment of osteosarcoma and osteomyelitis [J]. ACS Appl Mater Interfaces，2021，13 (40)：47327－44730.

[10] Errani C，Alfaro PA，Ponz V，et al. Does the addition of a vascularized fibula improve the results of a massive bone allograft alone for intercalary femur reconstruction of malignant bone tumors in children? [J]. Clin Orthop Relat Res，2021，479 (6)：1296－1308.

[11] Grinberg SZ，Posta A，Weber KL，et al. Limb salvage and reconstruction options in osteosarcoma [J]. Adv Exp Med Biol，2020，1257：13－29.

[12] Takeuchi A，Yamamoto N，Hayashi K，et al. Joint－preservation surgery for pediatric osteosarcoma of the knee joint [J]. Cancer Metastasis Rev，2019，38 (4)：709－722.

[13] Wang PH，Chen CM，Chen CF，et al. Comparison of recycled autograft versus allograft in osteosarcoma with pathological fracture [J]. Int Orthop，2021，45 (8)：2149－2158.

[14] Xu LL，Zhou J，Wang Z，et al. Reconstruction of bone defect with allograft and retrograde intramedullary nail for distal tibia osteosarcoma [J]. Foot Ankle Surg，2018，24 (2)：149－153.

第十章 骨盆环肿瘤切除后骨缺损重建中同种异体骨的应用

第一节 高位骶骨肿瘤的切除与重建

骶骨肿瘤发病率低，常见的类型为脊索瘤、骨巨细胞瘤、软骨肉瘤、骨转移瘤和神经源性肿瘤等。由于骶骨肿瘤解剖位置较深，其临床症状隐匿而复杂，早期不易发现，待发现时肿瘤体积往往已经很大。骶骨肿瘤的治疗是以手术治疗为主的综合治疗，手术要求边缘或广泛切除，以降低局部复发率。Tomita 等认为骶骨的部分切除和全部切除常常造成腰椎、骨盆的继发性不稳，进而提出治疗骶骨肿瘤的原则——重建骨盆环及恢复脊柱连续性。高位骶骨肿瘤切除后如何重建脊柱和骨盆的稳定性，是临床研究的重点和难点之一。常见的重建方法包括同种异体骨加内固定、自体骨加内固定、骨水泥加内固定、3D 打印一体式假体置换等。

一、骶骨肿瘤的诊断

（一）临床表现

骶骨肿瘤早期无明显临床症状。骶骨肿瘤进一步长大可出现因骶骨骨质破坏或微骨折所致的局部疼痛，因肿瘤侵犯骶神经所致的神经症状，如下肢放射痛、大小便及性功能障碍等。

（二）实验室检查

骶骨肿瘤实验室检查通常无特殊。

（三）影像学检查

1. X 线检查 X 线片缺乏一定的特征性，主要为骶骨溶骨为主的骨质破坏。

2. CT 检查 CT 可见骶骨骨质破坏，伴或不伴软组织包块。

（1）对于脊索瘤，主要为溶骨性骨质破坏与巨大软组织肿块，瘤内可见散在钙化或残存的不规则骨嵴。

（2）对于骨巨细胞瘤，主要为偏心性、膨胀性、溶骨性骨质破坏，软组织肿块，肿块内密度不均，可有坏死与液化区。

（3）对于软骨肉瘤，主要为溶骨性骨质破坏，软组织肿块，病灶内软骨基质钙化。瘤体钙化呈点状、环状、簇状。

3. MRI 检查 根据病理类型，MRI 表现不同。

（1）对于脊索瘤，T1 多为低信号，伴有出血可为高信号。T2 呈分叶状高信号（与瘤内胶冻样、黏液样组织有关），如其内出现斑点状低信号，提示钙化灶或骨嵴。

（2）对于骨巨细胞瘤，T1 呈低信号、T2 信号混杂。增强扫描可见厚壁"花环样"强化，其内可见低信号或低密度的无强化区。合并动脉瘤样骨囊肿时可见特征性征象——液-液平面。

（3）对于软骨肉瘤，T2 呈多结节状明显高信号，T1 呈低或中等信号，且强化不明显。

4. 全身骨扫描 局部病灶区可见核素浓聚，伴有骨转移病灶者可在相应其他区域出现核素浓聚。

二、骶骨肿瘤切除术

（一）适应证

骶骨肿瘤的手术切除方式包括边缘性切除、

广泛切除以及切刮术。由于骶骨肿瘤常常临近或累及骶神经,手术切除方式根据肿瘤良恶性及患者需求进行调整,以尽量保全残余神经功能、提高生活质量。对于骶骨恶性肿瘤,通常行广泛的整块切除。对于良性或交界性肿瘤,通常行边缘性切除或切刮术。

(二)术前准备

术前需结合影像学检查,计划肿瘤切除范围,并根据切除范围评估切除后脊柱、骨盆稳定性,决定是否需要重建以及重建方式,并准备相应的假体、同种异体骨及器械。

除常规术前准备,由于骶骨肿瘤手术出血量大,根据肿瘤侵及的范围和血供情况,需术前行介入栓塞或安置腹主动脉球囊临时阻断等辅助技术,以控制和减少术中出血。除此以外,由于伤口临近肛门,术前需要做肠道准备。

(三)手术要点

骶骨肿瘤的手术入路包括前方入路、后方入路与前后方联合入路等,其中 S_3 以上高位肿瘤,并且肿块向骶前生长者常通过前方入路;病灶较局限且位置较低的肿瘤则适合采用后方入路;而前后方联合入路可更为充分地显露骶骨前侧、后侧及其周缘,有利于瘤体的彻底切除,并且能提高骶骨截除术的安全性。

骶骨肿瘤切除术相比其他骨肿瘤手术,最大的差别在于对神经的保护以及出血的控制。根据肿瘤的切除范围,需注意保护髂血管以及腰骶神经干。必要时可切除同侧 $S_{1\sim2}$ 神经以获得好的手术切除边界。

由于骶骨解剖结构的复杂性,不是所有出血点都能清晰显露,对不能立即控制的出血,可先用油纱布填塞压迫。尽快切下并取出肿瘤,可能是减少出血最实际的方法。

三、高位骶骨肿瘤切除后稳定性重建

(一)髂腰稳定性重建

高位骶骨肿瘤切除术所造成的骨缺损,破坏了髂腰连续性,需要进行髂腰稳定性重建,以恢复患者术后功能,提高生活质量。

根据 Bederman 分类,全骶骨切除术后髂腰稳定性重建包括脊柱骨盆重建(Spinal pelvic fixation)、后骨盆环重建(Posterior pelvic ring fixation)以及前方椎体重建(Anterior spinal column fixation)。

脊柱骨盆重建是指从后方连接并固定腰椎和双髂骨,是全骶骨切除后重建的基础方式,其中钉棒系统最为常用。后骨盆环重建是指单纯连接固定双侧髂骨而不与腰椎固定的方式,多为脊柱骨盆重建的辅助方式。前方椎体重建则重在重建前方椎体与骨盆的生物力学结构,也是前述重建方式的补充。

目前主流观点认为采用前方椎体重建的手术方式能够获得更好的、长期的髂腰稳定性。但是前方椎体重建会明显延长手术时间和增加术中出血的风险。除此以外,如何填补巨大的骨缺损,也是手术的难点之一。

目前常用的填补该处骨缺损的方法包括瘤体骨灭活回植、同种异体骨以及人工假体(包括3D打印假体)移植等。有学者应用同种异体长骨,如股骨或胫骨中段,将其横置于骨缺损处,两侧与左右髂骨连接,再用内固定,并与 L_5 下缘接触,从而直接重建骨盆环。也有学者通过术前精确测量骨缺损范围,设计手术导板以及选择截骨后外形匹配的同种异体骨,从而在术中使用钢板螺钉或钉棒系统重建髂腰稳定性。但是,由于高位骶骨肿瘤的发病率较低,文献中多数为个案报道,病例数较少且缺少长期随访结果。因此,对于高位骶骨肿瘤切除术后髂腰稳定性重建方案的选择仍存在争议。

(二)骶髂稳定性重建

骶髂稳定性对于患者术后功能的恢复同样重要。对于部分高位骶骨肿瘤,若肿瘤切除范围不大、骨缺损较小时,可单纯行骶髂稳定性重建,而不用行髂腰稳定性重建。

单纯骶髂稳定性重建通常选择植骨与内固定的方式。植骨可选择自体骨移植,也可以选择整块的同种异体骨移植。内固定的方式通常采用骶髂螺钉技术连接固定骶骨和髂骨。若固定后局部稳定性欠佳,可增加钉棒系统行腰骶髂稳定性重建。

典型病例如图 10-1-1~图 10-1-4 所示。

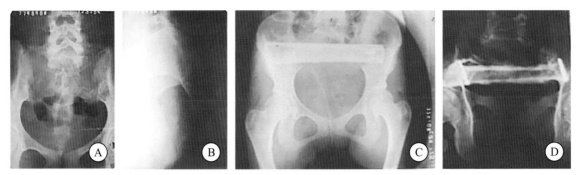

图 10-1-1 女性，30 岁，骶骨肿瘤，骶骨肿瘤切除、同种异体腓骨植骨与重建术

A、B. 术前 X 线片：1977 年 10 月，宋献文、徐万鹏教授为其完成国内首例全骶骨肿瘤切除术，用同种异体腓骨干连结两侧髂骨重建骨盆环，阻挡腰椎下移。术后双下肢及大小便功能正常，恢复了原工作。术后 5 年复查无复发，能骑自行车上下班。C、D. 复查 X 线片：术后 22 年，可见愈合良好，肿瘤无复发，仍能骑自行车上下班

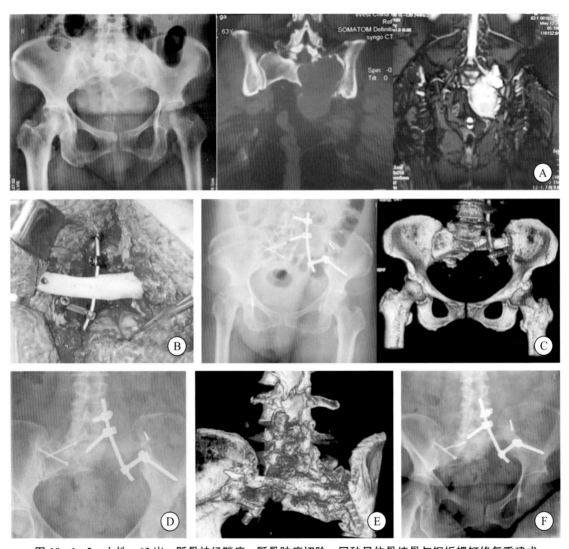

图 10-1-2 女性，63 岁，骶骨神经鞘瘤，骶骨肿瘤切除、同种异体骨植骨与钢板螺钉修复重建术

A. 术前 X 线片、CT 及 MRI；B. 术中影像；C. 术后即刻 X 线片和 CT；D~F. 术后 9 个月、5 年和 6 年的影像

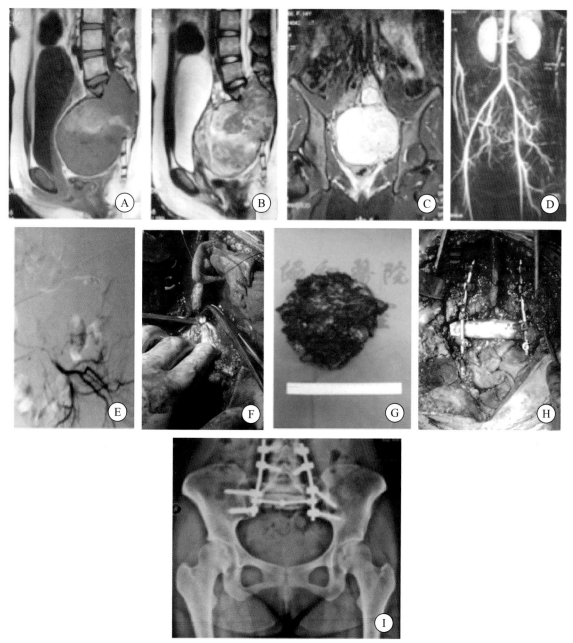

图 10-1-3 女性，14 岁，骶骨恶性神经鞘瘤，大节段同种异体骨植骨和脊柱内固定系统重建骶腰稳定性

A~C. 术前 MRI；D. 血管造影；E. 选择性血管栓塞；F. 硬脑膜结扎；G. 骶骨全切除术后标本的大体视图；
H. 术中；I. 术后 3 年 X 线片显示同种异体骨融合良好，内固定稳定，螺钉和连接棒未松动或骨折

图片引用于文献：Pu FF，Zhang ZC，Wang BC，et al. Total sacrectomy with a combined antero－posterior surgical approach for malignant sacral tumours〔J〕. Int Orthop，2021，45（5）：1347－1354.

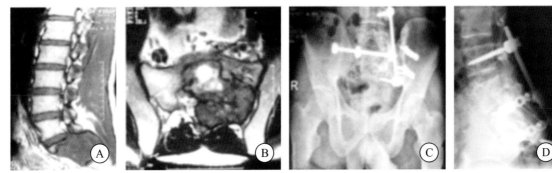

图10-1-4　女性，38岁，骶骨脊索瘤，骶骨部分切除、同种异体腓骨植骨与钉棒系统内固定术

A、B. 术前MRI显示肿瘤位于S$_{2\sim3}$；C、D. 术后6年X线片

图片引用于文献：Arıkan M，Togral G，Hasturk AE，et al. Management of sacral tumors requiring spino-pelvic reconstruction with different histopathologic diagnosis：evaluation with four cases [J]. Asian Spine J，2015，9（6）：971-977.

第二节　骨盆原发恶性肿瘤的切除与重建

骨盆原发恶性肿瘤相对较少，软骨肉瘤是最常见的病理类型，骨肉瘤和尤因肉瘤次之。由于骨盆位置较深且周围解剖结构复杂，不易早期发现，就诊时通常肿瘤较大。临床表现主要为局部的疼痛、包块以及活动受限。在治疗上，骨盆原发恶性肿瘤手术技术要求高、难度大，且手术并发症多。以往手术方式主要为半骨盆截肢。近年来，保留肢体的手术切除及重建方法有了很大进步，已成为骨盆原发恶性肿瘤的首选手术方式。

一、骨盆环的解剖特点

骨盆环的解剖组成部件包括骶骨、一对骶髂关节、分别组成半骨盆的三块骨骼（髂骨、耻骨和坐骨）、耻骨联合。骨盆环可以支持和保护内脏，但其本质上是下肢的一部分，为股部和躯干的骨骼肌提供附着点。骨盆环可以分别向躯干和股骨两个方向传递重力。骶骨位于骨盆环两个半弓之间，呈楔形，骨盆环的强度主要取决于骶骨的紧密配合度和稳定性。被两侧骶髂关节锁定的骶骨是整个骨盆环的核心部件。耻骨联合与左、右耻骨向前增加了骨盆环的额外结构稳定性。

骨盆环被肌肉覆盖，这些肌肉起到了限制肿瘤直接侵犯邻近血管神经束的作用。例如，当髂骨处肿瘤突破骨皮质向内或向外生长时，总是有肌肉覆盖在肿瘤表面，外侧有臀肌，内侧有髂肌和腰肌，这些肌肉均有明显的筋膜覆盖（特别是起于髂嵴的髂肌），是防止肿瘤向腹部及盆腔扩散的良好屏障。

发生于耻骨的肿瘤邻近经过耻骨支前面的神经血管束，但这些神经血管束有较厚的筋膜，使之不易被肿瘤直接侵犯。

坐骨神经在坐骨切迹处与骨盆最接近，当肿瘤蔓延至坐骨切迹时可以紧邻坐骨神经。

发生于耻骨联合部位的肿瘤相对较少，对此部位的肿瘤进行手术时应注意保护膀胱和尿道。

二、影像学检查与病理学检查

（一）影像学检查

不同病理类型的肿瘤，其影像学表现略有不同。

1. X线检查　X线片缺乏一定的特征性，表现为以骨盆溶骨为主的骨质破坏，也有部分是成骨为主的骨质破坏。恶性者可见侵袭性骨膜反应，如日光放射征、"洋葱皮"改变或Codman三角等。

2. CT检查　CT可见骨盆骨质破坏、骨髓密度改变，伴或不伴有软组织包块。软骨肉瘤可见病灶内软骨样基质钙化，钙化呈点状、环状、簇状。骨巨细胞瘤瘤腔边缘可见瘤腔外周硬化。

3. MRI检查　骨盆原发恶性肿瘤在T1上多为中低信号，在T2上为混杂中高信号。根据病理类型，MRI表现略有不同。

（1）对于骨肉瘤，病变呈 T1 中低信号、T2 混杂中高信号，有较为明显的反应性水肿区域。

（2）对于尤因肉瘤，病变呈 T1 中低信号、T2 混杂中高信号，有很明显的反应性水肿区域。

（3）软骨肉瘤的表现见本章第一节。

4. 全身骨扫描　局部病灶区可见核素浓聚，伴有骨转移病灶者可在相应其他区域出现核素浓聚。

（二）病理学检查

骨盆原发恶性肿瘤的治疗是以手术为基础的综合治疗，除手术以外，根据具体病理类型，还可能需要新辅助化疗、术后化疗等治疗。因此，对于骨盆原发恶性肿瘤，需要术前行活检明确具体的病理类型，以指导治疗方案。

进行活检时可选穿刺活检或切开活检。穿刺活检的优势在于微创（局部创伤小、出血少、骨缺损小）、操作方便（可多次、多处取材）、切口感染风险小、肿瘤组织层次完整。不过，其取材组织量较少，有些病变不典型者可能需要二次活检。

切开活检是传统的取材方法，能够直视下切取肿瘤组织。也适用于解剖部位复杂，穿刺活检较困难者。所取标本量大，病理医生可以检查来自病变不同部位的细胞形态和组织结构，有利于骨和软组织肿瘤的诊断和进一步分类。

但是，无论是穿刺活检还是切开活检，都需要遵循以下原则。

（1）确定哪一部分病灶最能代表肿瘤性质（病灶外周部组织最具诊断价值）。

（2）活检切口或穿刺点必须位于最终手术切口路径上。

（3）选择最短的活检通道。

（4）避开神经血管束。

（5）避免进入关节腔。

（6）单一间室内施行，不应污染肌间隔。

（7）由手术主刀医生主持活检手术。

（8）最终手术时需切除活检手术瘢痕及通道组织。

三、骨盆原发恶性肿瘤切除区域划分与重建

20 世纪 80 年代以前，骨盆原发恶性肿瘤多采用半骨盆截肢术。随着医学技术的发展，目前大多数骨盆原发恶性肿瘤已经能够通过部分半骨盆切除技术，在完整切除肿瘤的同时最大程度保留肢体功能。

部分半骨盆切除，根据肿瘤累及范围，分为以下基本类型：髂骨翼肿瘤切除（pⅠ型），髋臼周围肿瘤切除（pⅡ型），闭孔环肿瘤切除（pⅢ型），骶髂关节肿瘤切除（pⅣ型）等。大多数骨盆原发恶性肿瘤患者需要行 2 个及以上区域的切除。

（一）髂骨翼恶性肿瘤切除与修复

单纯的髂骨翼恶性肿瘤，若切除范围距离髋臼和骶髂关节较远，可行单纯髂骨翼恶性肿瘤切除而不需要重建，残留的软组织常规缝合覆盖即可。若切除范围累及或邻近髋臼，则需要行切除后重建。

（二）闭孔环肿瘤切除与修复

单纯的闭孔环肿瘤，若切除范围距离髋臼较远，可行耻骨、坐骨肿瘤切除。同时，为预防患者术后发生腹壁疝，切除后可使用人工补片进行腹壁强化修复。对耻骨联合受累者，重建后采用坚强固定，长期随访时松动概率较高，采用缝线等柔性固定可能减少松动，但尚存争议。

（三）累及髋臼的骨盆原发恶性肿瘤切除与修复

累及髋臼的骨盆原发恶性肿瘤，由于涉及肢体功能重建，手术难度相对较大。对于此类肿瘤，重建方案经历过同种异体骨骨盆重建、人工半骨盆重建、马鞍形假体重建、冰激凌假体重建、组配式假体和定制假体重建等方案。

（1）同种异体骨骨盆重建比人工半骨盆重建更符合人体解剖结构和生理要求，移植的同种异体骨与切除后剩余的骨盆具有相对较好的匹配性。该方法恢复了骨盆正常的力传导并且

通过联合普通人工髋关节置换保留髋关节功能，早期功能良好。大部分患者术后功能良好，不需要扶拐即可行走。但是，该技术也有一定问题，一方面，同种异体骨来源困难，重建后可能发生免疫排斥反应、同种异体骨吸收、骨不愈合等并发症；另一方面，同种异体骨与假体需要骨水泥、钢板螺钉内固定，有松动断裂的可能性，也不能早期负重。

（2）马鞍形假体重建对髂骨的厚度有一定要求，且关节脱位、假体移位、髂骨骨折等并发症发生率较高，可达60%以上。而冰激凌假体重建后感染及脱位的发生率分别为47%和20%左右。

（3）目前组配式假体与定制假体重建是髋臼周围肿瘤切除与修复的主流方案。组配式假体不但灵活性高、安装简便，而且假体脱位风险以及肢体功能均小于和优于马鞍形和冰激凌假体。

定制假体，特别是3D打印定制假体的应用近年来在国内及国际上陆续开展。其优点在于有利于假体和自体骨整合，也适用于任意形状的骨缺损，假体长期稳定性较好。但是定制假体可能存在因为截骨不精确所致的假体匹配不佳、假体制作周期长等问题。

总之，髋臼周围肿瘤切除与修复具有很大的挑战性和争议性。这需要综合手术医生的经验、患者的需求、经济情况进行全面评估和综合考虑，选择最合适患者的治疗方式。

典型病例如图10-2-1~图10-2-3所示。

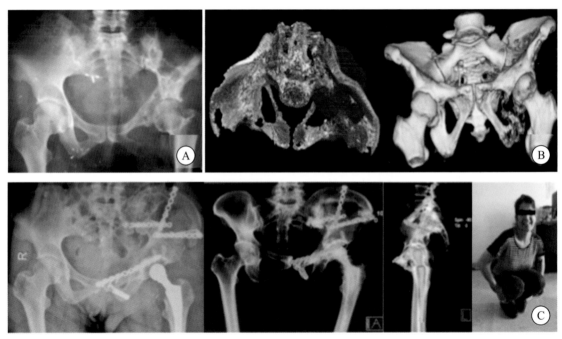

图10-2-1　女性，42岁，骨盆恶性骨巨细胞瘤术后复发，同种异体骨半骨盆钢板螺钉重建与骨水泥全髋关节置换术

A. 术前骨盆X线片；B. CT三维重建，其中红色区域为肿瘤复发的软组织包块；C. 术后10年的X线片、CT及肢体表现，肢体功能情况良好

图片引用于文献：Kekeç AF，Güngör BŞ. Mid-term outcomes of hemipelvic allograft reconstruction after pelvic bone tumor resections [J]. Jt Dis Relat Surg，2022，33（1）：117-131.

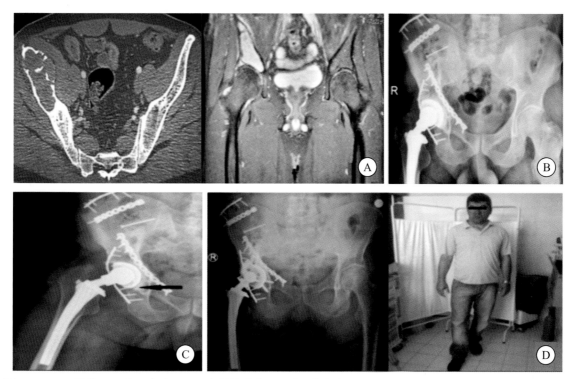

图 10-2-2　男性，45 岁，右髋臼周围成骨性肿瘤，同种异体骨半骨盆钢板螺钉重建与骨水泥全髋关节置换术，术后 44 个月假体松动行翻修手术

A. 术前 CT 及 MRI；B. 重建与置换术术后 3 个月 X 线片；C. 重建与置换术术后 44 个月假体松动，行翻修手术；D. 置换术术后 10 年 X 线片及肢体功能

图片引用于文献：Kekeç AF，Güngör BŞ. Mid-term outcomes of hemipelvic allograft reconstruction after pelvic bone tumor resections [J]. Jt Dis Relat Surg，2022，33（1）：117-131.

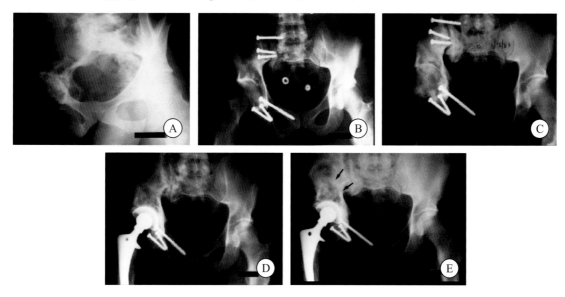

图 10-2-3　男性，28 岁，右髋臼周围韧带硬纤维瘤，同种异体骨螺钉重建术，术后 11 年重度骨关节炎行全髋关节置换术

A. 术前 X 线片；B. 重建术后即刻 X 线片；C. 重建术后 9 年 X 线片，骨关节炎明显；D. 重建术后 11 年，行全髋关节置换术后 X 线片；E. 重建术后 20 年 X 线片

图片引用于文献：Yoshida Y，Osaka S，Mankin HJ. Hemipelvic allograft reconstruction after periacetabular bone tumor resection [J]. J Orthop Sci，2000，5（3）：198-204.

（段宏　张闻力　方向　樊征夫　王征东　胡云洲）

参考文献

[1] Wellings EP, Houdek MT, Owen AR, et al. Comparison of free vascularized fibular flaps and allograft fibular strut grafts to supplement spinopelvic reconstruction for sacral malignancies [J]. Bone Joint J, 2021, 103－B（8）：1414－1420.

[2] Romano RC, Bois MC, Erickson LA. Sacral chordoma [J]. Mayo Clin Proc, 2016, 91（10）：e143－e144.

[3] 郭卫, 尉然. 中国骶骨肿瘤外科治疗的进步 [J]. 中华骨与关节外科杂志, 2018, 11（4）：241－251.

[4] 郭卫. 中国骨盆恶性肿瘤保肢治疗 30 年的发展与进步 [J]. 中国修复重建外科杂志, 2022, 36（7）：781－789.

[5] Aboulafia AJ, Buch R, Mathews J, et al. Reconstruction using the saddle prosthesis following excision of primary and metastatic periacetabular tumors [J]. Clin Orthop Relat Res, 1995（314）：203－213.

[6] 董森, 汤小东, 姬涛, 等. 骶骨肿瘤患者行全骶骨切除后腰骶部稳定性的重建 [J]. 中华骨与关节外科杂志, 2018, 11（7）：481－485.

[7] Kitagawa Y, Ek ET, Choong PF. Pelvic reconstruction using saddle prosthesis following limb salvage operation for periacetabular tumour [J]. J Orthop Surg（Hong Kong）, 2006, 14（2）：155－162.

[8] Renard AJ, Veth RP, Schreuder HW, et al. The saddle prosthesis in pelvic primary and secondary musculoskeletal tumors: functional results at several postoperative intervals [J]. Arch Orthop Trauma Surg, 2000, 120（3－4）：188－194.

[9] Fisher NE, Patton JT, Grimer RJ, et al. Ice－cream cone reconstruction of the pelvis: a new type of pelvic replacement: early results [J]. J Bone Joint Surg（Br）, 2011, 93（5）：684－688.

[10] 孙梦熊, 左冬青, 马小军, 等. O－Arm 导航引导下保留骶 1 神经根的高位骶骨肿瘤切除术 [J]. 中国骨与关节杂志, 2022, 11（8）：574－578.

[11] Bus MP, Boerhout EJ, Bramer JA, et al. Clinical outcome of pedestal cup endoprosthetic reconstruction after resection of a peri－acetabular tumour [J]. Bone Joint J, 2014, 96－B（12）：1706－1712.

[12] Witte D, Bernd L, Bruns J, et al. Limb－salvage reconstruction with MUTARS hemipelvic endoprosthesis: a prospective multicenter study [J]. Eur J Surg Oncol, 2009, 35（12）：1318－1325.

[13] Bus MP, Szafranski A, Sellevold S, et al. LUMiC® endoprosthetic reconstruction after periacetabular tumor resection: short－term results [J]. Clin Orthop Relat Res, 2017, 475（3）：686－695.

[14] Xu J, Xie L, Guo W. Neoadjuvant chemotherapy followed by delayed surgery: is it necessary for all patients with nonmetastatic high－grade pelvic osteosarcoma? [J]. Clin Orthop Relat Res, 2018, 476（11）：2177－2186.

[15] Kekeç AF, Güngör BŞ. Mid－term outcomes of hemipelvic allograft reconstruction after pelvic bone tumor resections [J]. Jt Dis Relat Surg, 2022, 33（1）：117－131.

[16] Yoshida Y, Osaka S, Mankin HJ. Hemipelvic allograft reconstruction after periacetabular bone tumor resection [J]. J Orthop Sci, 2000, 5（3）：198－204.

[17] Pu FF, Zhang ZC, Wang BC, et al. Total sacrectomy with a combined antero－posterior surgical approach for malignant sacral tumours [J]. Int Orthop, 2021, 45（5）：1347－1354.

[18] Arıkan M, Toğral G, Hasturk AE, et al. Management of sacral tumors requiring spino－pelvic reconstruction with different histopathologic diagnosis: evaluation with four cases [J]. Asian Spine J, 2015, 9（6）：971－977.

第十一章 脊柱肿瘤手术治疗中同种异体骨的应用

第一节 脊柱肿瘤的诊断和治疗

一、诊断依据

（一）临床表现

1. 病史

（1）家族史：有无家族遗传性肿瘤疾病史。

（2）既往史：有无外伤史，有无肿瘤病史，特别是各种癌症病史。

（3）现病史：起病的主要症状和症状的持续时间（即病程长短），良性肿瘤起病缓慢、病程长，恶性肿瘤起病快、病程短，转移性肿瘤一般多有原发肿瘤（常见九大癌症）病史。

2. 症状 疼痛和活动障碍是脊柱肿瘤的常见症状，疼痛随活动而加重，休息后缓解，疼痛呈持续性、夜间加重，肿瘤继续发展可压迫脊髓和神经，出现四肢软弱无力、感觉障碍、步态不稳、反射活跃。恶性肿瘤晚期有全身症状，如食欲减退、体重下降、消瘦、低热和贫血。

3. 体征 患部多有压痛、叩击痛，脊柱附近的肿瘤可有固定包块，可在颈部、背部和腰部看到隆起，在肌肉深处触及大小与软硬度不等的包块。位于上颈椎椎体的包块可在口腔内触及，骶部包块可在肛门指诊时发现，位于胸腰椎和骶骨上部的肿瘤在临床上常难以发现，溶骨性病变的椎体可有轻度后凸畸形。肿瘤长大压迫脊髓者可有神经系统体征，如肌力减弱、感觉减退、生理反射减弱、病理反射阳性。

（二）实验室检查

转移性肿瘤会引起成骨性或溶骨性病变。晚期有发热、贫血、红细胞沉降率增快，部分患者可出现白细胞总数的升高。成骨性病变患者可有血清碱性磷酸酶（AKP）升高，但应注意儿童AKP正常值常比正常人高 $1\sim2$ 倍。红细胞沉降率增快、球蛋白高常提示骨髓瘤的可能，应进一步检查蛋白电泳、免疫球蛋白和尿本周蛋白，必要时行骨髓穿刺检查。骨代谢早期改变的标志物与影像学检查如核素骨扫描的结合使用，有助于提高转移性肿瘤的早期诊断率。然而这些标志物中除 AKP 与前列腺癌转移的特异度较好外，其余标志物的特异度还有待于进一步临床验证。根据原发肿瘤的不同，可应用一些不同的肿瘤相关标志物，如癌胚抗原（CEA）、前列腺特异性抗原（PSA）、糖类抗原 199（CA199）、糖类抗原 120（CA120）等。

（三）影像学检查

1. X 线检查 可区分肿瘤的良、恶性。需要注意椎体、椎弓根、上下关节突、棘突和横突结构阴影密度变化，如成骨、溶骨与钙化等征象，病变是单发还是多发，病灶轮廓是否清楚，有无软组织阴影以及椎间隙变化。脊柱肿瘤椎间隙常完好无破坏，良性肿瘤多表现为囊性膨胀性破坏，界限清楚、轮廓规则，无软组织阴影和骨膜反应。恶性肿瘤则表现为骨破坏，密度不均、边缘不清、无明确轮廓，椎旁可有明显软组织阴影，但椎间隙完好无破坏。转移性肿瘤多表现为溶骨性病变（少数如前列腺癌转移表现为成骨性病变），可见椎体的广泛骨质疏松伴单发或多处椎体楔形变。应注意和骨质疏松性椎体骨折相鉴别，骨质疏松性椎体骨折的椎体多呈双凹状畸形，同时椎弓根显示无破坏。

2. CT检查 可避免结构间的重叠，不仅能清晰显示骨结构和早期发现病变，而且能清晰显示肿瘤在骨髓内和骨髓外软组织的侵犯范围，特别是肿瘤与附近神经血管的关系及有无淋巴结的转移，可清楚描绘肿瘤破坏范围、软组织阴影、肿瘤是否挤压脊髓及肿瘤与周围脏器的关系。临床症状结合CT的影像学表现可提示良、恶性肿瘤的诊断。良性肿瘤症状轻、进展慢、病程长，CT表现为骨破坏区规则、局限性膨胀、界限清楚、有硬化边及界限清楚的软组织包块；恶性肿瘤则相反，病程短，骨破坏范围广、多不规则，常有界限不清楚的软组织包块。

3. MRI检查 可较早显示肿瘤破坏的存在、范围，病变的单发或多发，并显示脊髓内的病变和椎管内非骨性占位性病灶，对手术途径及范围的选择亦有较大的帮助。对于良性病变所致椎体骨折，MRI图像上多可见椎体内正常信号区，其中骨质疏松性椎体骨折主要病理改变在骨小梁，骨髓信号多为正常；而转移性肿瘤往往在发生椎体骨折之前其正常骨髓已被肿瘤组织全部浸润，即使残存部分，骨髓的信号分布及强度亦多不规则。

4. 核素扫描 可清楚显示脊柱骨代谢的异常，表现为浓缩的温热结节和疏松不显影的凉冷结节。脊柱肿瘤多数为温热结节，少数为凉冷结节，如脊索瘤。全身骨骼的扫描图可清晰显示单发或多发病变区，不易漏诊，并能早期发现骨转移灶。其对病变的性质常不能确定，同时临床上存在一定的假阳性率。因此，不能单凭此项检查诊断脊柱肿瘤。

5. DSA检查 造影剂的注入对减少肿瘤切除术中的出血及了解肿瘤的血运，鉴别肿瘤的良、恶性及肿瘤与大血管的关系有重要的价值。对于诊断明确的肿瘤，可在DSA检查时注入化疗药物，对血运丰富的肿瘤在术前选择栓塞血管，以减少肿瘤切除术中的出血。对部分肿瘤也可进行栓塞治疗。

6. B超检查 可提示肿瘤的范围、血运情况，也可作为针对转移性肿瘤寻找原发灶的普查工具。

（四）病理学检查

1. 常规组织病理学检查

（1）穿刺活检：其优点在于创伤小、操作较为简单，对于骨肿瘤的穿刺活检以芯针活检作为首选。

（2）术中冰冻检查：可了解病变的性质和组织学类型、排除病理性骨折、了解手术切缘有无肿瘤浸润。

（3）手术切除标本检查：选取软组织送检，一般无需脱钙，含骨组织的成分则需要脱钙。对手术切除标本应进行大小、色泽、质地，肿瘤所在的位置、大小等描述。

2. 特殊染色及免疫组化染色 对于骨的未明确性质的肿瘤（瘤样病变）、软骨性肿瘤和成骨性病变的诊断，特殊染色及免疫组化染色应用价值有限。而对于骨的纤维性肿瘤、纤维组织细胞肿瘤、尤因肉瘤、淋巴造血系统肿瘤以及各类软组织肿瘤的诊断，特殊染色及免疫组化染色有很大的帮助。临床上还可以通过不同免疫组化标志物套餐的选择，辅助判断转移性肿瘤的来源。

3. 基因检测 随着细胞和分子遗传学不断发展，许多相关的癌基因和抑癌基因相继被发现、克隆和定位。源于染色体易位的基因融合、抑癌基因的缺失和癌基因的扩增等提供了新的诊断标志物。许多肿瘤的诊断标志物具有判断预后的作用，甚至一些诊断标志物对于靶向治疗也具有潜在的应用价值。

二、治疗原则

（一）良性肿瘤的治疗原则

1. 暂时观察 对少数无临床症状、不发展、无侵袭性影像学征象、不影响脊柱功能的良性肿瘤，如脊柱骨血管瘤和向椎管外生长的小的单发性骨软骨瘤等，可暂时观察、定期随访，不急于手术，也无特效药可用。

2. 放疗 对有临床症状、在发展、对射线敏感的骨血管瘤等，可行根治性放疗。

3. 微创治疗 对有疼痛症状或有侵袭性影像学征象的骨血管瘤，若椎体后壁完整、无明确神经受压症状或体征，可行经皮椎体成形术。对椎体后壁突入椎管、有脊髓神经压迫症状的骨血管瘤，可选择性动脉栓塞后再手术。

4. 手术治疗　适用于：

（1）肿瘤发展易引起病理性骨折、脊柱不稳定或向椎管内生长，导致脊髓神经受压，如向椎管内生长的骨软骨瘤，宜尽早行肿瘤切除。

（2）对于截瘫和病理性骨折致脊柱不稳定者，应尽早行肿瘤切除、脊髓减压、充分植骨与坚强的内固定，以解除对脊髓的压迫、恢复脊髓功能、重建脊柱的稳定性。

（二）中间性肿瘤的治疗原则

1. 放疗　对动脉瘤样骨囊肿和朗格汉斯细胞组织细胞增生症等，可行根治性放疗。

2. 手术治疗　对脊柱骨巨细胞瘤、骨母细胞瘤、动脉瘤样骨囊肿和朗格汉斯细胞组织细胞增生症等，有病理性骨折、截瘫和脊柱不稳定而疼痛者，应行肿瘤切除、脊髓减压、椎间大块嵌入植骨或同种异体骨钛笼植骨，前路钉板/钉棒或后路椎弓根/侧块螺钉内固定，以恢复神经功能、重建脊柱的稳定性。

3. 双膦酸盐治疗　对脊柱骨巨细胞瘤可用双膦酸盐有效控制骨溶解性骨破坏，提高疗效，减少术后复发。

（三）恶性肿瘤的治疗原则

1. 放、化疗　对放、化疗敏感的肿瘤，如浆细胞骨髓瘤、恶性淋巴瘤、尤因肉瘤等，应以放、化疗为主要治疗手段，效果明显。仅在截瘫或脊柱不稳定时才行手术切除肿瘤、脊髓减压、内固定，以重建脊柱稳定性。手术前后辅助放、化疗。

2. 微创治疗　对浆细胞骨髓瘤等椎体溶骨性病变，有椎体压缩骨折、局部剧烈疼痛、活动受限而椎体后壁皮质完整无损时，行经皮椎体成形术能立即缓解疼痛，增加脊椎的强度和稳定性，提高生活质量，有利于进一步的放、化疗。

3. 手术治疗　适用于：

（1）原发恶性骨肿瘤、对射线和药物均不敏感者，应切除肿瘤，术后免疫治疗。

（2）肿瘤组织或病理性骨折压迫脊髓致截瘫或濒临截瘫者，应切除肿瘤，解除脊髓压迫，改善截瘫，手术前后辅助放、化疗。

（3）肿瘤破坏椎骨致脊柱不稳定者，应在切除肿瘤的同时重建脊柱的稳定性，手术前后辅助放、化疗。

4. 双膦酸盐治疗　对浆细胞骨髓瘤等，可用双膦酸盐有效控制溶骨性骨质破坏，提高疗效。

（四）转移性肿瘤的治疗原则

对转移性肿瘤应积极设法恰当治疗，以争取最后的机会，缓解症状，提高生活质量，延长生存期。

1. 对症支持治疗　转移性肿瘤是各种肿瘤的晚期，多数患者有疼痛、消瘦、贫血、食欲不振，需要镇痛，输血输液，维持水、电解质平衡，补充营养，增强免疫力，改善全身情况和各器官的功能。

2. 积极治疗原发瘤　原发瘤不明者，要在处理转移性肿瘤之前或同时寻找原发瘤，对找到的原发瘤行根治性或姑息性切除，不能手术切除者可行根治性放疗或介入治疗，避免原发瘤继续向全身转移。

3. 综合治疗转移性肿瘤

（1）全身化疗：不管原发瘤是否切除或复发，均可联合运用对原发瘤有效的化疗药物，以消灭亚临床病灶和微小转移灶，降低转移率。

（2）激素治疗：乳腺癌转移者可切除卵巢，前列腺癌转移者可切除睾丸。

（3）放射性核素治疗：脊柱多发性转移性肿瘤，放、化疗无效而疼痛剧烈者可用^{89}Sr（锶）或^{153}Sm（钐）-EDMTP治疗。

（4）局部放疗：原发瘤已根治的单发转移性肿瘤、对射线敏感者可行根治性放疗；晚期无法手术与化疗者，可行姑息性放疗。

（5）微创技术：椎体溶骨性转移性肿瘤、椎体变形引起严重疼痛，但椎体后缘完整、无神经根受压的症状和体征者，是经皮椎体成形术较好的适应证。

（6）手术治疗：适用于原发瘤不明的单发转移性肿瘤患者；对放、化疗不敏感的单发转移性肿瘤患者；转移性肿瘤致截瘫或濒临截瘫者；转移性肿瘤致病理性骨折、脊柱不稳定者；非手术治疗无效，存在难以忍受的疼痛者；需要明确病理学诊断以便进一步治疗者。手术必须具备的条件是全身情况和各器官功能能耐受手术，且预期寿命大于 6 个月。

（7）双膦酸盐治疗：乳腺癌、前列腺癌和肺癌等转移者，均可用唑来膦酸等治疗。

三、手术治疗的适应证和目的

（一）手术治疗适应证

经后路全脊椎整块切除、椎管减压、椎弓根螺钉内固定，经前路椎体整块切除，钛笼植骨或人工椎体置换适用于侵犯一个或几个脊椎的椎弓和椎体的原发恶性肿瘤和中间性肿瘤（侵袭性生长的良性肿瘤），Tomita 分型的 2～6 型，WBB 分期的 4～9 区伴 1～3 和（或）10～12 区受累者。少数脊椎的椎弓和椎体均受累的单发转移性肿瘤，原发灶已得到有效控制（已根治切除或可根治切除），重要器官无转移，肿瘤未侵犯硬膜囊或大动、静脉，身体条件能承受大手术，预期寿命大于 6 个月，有脊髓压迫或脊柱不稳定引起非手术治疗难以控制局部疼痛者，也是全脊椎整块切除的适应证。

（二）手术治疗目的

彻底切除肿瘤、保持脊柱稳定性、保护神经功能、减轻疼痛，从而提高生活质量，最终延长生存期。

第二节 颈椎肿瘤切除、同种异体骨钛笼植骨与内固定术

一、上颈椎肿瘤切除、同种异体骨钛笼植骨与内固定术

手术方法：麻醉满意后患者仰卧位，颈椎尽可能向后仰。常规消毒、铺巾，行颌下入路右侧切口。依次切开皮肤、皮下组织，切开并分离肌肉、筋膜，结扎部分小血管，分离至颈动脉鞘，显露椎体前缘。放置定位针，C 臂透视定位准确。切除部分椎体及尽可能完全切除肿瘤，磨钻磨平椎体边缘，生理盐水冲洗，将同种异体骨钛笼置于 $C_{1～3}$。选择长度适合的钛笼、钛板，置于 $C_{1～3}$ 前，置入椎弓根螺钉固定，C 臂透视确认位置良好。留置引流管，关闭切口，将患者翻身取俯卧位，头颈置于颅牵引手术床上，在 C 臂透视下定位，确定病变部位，C 臂透视确认 C_2，并做体表标记。常规消毒、铺巾，行颈椎后正中切口，依次切开皮肤、皮下组织，沿棘突、椎板剥离，显露 $C_{1～4}$。以自动撑开拉钩充分显露术野，选择恰当的进钉点，在 C 臂透视辅助下依次开口、置入探路器，探路器确认四壁均为骨性结构，丝攻扩大进针路径，再次探路器确认四壁均为骨性结构，$C_{1,3,4}$ 置入椎弓根螺钉，C 臂透视位置良好，测量并截取适合长度连接棒，依据颈椎弧度预弯，分别连接于两侧，依次旋紧各螺钉螺帽。创面彻底止血，大量生理盐水反复冲洗切口。再次检查并确认各螺钉螺帽固定牢固，颈椎稳定。用磨钻于 $C_{2～4}$ 双侧椎板开槽，以神经剥离器小心分离硬膜与周围组织，将 $C_{2～4}$ 椎板翻开，并制成骨粒备用。于双侧侧块旁植入自体骨及同种异体骨。检查无活动出血，可吸收止血纱布（速绫）及明胶海绵覆盖硬脊膜后方，止血且保护硬脊膜，冲洗切口，留置引流管，依次缝合筋膜、皮下及皮肤。

典型病例如图 11-2-1 所示。

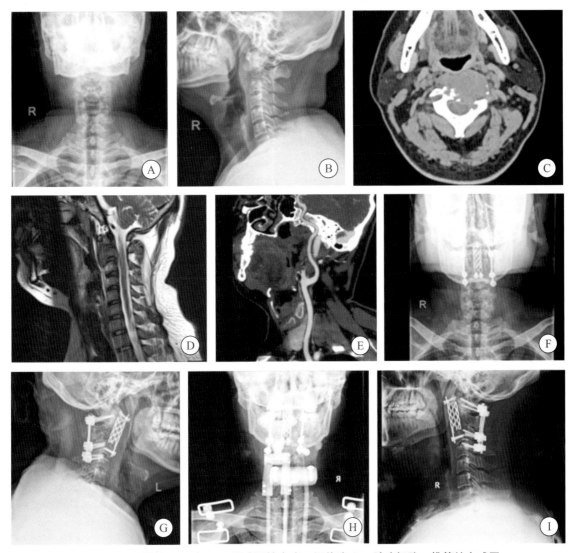

图 11-2-1　男性，27 岁，C$_2$ 间叶源性肉瘤，经前路 C$_{2\sim3}$ 肿瘤切除、椎管扩大减压、
同种异体骨钛笼植骨与钉棒系统内固定术

　　A、B. 术前 X 线正、侧位片；C. 术前 CT 显示肿瘤累及 C$_2$ 椎体左前方，骨质破坏；D. 术前 MRI 显示 C$_2$ 肿瘤病变，压迫脊髓；E. 术前 CT 血管造影（CTA）显示肿瘤附近血供丰富，椎动脉完整；F、G. 术后 X 线正、侧位片显示内固定无松动；H、I. 术后 3 个月 X 线正、侧位片

二、下颈椎肿瘤切除、同种异体骨钛笼植骨与内固定术

　　手术方法：采取气管内插管全身麻醉，患者俯卧位于石膏床或颅骨牵引架上，颈后做正中切口显露病椎及其相邻上下各 2 个椎骨的椎板及侧块。切除受累节段全椎板及侧块，使脊髓彻底减压。用开路器在已确定的椎弓根进钉点上开孔。逐一旋入合适长度的钉棒系统重建脊柱矢状位生理曲度及保持稳定。大量生理盐水冲洗，留置引流管，关闭切口。然后患者取仰卧位，行前路手术，于一侧胸锁乳突肌内缘做斜行切口，显露病变节段及其上下椎体，前方 C 臂透视定位，逐块咬除受累椎体的邻近上下椎间盘，然后再咬除椎体，尽量保留全脊椎的整块切除。注意彻底减压，取同种异体骨植入钛笼之中，随后植入前路椎体间。选择合适长度前路钢板内固定恢复椎间隙的高度，再次 C 臂透视确定位置满意后，留置引流管，关闭切口。

　　典型病例如图 11-2-2 所示。

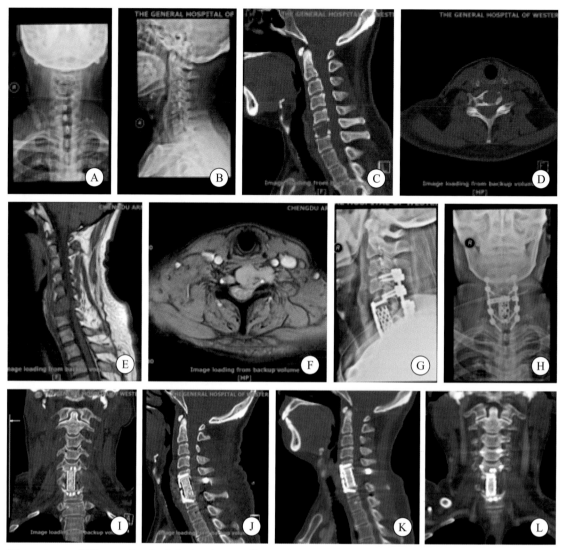

图 11-2-2 男性，47 岁，肝癌术后 6 个月 C₆ 转移性肿瘤，C₆ 肿瘤切除、同种异体骨钛笼植骨与内固定术

A、B. 术前 X 线正、侧位片；C、D. 术前 CT 显示肿瘤累及 C₆ 及附件；E、F. 术前 MRI 显示 C₆ 肿瘤病变，压迫脊髓；G、H. 术后 X 线正、侧位片；I、J. 术后 CT 显示钛笼及内固定位置良好；K、L. 术后 19 个月 CT 显示内固定无松动、植骨愈合、肿瘤无复发

第三节 胸椎肿瘤切除、同种异体骨钛笼或人工椎体植骨与内固定术

手术方法：全身麻醉，患者俯卧位，经后路以病椎棘突为中心做一后正中切口，显露上下 2 或 3 个椎节关节突和椎板，在胸椎切除肋横突关节外侧长 3～4cm 的相应肋骨并将壁层胸膜钝性分开。术中 C 臂透视引导下，分别于受累脊椎上下各 2～3 个椎节的椎弓根安置 8 或 12 枚椎弓根螺钉，弧形骨刀切断病椎双侧椎弓根，整块切除椎体后方结构。于胸膜（或髂腰肌）与椎体之间的间隙，从双侧钝性分离椎体的侧方及前方，

对肋间动脉及其分支进行结扎或双极电凝电灼。在胸椎可切断一侧的神经根，并从该侧取出病椎。其间纱布垫置椎体两侧及前方，将椎体与周边的重要组织隔开（既能填塞压迫止血，又能防止损伤大血管，还可以减少术中肿瘤细胞播散和污染）。病椎与周围组织完全分离后，于一侧首先单边上棒临时固定支撑维持脊柱稳定性，用线锯切断椎间盘的前方约 3/4，剩余约 1/4 部分椎间盘及后纵韧带用弧形骨刀小心离断，其间使用脊髓保护器防止线锯滑脱。将前方病椎整块从侧方取出，处理上下终板，植入合适长度钛笼或人工椎体（内植有同种异体骨），后路钉棒系统内固定。

典型病例如图 11-3-1～图 11-3-4 所示。

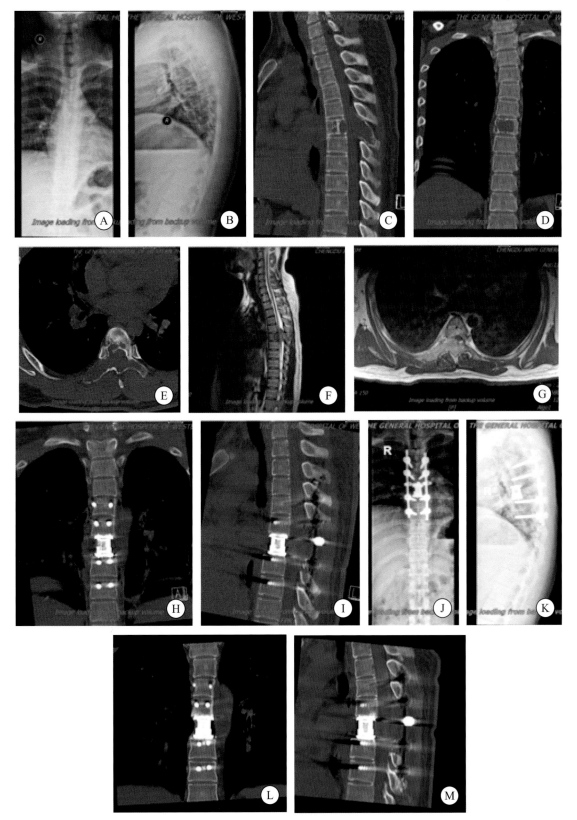

图 11-3-1　男性，24 岁，T_8 骨巨细胞瘤，T_8 全脊椎切除、同种异体骨人工椎体植骨与内固定术

A、B. 术前 X 线正、侧位片；C～E. 术前 CT 显示肿瘤累及 T_8 及附件；F、G. 术前 MRI 显示肿瘤累及 T_8 及附件，脊髓受压；H、I. 术后 CT 显示同种异体骨人工椎体及内固定位置良好；J、K. 术后 14 个月 X 线正、侧位片；L、M. 术后 14 个月 CT 显示植骨愈合、内固定无松动

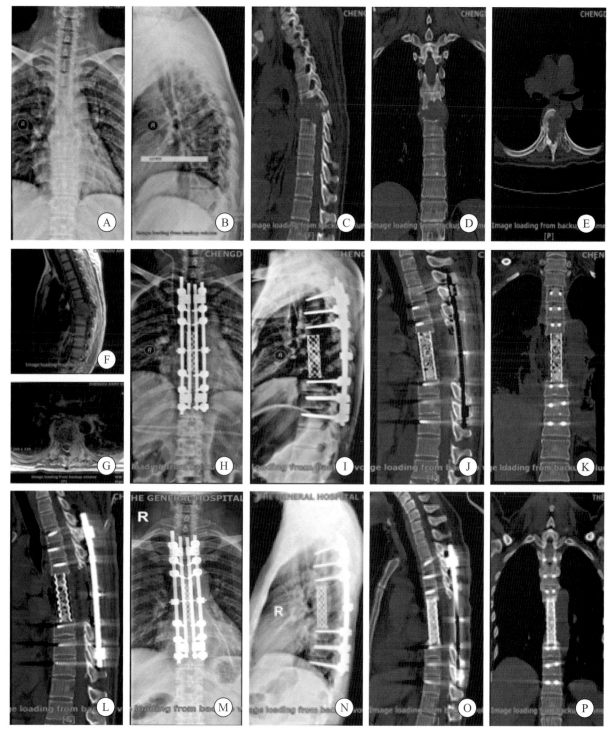

图 11-3-2　女性，39 岁，T$_8$ 骨巨细胞瘤，T$_{6\sim8}$ 全脊椎切除、同种异体骨钛笼植骨与内固定术

A、B. 术前 X 线正、侧位片；C~E. 术前 CT 显示肿瘤累及 T$_{6\sim8}$、附件及肋骨，胸椎后凸畸形；F、G. 术前 MRI 显示脊髓、神经根受压；H、I. 术后 X 线正、侧位片；J~L. 术后 CT 显示同种异体骨钛笼与内固定位置良好，后凸畸形纠正；M、N. 术后 3 年 X 线正、侧位片；O、P. 术后 3 年 CT 显示植骨愈合、内固定无松动、肿瘤局部无复发

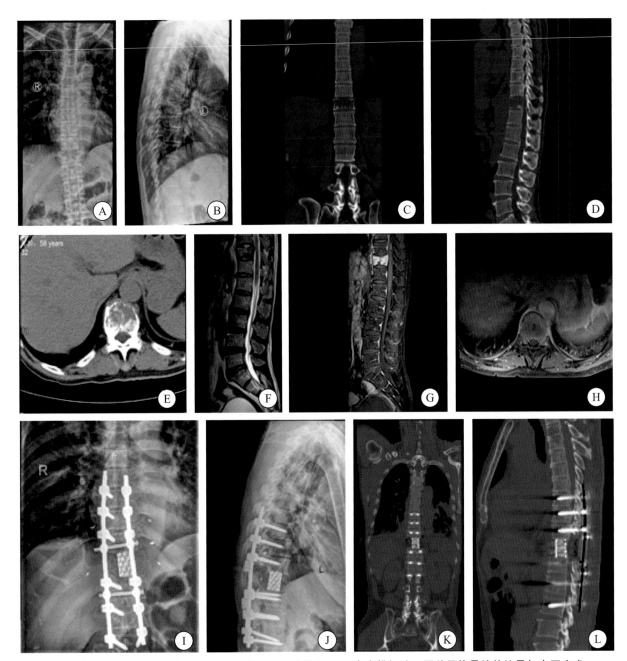

图 11-3-3　男性，58 岁，T₁₁肺癌转移伴病理性骨折，T₁₁全脊椎切除、同种异体骨钛笼植骨与内固定术

A、B. 术前 X 线正、侧位片；C～E. 术前 CT；F～H. 术前 MRI：肿瘤累及 T₁₁，脊髓受压；I、J. 术后 X 线正、侧位片：同种异体骨钛笼及内固定位置良好；K、L. 术后 3 个月 CT：内固定无松动及断裂，同种异体骨钛笼无松动、无明显沉降

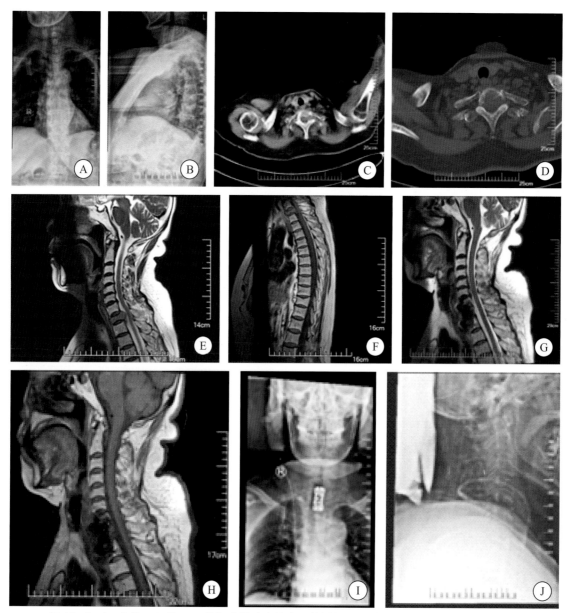

图 11-3-4　女性，66 岁，T$_1$ 浆细胞骨髓瘤伴病理性骨折，经前路 T$_1$ 肿瘤切除、椎管减压、同种异体骨钛笼植骨与内固定术

A、B. 术前 X 线正、侧位片；C、D. 术前 CT；E、F. 术前 MRI：肿瘤累及 T$_1$，脊髓受压；G、H. 术后 MRI：脊髓减压彻底；I、J. 术后 X 线正、侧位片：同种异体骨钛笼及内固定位置良好

第四节　胸腰段肿瘤切除、同种异体骨钛笼植骨与内固定术

手术方法：全身麻醉，患者俯卧位，经后路以病椎棘突为中心做一后正中切口，在病椎上下各 3 个椎体置入椎弓根螺钉内固定，而后弧形骨刀切断病椎双侧椎弓根，并立即用骨蜡封闭被切断的椎弓根，整块切除椎体后方结构。于胸膜（或髂腰肌）与椎体之间的间隙，从双侧钝性分离椎体的侧方及前方，对肋间动脉及其分支进行结扎或双极电凝电灼，并从该侧取出病椎。其间纱布垫置椎体两侧及前方，将椎体与周边的重要组织隔开（既能填塞压迫止血，又能防止损伤大血管，还可以减少术中肿瘤细胞的播散和污染），保护好前方的大血管等重要结构和后方的脊髓。用线锯和骨刀自上下椎间盘切断病椎与脊柱的联系。在完全切断之前，进行单侧钉棒系统固定以防止脊柱不稳。将病椎沿脊柱纵轴旋转并自前向

后取出。同种异体骨钛笼植骨后进行前方椎体重建，然后完成后路内固定并适当加压，保持脊髓处于松弛状态。

典型病例如图 11-4-1 所示。

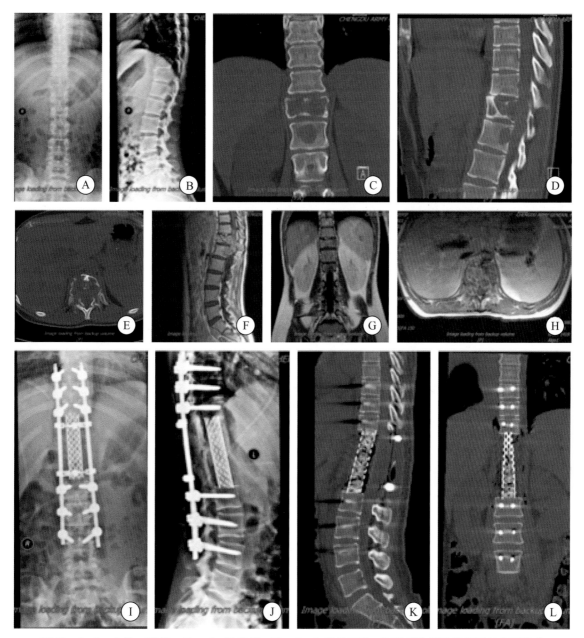

图 11-4-1　女性，25 岁，$T_{11} \sim L_1$ 骨肉瘤，$T_{11} \sim L_1$ 全脊椎切除、同种异体骨钛笼植骨与内固定术

A、B. 术前 X 线正、侧位片；C~E. 术前 CT；F~H. 术前 MRI：肿瘤累及 $T_{11} \sim L_1$ 及附件，脊髓受压；I、J. 术后 5 个月 X 线正、侧位片；K、L. 术后 5 个月 CT：同种异体骨钛笼植骨愈合、无明显沉降及松动，内固定无松动及断裂

第五节　腰椎肿瘤切除、同种异体骨钛笼植骨与内固定术

于髂腰肌与椎体之间的间隙，从双侧钝性分离椎体的侧方及前方，将肋间动脉及其分支进行结扎或双极电凝电灼，并从该侧取出病椎。其余手术方法参见"胸腰段肿瘤切除、同种异体骨钛笼植骨与内固定术"。

典型病例如图 11-5-1、图 11-5-2 所示。

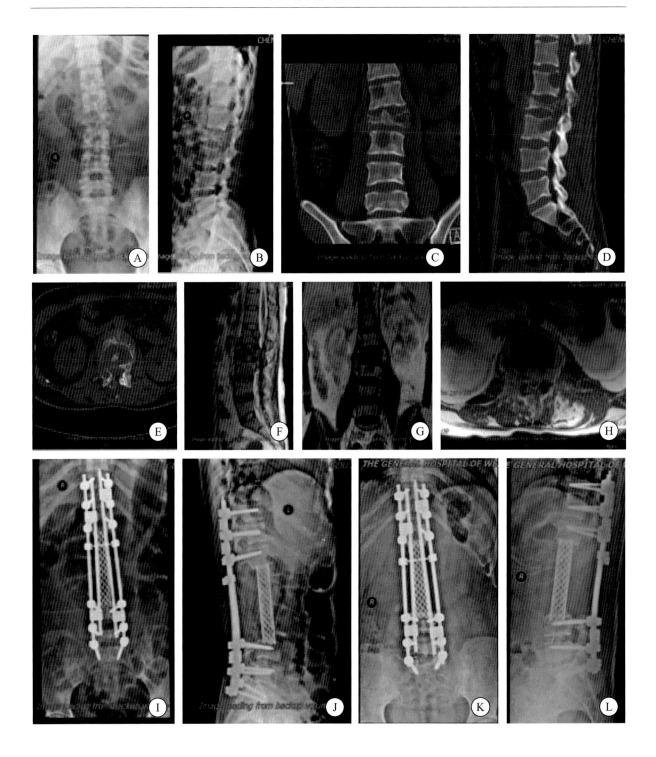

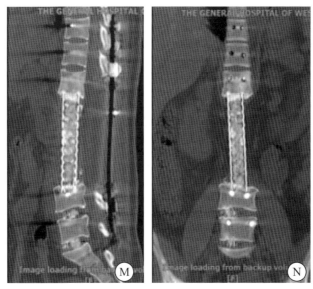

图 11－5－1　女性，36 岁，肺癌靶向治疗后 10 余月 $L_{1\sim3}$ 转移，$L_{1\sim3}$ 全脊椎切除、
同种异体骨钛笼植骨与内固定术

A、B. 术前 X 线正、侧位片；C～E. 术前 CT；F～H. 术前 MRI：肿瘤累及 $L_{1\sim3}$ 及附件，L_2 病理性骨折压缩严重，硬膜囊受压；I、J. 术后 1 天 X 线正、侧位片：同种异体骨钛笼及内固定位置良好；K、L. 术后 19 个月 X 线正、侧位片；M、N. 术后 19 个月 CT：内固定无松动，椎间植骨愈合，肿瘤局部无复发

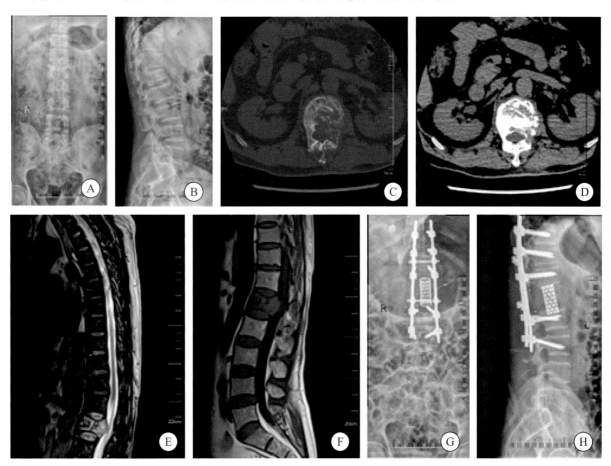

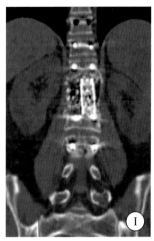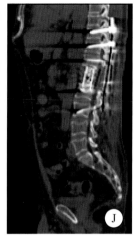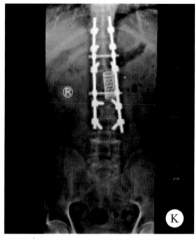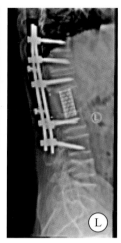

图 11-5-2　男性，59 岁，L₁浆细胞骨髓瘤伴病理性骨折，L₁全脊椎切除、同种异体骨钛笼植骨与内固定术

A、B. 术前 X 线正、侧位片；C、D. 术前 CT；E、F. 术前 MRI：肿瘤累及 L₁及附件，L₁病理性骨折，硬膜囊受压；G、H. 术后 1 天 X 线正、侧位片；I、J. 术后 CT：同种异体骨钛笼及内固定位置良好；K、L. 术后 3 个月 CT：内固定无松动及断裂，同种异体骨钛笼固定在位，植骨愈合

（郑伟　胡骅　刘希麟　李亭　张伟　俞阳　邱钰钦　常瑞　胡豇）

参考文献

［1］胡豇，刘仲前，万伦，等. 全脊椎切除不同术式治疗腰椎转移瘤的比较研究［J］. 中国骨伤，2014，27（9）：745-751.

［2］陈铿，黄霖，蔡兆鹏，等. 后路一期全脊椎切除术治疗复发性脊柱肿瘤［J］. 中华外科杂志，2015，53（2）：121-125.

［3］杨强，李建民，杨志平，等. 脊柱骨巨细胞瘤全脊椎切除术后复发的治疗［J］. 中华骨科杂志，2018，38（10）：595-600.

［4］Chang SY, Kim H, Park SJ, et al. Clinical significance of resection type and margin following surgical treatment for primary sarcoma of the spine：a multi-center retrospective study［J］. J Korean Soc Spine Sur，2019，26（4）：117-125.

［5］Howell EP, Williamson T, Karikari I, et al. Total en bloc resection of primary and metastatic spine tumors［J］. Ann Transl Med，2019，7（10）：226.

［6］曹云，卿培东，邓海涛，等. 3D 打印技术在多节段脊柱肿瘤手术中的应用［J］. 中国骨与关节损伤杂志，2020，35（11）：1161-1163.

［7］张宇，艾福志，付索超，等. 颈后路联合经口前路手术治疗颅脊交界区原发性恶性骨肿瘤［J］. 中国修复重建外科杂志，2020，34（9）：1149-1157.

［8］Luzzati A, Scotto G, Cannavò L, et al. En bloc resection in patients younger than 16 years affected by primary spine tumors：indications, results and complications in a series of 22 patients［J］. Eur Spine J，2020，29（12）：3135-3147.

［9］吴军，韦兹宇，田峰，等. 脊柱肿瘤全椎段切除两种钉棒固定方式比较［J］. 中国矫形外科杂志，2021，29（21）：1927-1933.

［10］王秀霞，姬彦辉，冷子宽，等. 新型 3D 打印个体化人工椎体用于脊椎肿瘤切除重建的研究［J］. 中华实验外科杂志，2021，38（6）：1155-1158.

［11］Zheng JP, Wu LY, Shi JD, et al. Hybrid therapy versus total en bloc spondyectomy in the treatment of solitary radioresistant spinal metastases：a single-center, retrospective study［J］. Clin Spine Surg，2022，35（5）：E457-E465.

［12］初同伟，张莹，刘玉刚，等. 经后路全脊椎整块切除术在胸腰椎肿瘤中的应用［J］. 第三军医大学学报，2012，34（5）：442-444.

第十二章 脊柱结核手术治疗中同种异体骨的应用

第一节 脊柱结核的诊断与治疗

一、诊断依据

（一）临床表现

1. 全身症状 起病缓慢，早期可无明显症状，或出现全身无力、午后低热盗汗、消瘦、食欲缺乏、性情急躁、精神不振、贫血、慢性病容、体重减轻、持续疲倦或不适感等。

2. 局部症状和体征

（1）脊柱病变节段局部疼痛。

（2）局部僵硬与姿势异常。

（3）活动受限。

（4）脊柱后凸畸形。

（5）形成冷脓肿、窦道或流注脓肿。

（6）脓肿进入椎管导致脊髓神经功能障碍，查体时可表现为感觉减退、肌力下降，甚至出现截瘫。

（二）实验室检查

1. 血常规检查 白细胞计数一般正常，有混合性感染时白细胞计数增高。

2. 红细胞沉降率和 C 反应蛋白检测 肺结核有效的辅助诊断手段，同时联合检测可提高肺结核的诊断率。病变趋向静止或治愈，则红细胞沉降率逐渐减慢至正常，红细胞沉降率是用来检测病变是否静止和有无复发的重要指标。

3. 结核菌素（纯蛋白衍化物）（Purified protein derivative，PPD）试验 PPD 试验阳性反应是一种结核特异性变态反应，它对结核分枝杆菌感染有肯定的诊断价值，PPD 试验主要用于少年和儿童结核分枝杆菌感染诊断，对成人结核分枝杆菌感染只有参考价值，它的阳性反应仅表示有结核分枝杆菌感染，并不一定患病。若试验呈强阳性反应，常提示人体内有活动性结核。该试验对婴幼儿的诊断价值比成年人大，因为年龄越小，结核分枝杆菌自然感染率越低，而年龄越大，结核分枝杆菌自然感染率越高，PPD 试验阳性反应者也越多，因而诊断意义也就越小。

4. 病原学检测 取痰液、脓液进行抗酸涂片找到结核分枝杆菌，抗酸培养可培养出结核分枝杆菌。单纯性冷脓肿中脓液的结核分枝杆菌培养阳性率约 7%，混合性感染窦道中脓液的结核分枝杆菌培养阳性率极低。

5. γ 干扰素释放实验 结核感染 T 细胞检测（T−SPOT. TB assay）对于脊柱结核的诊断具有较高的灵敏度和特异度。

6. 实时荧光定量 PCR（qPCR） 具有较高的灵敏度和极高的特异度，对脊柱结核的诊断具有重要价值。

（三）影像学检查

1. DR 检查 可鉴别中心性破坏或周围型破坏。周围型早期表现为骨质疏松，随着椎间盘周围病变的发展，出现骨破坏、椎间隙变窄。中心性表现与肿瘤类似，呈中央破坏，甚至椎体塌陷。冷脓肿在颈椎侧位片上表现为椎前软组织影增宽，气管前移。胸椎正位片上可见椎旁增宽软组织影，可为球状、梭状或筒状，一般并不对称。在腰椎正位片上，腰大肌脓肿表现为一侧腰大肌阴影模糊，或腰大肌阴影增宽，饱满或局限性隆起。慢性病例可见大量钙化阴影。超声检查可以探查深部冷脓肿的位置和大小。

2. CT 检查　具有较高的组织分辨率，可清楚显示病灶的界限及破坏程度、空洞的大小、有无死骨及腰大肌脓肿，对腰大肌脓肿有独特的价值。

3. MRI 检查　可清楚显示骨和软组织病变、脊神经有无受压和变性。由于椎间盘对结核反应表现较椎体迟缓，MRI 上可显示正常的信号。增强的 MRI 显示的变化可以区别脓肿与肉芽肿，如果仅在周围有增强影的团块，通常提示脓肿，而整个团块均匀增强则是肉芽肿的表现。

（四）病理学检查

1. 形态学表现　渗出性病变、坏死性病变和增生性病变共存于病灶中，常以一种病变为主。形态学上比较特异的结构是结核结节，结节中心为干酪样坏死，坏死周边围绕上皮细胞、淋巴细胞，以及散在的朗汉斯巨细胞和少量反应性增生的成纤维细胞。

2. 抗酸杆菌染色　在病变或坏死组织中找到抗酸杆菌具有重要诊断价值。

3. 基因检测　PCR 是应用广泛的分子病理检测技术，对结核分枝杆菌的检测具有较高的灵敏度和特异度。

二、治疗方法

（一）全身治疗

休息与营养，纠正贫血与低蛋白血症，有效抗结核药物治疗。

（二）局部治疗

局部制动，窦道处理，脓肿穿刺引流。

（三）手术治疗

（1）经前路病灶清除术。

（2）经前路病灶清除、减压、植骨与内固定术。

（3）经后路病灶清除、减压、植骨与内固定术。

（4）经前后联合入路病灶清除、减压、植骨与内固定术。

三、手术治疗的适应证和目的

（一）手术治疗的适应证

（1）有较大的、不容易吸收的结核性脓肿。

（2）有明显的死骨或骨空洞。

（3）有经久不愈的窦道。

（4）有脊髓神经受损。

（5）脊柱的稳定性遭受破坏。

（6）脊柱有严重或进行性加重的后凸畸形。

（二）手术治疗的目的

（1）病灶清除、植骨融合与内固定以重建脊柱的稳定性。

（2）解除病变对脊髓与脊神经的压迫。

（3）矫正畸形，防止畸形加重。

第二节　颈椎结核病灶清除、同种异体骨钛笼植骨与内固定术

全身麻醉，患者仰卧位。肩背部垫软枕、枕部软垫圈，颈椎略后仰呈自然伸展位。常规消毒、铺巾，行颈椎前路右侧横行切口。依次切开皮肤、皮下组织，纵行切开并潜行分离颈阔肌。钝性分离胸锁乳突肌与颈内脏鞘之间的筋膜，显露肩胛舌骨肌，分离颈动脉鞘与颈内脏鞘间隙，显露椎体前缘。放置定位针，C 臂透视定位准确。分离颈椎前双侧颈长肌，放置颈椎撑开器，切除病变椎间盘及部分病椎，彻底清除病灶和脓肿。测量病椎间高度，钛笼内植入同种异体碎松质骨，选择长度适合的颈椎前路钛板，置于病椎前，螺钉固定并锁定。C 臂透视确认内固定位置良好，椎间高度及颈椎曲度恢复。

典型病例如图 12-2-1、图 12-2-2 所示。

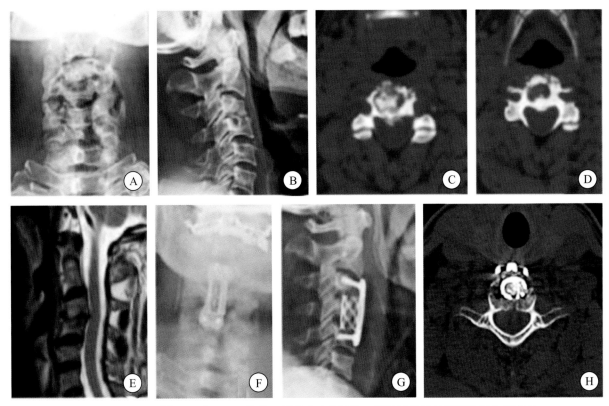

图 12-2-1 男性,62 岁,C₃₋₄结核,经前路病灶清除、同种异体骨钛笼植骨与内固定术

A、B. 术前 DR 正、侧位片;C、D. 术前 CT 显示病椎破坏空洞;E. 术前 MRI 显示椎管占位;F、G. 术后 DR 正、侧位片显示内固定位置良好;H. 术后 1 年随访 CT 显示骨融合良好

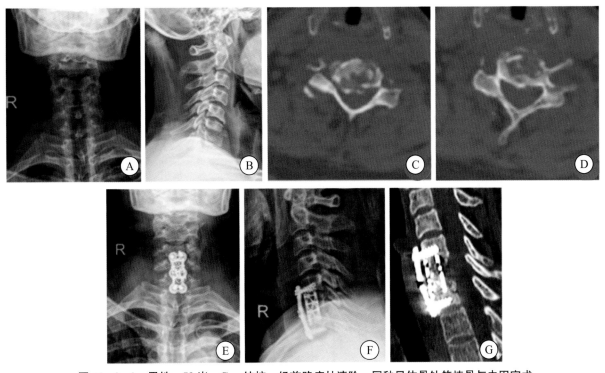

图 12-2-2 男性,53 岁,C₅₋₆结核,经前路病灶清除、同种异体骨钛笼植骨与内固定术

A、B. 术前 DR 正、侧位片;C、D. 术前 CT;E、F. 术后 DR 正、侧位片;G. 术后 1.5 年随访 CT 显示骨融合良好

第三节　颈胸段脊柱结核病灶清除、同种异体骨钛笼植骨与内固定术

患者俯卧位，定位 $T_{2\sim3}$，以 $T_{1\sim4}$ 棘突为中心做胸段后正中切口，显露 $T_{1\sim4}$ 棘突、双侧椎板、关节突及横突，分别于 $T_{1,3,4}$ 双侧椎弓根置入一枚椎弓根螺钉。咬除部分 T_2 左侧横突及肋横关节，椎管扩大减压，清除 $T_{2\sim3}$ 病灶，切除 $T_{1\sim2}$、$T_{2\sim3}$ 椎间盘，经后外侧入路彻底清除病灶，测量 T_1 下缘至 T_3 上缘长度，修剪截取合适大小钛笼，钛笼内填塞同种异体碎松质骨，将钛笼从后外方置入 $T_{1\sim3}$，使其位置尽量靠近椎体中前 2/3。C 臂透视确认钛笼位置良好。

典型病例如图 12-3-1 所示。

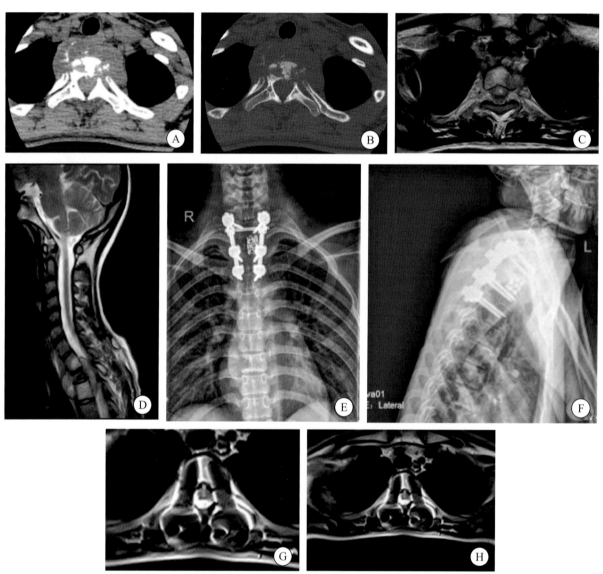

图 12-3-1　女性，19 岁，胸椎（$T_{1\sim3}$）结核伴脓肿形成，颈胸段脊柱结核病灶清除、同种异体骨钛笼植骨与内固定术

A、B. 术前病椎 CT；C、D. 术前 MRI；E、F. 术后颈胸段 DR 正、侧位片；G、H. 术后 1.2 年随访 CT 显示骨融合良好

第四节 胸椎结核病灶清除、同种异体骨钛笼植骨与内固定术

一、经前路左侧开胸、T$_{9\sim10}$病灶清除、同种异体骨钛笼植骨与内固定术

患者平卧位，经胸膜外入路，显露 T$_{8\sim11}$，清除 T$_{9\sim10}$病灶及周围脓性组织，刮匙刮除软骨终板，T$_{8\sim11}$置入椎体螺钉，C 臂透视确认内固定位置良好。生理盐水冲洗 T$_{9\sim10}$病灶清除处，测量T$_8$椎下缘至 T$_{11}$椎上缘长度，修剪截取合适大小钛笼，钛笼内填充同种异体碎松质骨后将钛笼置入 T$_{9\sim10}$，C 臂透视确认钛笼位置良好，放置椎体螺钉连接棒及横联（钉棒系统）。

典型病例如图 12-4-1 所示。

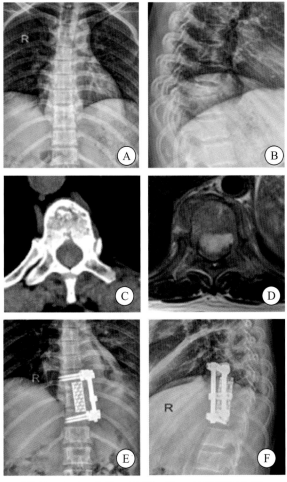

图 12-4-1 女性，34 岁，T$_{9\sim10}$结核伴不全瘫，经前路 T$_{9\sim10}$病灶清除、同种异体骨钛笼植骨与内固定术

A、B. 术前 DR 正、侧位片；C、D. 术前 CT 显示椎体破坏；E、F. 术后 DR 正、侧位片

二、经后路 T$_{4\sim7}$病灶清除、同种异体骨钛笼植骨与内固定术

患者俯卧位，经胸膜外入路，取胸椎后正中切口，逐层切开皮肤、皮下组织及筋膜。分别于T$_{2,3,8,9}$置入椎弓根螺钉 8 枚。彻底清除病灶，钛笼内填充同种异体碎松质骨后置入 T$_{4\sim7}$，C 臂透视确认钛笼位置良好，放置钉棒系统。

典型病例如图 12-4-2、图 12-4-3 所示。

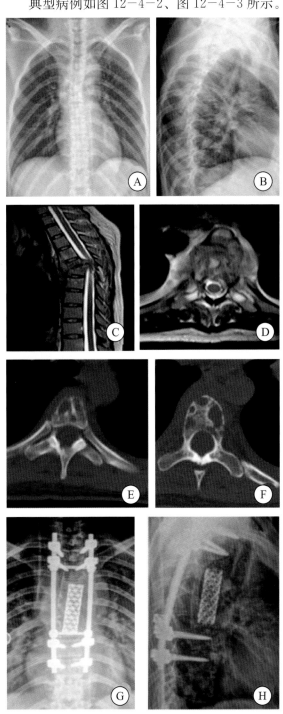

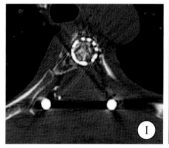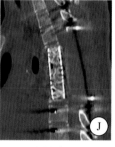

图 12-4-2 女性，30 岁，T_{4~7} 病灶清除、
同种异体骨钛笼植骨与 T_{2~9} 钉棒系统内固定术

A、B. 术前 DR 正、侧位片；C、D. 术前 CT；
E、F. 术后 DR 正、侧位片；G、H. 术后 1.5 年随访
DR 正、侧位片显示内固定位置良好；I、J. 术后 2 年随
访 CT 显示同种异体骨与椎体融合良好

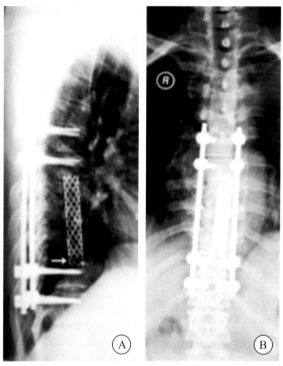

图 12-4-3 男性，51 岁，T_{6~10} 结核，经前路病灶清除、
同种异体骨钛笼植骨与后路内固定术

A. 胸腰段 X 线侧位片显示内固定位置良好；B.
术后 4.5 年胸腰段 X 线正位片显示同种异体骨与病椎
（T_{8~10}）融合

图片引用于文献：王彦军、李立东、刘弘扬，等.
同种异体骨钛笼治疗脊柱结核 3 年随访研究 [J]. 中国
矫形外科杂志，2021，29（6）：512-515.

第五节 胸腰段结核病灶清除、同种异体骨钛笼植骨与内固定术

一、经前路 T₁₂~L₁ 病灶清除、同种异体骨钛笼植骨与内固定术

患者右侧卧位，胸膜外行胸腰椎前路左侧斜行切口，依次切开皮肤、皮下组织及腹部肌群，显露 T₁₂~L₁ 椎间隙，结扎 T₁₂ 左侧节段血管，切除 T₁₂~L₁ 椎间盘组织，清除 T₁₂ 病灶及椎管内病灶，刮匙刮除软骨终板，探查确认神经减压彻底。生理盐水冲洗切口，T₁₁~L₁ 置入椎体螺钉，T₁₁~L₁ 置入装有同种异体碎松质骨的钛笼支撑，放置椎体螺钉连接棒，C 臂透视确认钛笼位置良好。

典型病例如图 12-5-1 所示。

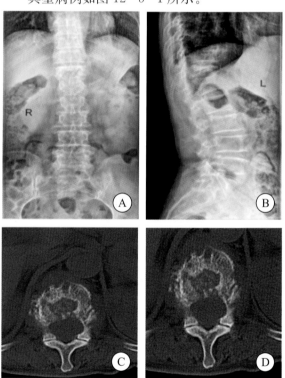

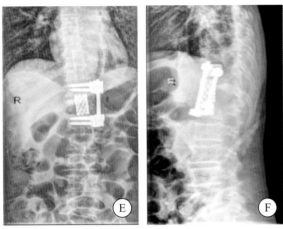

图 12-5-1 女性，49 岁，经前路 T₁₂~L₁ 病灶清除、椎管减压、神经根探查、同种异体骨钛笼植骨与钉棒系统内固定术

A、B. 术前 DR 正、侧位片；C、D. 术前 CT 显示椎体骨质破坏；E、F. 术后复查 DR 正、侧位片显示内固定位置良好

二、经后路病灶清除、同种异体骨钛笼植骨与内固定术

典型病例如图 12-5-2、图 12-5-3 所示。

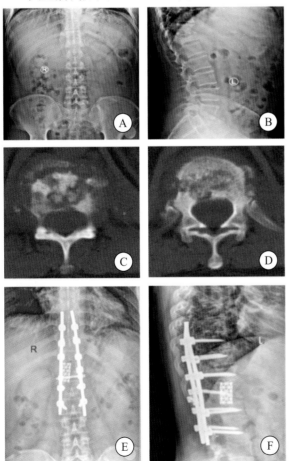

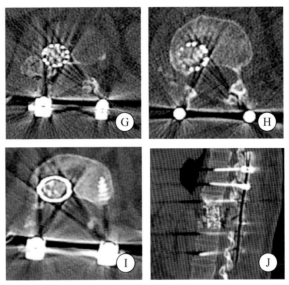

图 12-5-2 男性，56 岁，T₁₀~₁₂椎管扩大减压、脊柱后凸畸形矫形、T₁₁~₁₂及椎间隙结核病灶清除、T₁₂椎体次全切除、T₁₂~L₁椎间盘切除、椎间孔成形减压、神经根粘连松解、自体骨及同种异体骨钛笼植骨、T₉~L₂钉棒系统内固定术

A、B. 术前 DR 正、侧位片；C、D. 术前 CT 显示椎体骨质破坏；E、F. 术后 DR 正、侧位片；G、H. 术后 CT；I、J. 术后 1.5 年随访 CT 显示骨融合良好

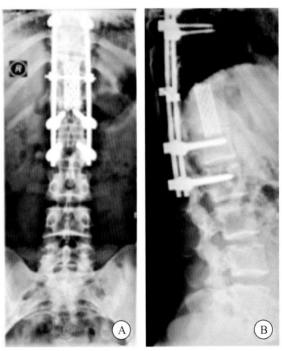

图 12-5-3 女性，29 岁，T₁₁~₁₂结核，经后路病灶清除、同种异体骨钛笼植骨与后路固定术

A、B. 术后 3.5 年腰椎正、侧位 X 线片提示 T₁₁~₁₂以及 L₁ 融合良好，同种异体骨与病椎完全骨性融合

图片引用于文献：王彦军，李立东，刘弘扬，等. 同种异体骨钛笼治疗脊柱结核 3 年随访研究 [J]. 中国矫形外科杂志，2021，29（6）：512-515.

第六节　腰椎结核病灶清除、同种异体骨植骨与内固定术

一、经前路病灶清除、椎体间同种异体骨钛笼植骨与内固定术

患者右侧卧位，行腰椎前路左侧斜行切口，腹膜外入路，经腹膜外间隙显露 $L_{1\sim3}$，C 臂透视确认定位准确。切除 $L_{1\sim2}$ 椎间盘组织，清除 L_2 病灶，刮匙刮除软骨终板。生理盐水冲洗切口，$L_{1\sim3}$ 置入侧方螺钉，$L_{1\sim2}$ 置入装有同种异体碎松质骨的钛笼支撑，放置椎体螺钉连接棒，C 臂透视确认内固定位置良好。

典型病例如图 12-6-1 所示。

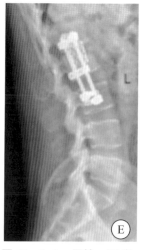
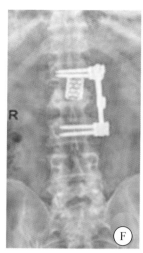

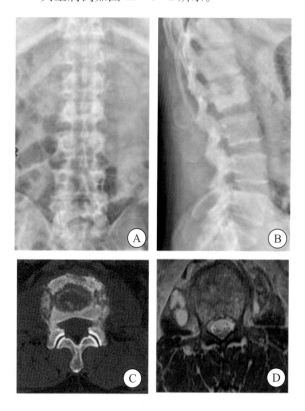

图 12-6-1　男性，38 岁，L_2 结核，经前路病灶清除、同种异体骨钛笼植骨与钉棒系统内固定术

A、B. 术前 DR 正、侧位片；C、D. 术前 CT；E、F. 术后 DR 正、侧位片显示内固定位置良好

二、经前路病灶清除、椎体间自体髂骨嵌入植骨、同种异体骨填塞与后路经皮椎弓根螺钉内固定术

患者右侧卧位，在左侧第 12 肋骨下两横指，做长约 10cm 的斜行切口，逐层切开皮肤、皮下组织、深筋膜。切开部分腹外、腹内斜肌及腹横肌，钝性分离暴露 $L_{3\sim4}$ 及椎间盘，结扎左侧 $L_{3\sim4}$ 椎体节段性血管，彻底清除病灶，取同侧髂骨块和同种异体骨行结构性植骨。

患者俯卧位，机器人辅助下于 $L_{3\sim4}$ 置入椎弓根螺钉 4 枚，加压固定。

典型病例如图 12-6-2 所示。

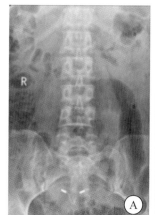
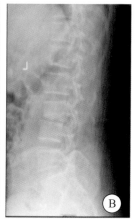

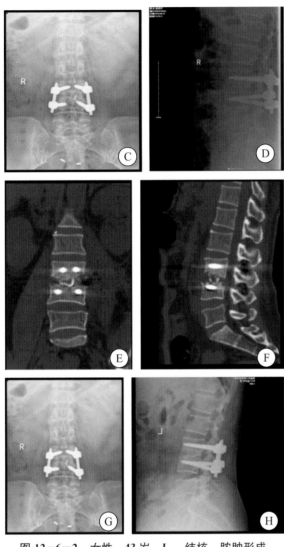

图 12-6-2　女性，43 岁，L_{3~4}结核、脓肿形成，
经前路病灶清除、椎体间自体髂骨嵌入植骨、
同种异体骨填塞与后路经皮椎弓根螺钉内固定术

A、B. 术前 DR 正、侧位片；C、D. 术后 1 天 DR
正、侧位片；E、F. 术后 1 天 CT 显示内固定位置良
好，病椎未完全融合；G、H. 术后 15 个月随访 DR 正、
侧位片显示骨融合良好

第七节　腰骶椎结核病灶清除、同种异体骨植骨与内固定术

全身麻醉，患者俯卧位。做腰骶椎后正中切
口，于 L_{2、3、5}、S_1 置入双侧椎弓根螺钉 8 枚。高
速电动磨钻辅助下行椎管扩大减压，L_4 双侧经
椎弓根截骨矫正后凸畸形。L_5～S_1 左侧行椎体
间融合，处理 L_2～S_1 后外侧植骨床，植入同种
异体骨（可混合自体骨）。

典型病例如图 12-7-1 所示。

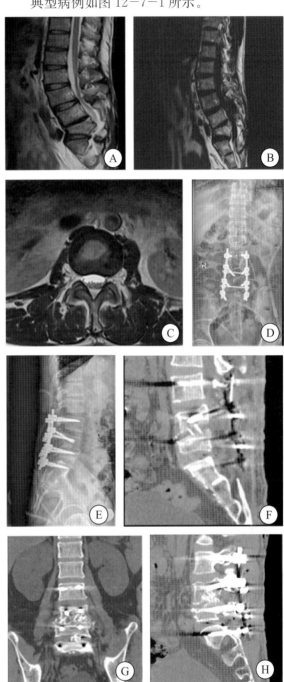

图 12-7-1　男性，66 岁，腰骶椎结核伴椎管狭窄神经
功能损害，经后路 L_2～S_1 椎管扩大减压、L_4 全切、
L_3～S_1 椎间盘切除、神经根粘连松解、同种异体骨
植骨与 L_2～S_1 钉棒系统内固定术

A～C. 术前 MRI；D、E. 术后 DR 正、侧位片显示
病椎未完全融合；F～H. 术后 1.5 年 CT 随访显示骨融合
良好

以 L_5～S_1 椎体为中心做后正中切口，长约
6cm，暴露 L_5～S_1 双侧椎板，分别于 L_{4~5}、
L_5～S_1 双侧关节突关节进针，依次开口、置入探

路器，探路器确认四壁均为骨性结构，丝攻扩大进针路径，再次探路器确认四壁均为骨性结构，置入椎弓根螺钉6枚。彻底打开双侧椎板，咬骨钳及髓核钳清除L$_{4\sim5}$、L$_5\sim$S$_1$病灶，刮匙刮除软骨终板。取右侧自体髂骨，生理盐水冲洗L$_{4\sim5}$、L$_5\sim$S$_1$病灶清除处，将自体髂骨及同种

异体骨植入病灶清除处，再次C臂透视确认内固定位置及髂骨块位置良好。测量并截取适当长度的钛棒两根，分别连接于上下椎体螺钉，套筒保护下旋紧螺帽。生理盐水冲洗，链霉素2g撒病灶清除处，逐层缝合。

典型病例如图12-7-2、图12-7-3所示。

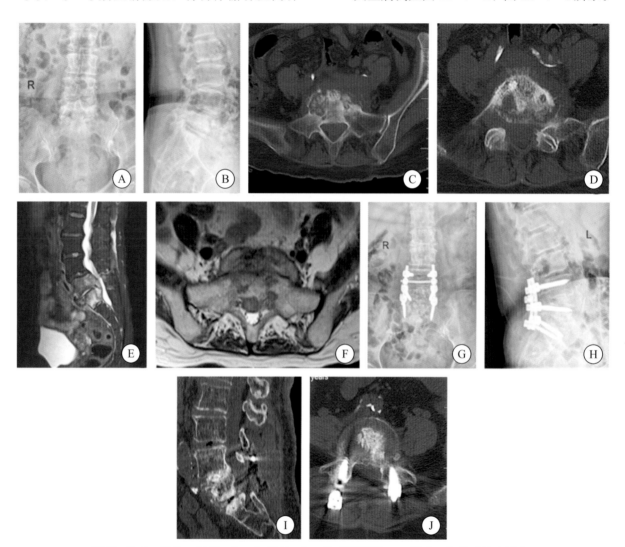

图12-7-2　男性，46岁，L$_5\sim$S$_1$结核，L$_5\sim$S$_1$病灶清除、L$_4$融合、钉棒系统内固定、自体骨与同种异体骨植骨术

A、B. 术前DR正、侧位片；C、D. 术前CT显示椎体空洞；E、F. 术前MRI显示椎管狭窄；G、H. 术后DR正、侧位片；I、J. 术后1年随访CT显示骨融合良好

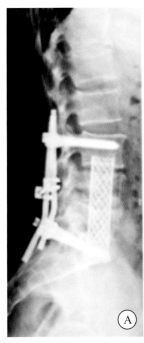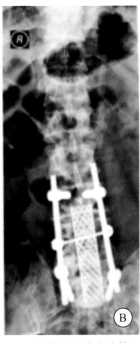

图 12-7-3　男性，47 岁，$L_{4\sim5}$结核，经前路病灶清除、同种异体骨钛笼植骨与后路固定术

A. 腰椎 X 线侧位片显示同种异体骨与病椎（$L_{4\sim5}$）未完全融合；B. 术后 4 年腰椎 X 线正位片显示 $L_{4\sim5}$ 及 S_1 融合好

图片引用于文献：王彦军，李立东，刘弘扬，等. 同种异体骨钛笼治疗脊柱结核 3 年随访研究 [J]. 中国矫形外科杂志，2021，29（6）：512-515.

（刘希麟　李宁涛　刘永光　李亭
廖文鳌　胡虹　宋柠壕　刘从迪）

参考文献

[1] 刘勇，胡虹，宋跃明. 实用骨关节结核病学 [M]. 北京：科技出版社，2018.

[2] 陈非凡，张泽华，李建华，等. 一期前路病灶清除同种异体骨移植病灶区内固定术治疗脊柱结核的随访观察 [J]. 第三军医大学学报，2015，37（12）：1267-1271.

[3] 李昱，张宏其，王昱翔，等. 后柱缩短钛笼植骨治疗活动期胸腰段结核成角后凸 [J]. 中国矫形外科杂志，2020，28（13）：1191-1194.

[4] 叶捷凯，费骏，赖震，等. 老年腰椎结核植骨融合术中应用纳米羟基磷灰石/聚酰胺 66 生物活性支撑体及自体髂骨疗效比较 [J]. 中国修复重建外科杂志，2022，36（3）：296-304.

[5] 谢磊，郑建平，施建党. 脊柱结核骨破坏的相关分子机制研究进展 [J]. 中国脊柱脊髓杂志，2022，32（2）：179-183.

[6] 李辉，陈良龙. 植骨材料在脊柱结核治疗中的应用与特征 [J]. 中国组织工程研究，2022，26（4）：626-630.

[7] 杨义，曹广如，王翀，等. 3D打印胸腰椎结核模型及导板指导手术的精准与安全性 [J]. 中国组织工程研究，2022，26（36）：5798-5806.

[8] 李新贺，陈冰，朱庆三，等. 后路 360°病灶清除联合双钛笼植骨融合治疗伴侧方移位的胸腰段结核 1 例报告及文献复习 [J]. 吉林大学学报（医学版），2021，47（2）：489-496.

[9] 杜兴，欧云生，朱勇，等. 结构性与非结构性植骨融合治疗单节段胸椎结核的近期疗效 [J]. 中国修复重建外科杂志，2019，33（4）：403-409.

[10] 郭海龙. 一期前路同种异体髂骨块与自体髂骨块移植治疗胸腰椎结核的临床疗效对比 [C] //. 中华医学会结核病学分会 2019 年全国结核病学术大会论文汇编，2019.

[11] 方德健，李思贝，陈豪逸，等. 同种异体骨支撑体修复脊柱结核骨缺损的疗效分析 [J]. 基层医学论坛，2021，25（23）：3269-3272，3405.

[12] 王锡阳，罗承科，邓强，等. 同种异体骨与自体骨植骨治疗胸腰段结核的研究 [J]. 中国矫形外科杂，2012，20（9）：782-785.

[13] 施建党，王自立，王沛，等. 同种异体骨与自体骨在颈椎结核植骨融合中的应用比较 [J]. 中国修复重建外科杂志，2011，25（11）：1290-1293.

[14] 刘学来，彭喜林，王福辰. 同种异体骨与自身髂骨在腰椎结核治疗中优缺点比较 [J]. 中国实用医药，2011，6（29）：82-83.

[15] 王彦军，李立东，刘弘扬，等. 同种异体骨钛笼治疗脊柱结核 3 年随访研究 [J]. 中国矫形外科杂志，2021，29（6）：512-515.

[16] 周剑鹏，蔡迎峰，彭志华，等. 颈椎零切迹融合器结合同种异体骨治疗颈椎病的临床疗效分析 [J]. 生物骨科材料与临床研究，2020，17（4）：46-49.

[17] 王旭，李沐风，朱宇航，等. 颈椎结核手术治疗中内植物的应用进展 [J]. 中国修复重建外科杂志，2022，36（1）：122-126.

[18] 胡泊，路坦. 经椎弓根入路自体髂骨与钛笼加同种异体骨内固定治疗胸椎结核效果比较 [J]. 山东医药，2017，57（2）：74-76.

第十三章　创伤性骨缺损手术治疗中同种异体骨的应用

第一节　创伤性骨缺损的概述

一、含义

骨折断端之间出现结构性缺失，导致骨的连续性丧失，称为骨缺损。严重骨创伤、骨感染、骨肿瘤切除、骨病等是造成骨缺损的常见原因。

严重创伤引起骨折断端之间出现结构性缺失，导致骨的连续性丧失，称为创伤性骨缺损。本病以手术治疗为主，常用方法包括同种异体骨、自体骨移植等。

二、诊断与分型

（一）诊断

通过了解病史、是否有过创伤史，结合临床表现和X线、CT等影像学检查以明确诊断。

1. 临床表现　创伤性骨缺损后，患者可出现疼痛、畸形、活动障碍等临床表现，而且常合并感染及肌肉萎缩。

2. 影像学检查　主要通过X线及CT检查以明确诊断，可通过X线片征象观察骨缺损部位、累及范围，骨折断端间隙、大小、成角、移位等情况，并观察局部有无骨质破坏、骨质增生、软组织肿块影、死骨等。

（二）分型

四度十分法分型如下。

1. Ⅰ度　骨缺损长度≤4cm，有三个亚型。

（1）ⅠA：闭合损伤，无骨折错位；距离关节面较远；为非负重区，无骨不愈合、骨不连的风险。

（2）ⅠB：有开放（或感染、坏死）伤口但无软组织缺损，骨缺损距离关节面较远（≥2cm），系非负重区；有发生骨不愈合、骨不连的风险。

（3）ⅠC：有开放（或感染、坏死）伤口，有明显污染；合并严重软组织缺损的粉碎性错位骨折；系负重区；骨缺损离关节面较近（<2cm）而关节面完好；有发生骨不愈合、骨不连的风险。

2. Ⅱ度　骨缺损长度4～6cm，有三个亚型。

（1）ⅡA：位于非负重区，以及长度4～6cm的累及关节面的骨缺损。

（2）ⅡB：系再次手术者或位于负重区，骨缺损离关节面较近（<2cm）而关节面完好。

（3）ⅡC：行二次或二次以上植骨手术；或位于负重区，骨缺损离关节面近且累及关节面；因肿瘤复发须再次扩大手术；骨缺损部位伴有软组织缺损和（或）血管神经损害；伴有严重的开放（或感染、坏死）伤口。

3. Ⅲ度　骨缺损长度一般≥6cm，有三个亚型。

（1）ⅢA：骨缺损长度6～10cm，骨缺损位于负重区；10～15cm，骨缺损位于离关节面≥2cm的非负重区（关节面完好）；虽在6cm以内，但骨缺损位于负重区且累及关节。

（2）ⅢB：骨缺损长度>10cm，骨缺损位于负重区，或侵犯一侧关节但位于非负重区；骨缺损位于负重区且累及关节（关节面完好）；反复复发，二次或二次以上手术；合并软组织缺损和

（或）血管神经损害。

（3）ⅢC：骨缺损长度＞10cm，估计自体活骨取骨量明显不足；伴有严重的软组织缺损及血管神经损害；同时伴有明显继发畸形，尤其下肢短缩畸形；骨缺损已累及关节面；有反复多次的复发史或骨折史。

4. Ⅳ度　骨缺损长度很长、软组织损伤非常严重，现有的任何修复手段都有可能失败；因病情等不容许施展大手术；患肢毁损已失去修复重建价值；因骨缺损严重而患者拒绝任何修复手术。

三、基本治疗方法与治疗进展

四肢创伤性骨缺损的修复方法包括Masquelet技术、Illizarov骨搬移技术（利用Illizarov环形外固定支架固定）、带血管蒂腓骨移植等。Masquelet技术又称Masquelet膜诱导技术，相比过去单纯的骨缺损区域内植骨，该方法有更高的成功率。提供了可调整的、牢固的固定体系进行固定及骨搬移，对骨周围软组织起到了良好保护作用。早期行Masquelet膜诱导技术和Illizarov骨搬移技术治疗长骨干骨折术后骨缺损已取得良好的疗效。

目前应用同种异体骨治疗创伤性骨缺损主要通过打压填塞植骨技术，具有良好的中远期效果。该技术的理论基础是同种异体骨小块破碎后产生大量折断表面，使骨内生物活性物质得到释放；增加同种异体颗粒骨初始的支撑作用、改善植入骨的骨传导性，使植入骨承受的负载加大，能够早期负重以促进成骨；打压使骨粒相互挤压，可使宿主骨更容易向移植骨爬行取代。

针对大段创伤性骨缺损的情况，还可采用同

种异体骨骨板上盖移植技术，应用同种异体骨骨板代替金属接骨板治疗长骨不愈合、固定假体周围骨折或进行股骨侧翻修，不仅增加骨量，还可提高内固定强度。但缺陷是因术野暴露范围过大，对周围软组织和血供破坏较严重，但对临床结果影响不大。

此外，严重的胫骨开放性粉碎性骨折常伴有软组织缺损、骨缺损、骨感染等并发症，应用Illizarov骨搬移技术治疗可取得不错疗效，但手术要求高。

第二节　上肢创伤性骨缺损手术治疗中同种异体骨的应用

一、肱骨近端骨缺损

手术方法：切开复位、同种异体骨移植与锁定钢板内固定术。

肩前外侧做弧形切口，切开皮肤、皮下组织。于三角肌和胸大肌间隙进入并向两侧牵开，显露肱骨外科颈骨折断端。术中见左肱骨外科颈、大结节粉碎性骨折，骨折断端嵌插、分离移位明显。牵引左上肢显露骨折断端，复位肱骨近端，使肱骨头位于理想位置，克氏针临时固定，复位肱骨大结节骨块及前后方游离碎骨块，均予克氏针临时固定。术者根据情况使用钢板加同种异体骨填充骨缺损的部位，残留的腔隙需用小块的同种异体骨或自体髂骨植骨。直视下复位满意后，放置钢板螺钉临时固定，C臂透视见复位满意，逐钻孔拧入螺钉内固定，被动活动肩关节见活动度满意、骨折断端稳定，拔除克氏针。

典型病例如图13-2-1、图13-2-2所示。

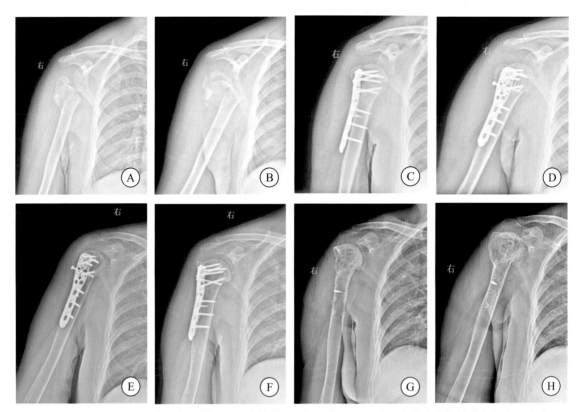

图 13-2-1　女性，58 岁，右肱骨近端粉碎性骨折，切开复位、同种异体骨移植与锁定钢板内固定术

A、B. 术前 DR 正、侧位片；C、D. 术后 DR 正、侧位片；E、F. 术后 1 年 DR 正、侧位片显示骨折愈合；G、H. 取出内固定后 DR 正、侧位片

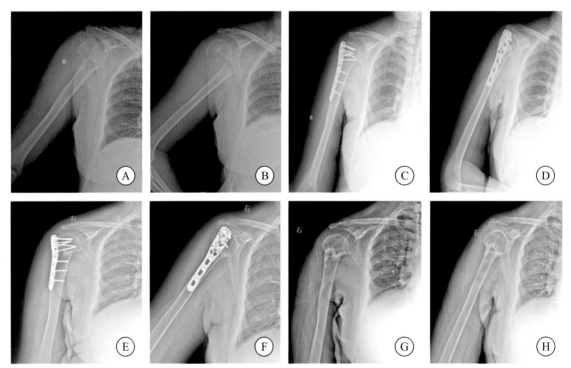

图 13-2-2　女性，65 岁，右肱骨近端粉碎性骨折，切开复位、同种异体骨移植与锁定钢板内固定术

A、B. 术前 DR 正、侧位片；C、D. 术后 DR 正、侧位片；E、F. 术后 1 年 DR 正、侧位片显示骨折愈合；G、H. 取出内固定后 DR 正、侧位片

二、肱骨干骨缺损

手术方法：切开复位、同种异体骨移植与锁定钢板内固定术。

切口选择前外侧入路，依次切开浅、深筋膜后，从肱二头肌与肱肌之间的间隙进入，注意避开前臂外侧皮神经、桡神经，暴露骨缺损部位，修整骨缺损两端残端，去除硬化骨质，确保同种异体骨和宿主骨有足够的接触面积，根据骨缺损的形态和大小选择大小合适的大块同种异体骨。术者根据情况使用钢板加同种异体骨填充骨缺损的部位，残留的腔隙需用小块的同种异体骨或者自体髂骨打压植骨。务必保证大块的同种异体骨与宿主骨连接紧密，同种异体骨及钢板需有富有血运的软组织覆盖，固定要坚强牢固。C臂透视，只要患肢力线正常、肢体没有短缩，内固定物在位良好，钢板螺钉固定在位、位置合适，螺钉长度合适即可。

典型病例如图13-2-3所示。

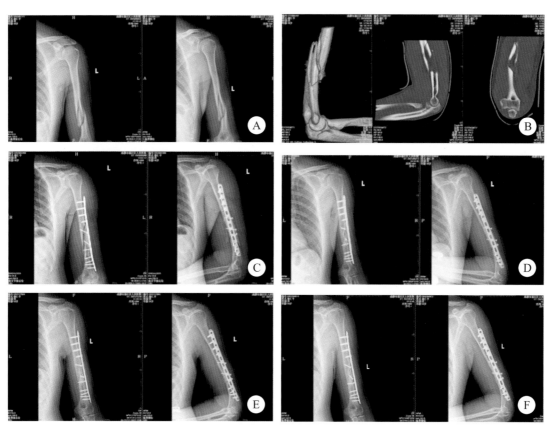

图13-2-3 男性，48岁，左肱骨远端粉碎性骨折，切开复位、同种异体骨移植与锁定钢板内固定术

A. 术前X线片；B. 术前CT；C. 术后X线片；D. 术后1年X线片；E. 术后14个月X线片；F. 术后17个月X线片

三、尺桡骨骨缺损

手术方法：桡骨远端切开复位、同种异体骨移植与锁定钢板内固定术，尺骨远端闭合复位与内固定术。

在前臂桡掌侧做纵行切口，切开皮肤及皮下组织，近端显露桡侧腕屈肌及肱桡肌、远端显露桡侧腕屈肌肌腱及桡动脉，自此间隙进入，并向两侧牵开肌肉，显露旋前方肌。于旋前方肌桡侧止点切开显露骨折断端。清理骨折断端淤血及嵌入组织，植入同种异体骨以支撑骨折块及填补压缩，仔细复位桡骨骨折块，满意后予以多枚克氏针临时固定。C臂透视见骨折对位对线良好、关节面平整度良好，将选择好的锁定钢板安置并将螺钉拧紧固定，C臂透视见骨折断端对位对线良好、钢板位置适宜、螺钉长度可。

腕部尺背侧掌侧做纵行切口，切开皮肤、皮

下组织及筋膜，显露骨折断端，清理骨折断端嵌插软组织，将骨折块牵引撬剥复位满意后，以两枚克氏针临时固定，C臂透视见骨折复位及内固定满意，克氏针尾端折弯剪断，尾端置于皮内。

典型病例如图13-2-4、图13-2-5所示。

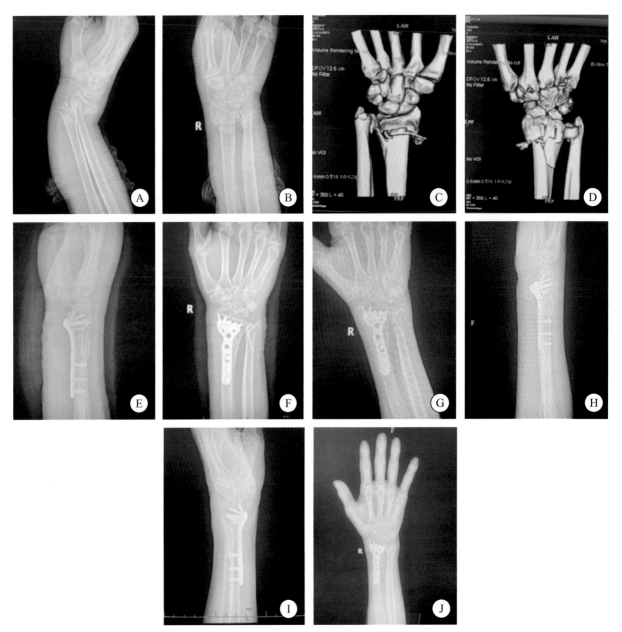

图13-2-4　女性，72岁，右尺桡骨远端粉碎性骨折，右桡骨远端闭合复位、同种异体骨移植与锁定钢板内固定术，右尺骨远端闭合复位与内固定术

A、B. 术前DR正、侧位片；C、D. 术前CT三维重建；E、F. 术后DR正、侧位片；G、H. 术后2个月DR正、侧位片；I、J. 术后6个月DR正、侧位片

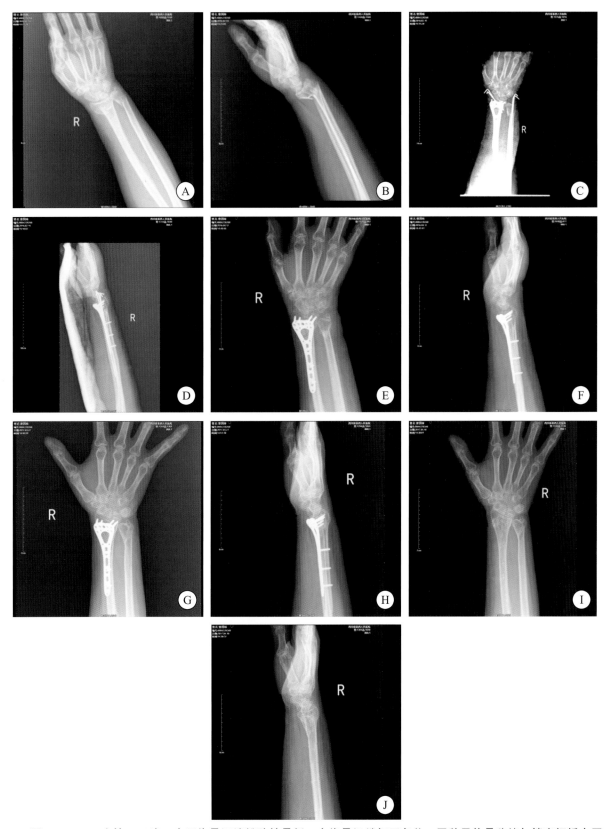

图 13-2-5　女性，56 岁，右尺桡骨远端粉碎性骨折，右桡骨远端切开复位、同种异体骨移植与锁定钢板内固定术，右尺骨远端闭合复位与内固定术

A、B. 术前 DR 正、侧位片；C、D. 术后 DR 正、侧位片；E、F. 术后 2 个月 DR 正、侧位片；G、H. 术后 13 个月 DR 正、侧位片；I、J. 术后 14 个月 DR 正、侧位片

第三节 下肢创伤性骨缺损手术治疗中同种异体骨的应用

一、股骨干骨缺损

手术方法：自体腓骨、同种异体骨骨折断端膜内移植与钢板螺钉内固定术。

对于严重开放性骨折、严重软组织损伤、大量骨缺损可早期予以清创、外固定支架固定患肢，以防再次移位，待具备切开复位内固定手术条件后，予以进一步手术治疗。存在大量骨缺损的患者可先进行一期切开骨水泥填充、内固定术，随后进行二期植骨、内固定术。

大腿外侧做中央纵行切口，以骨折部位为中心，全长按选定的钢板长度确定，切开阔筋膜，于股外侧肌和股二头肌间隙进入，直达股骨干骨折处。于外侧，在准备安置钢板的部位纵行切开骨膜，以接纳钢板为度，尽量减少骨膜剥离范围。清除骨折断端血凝块，复位，于骨缺损处植入适合的同种异体骨。若为二期植骨则应先清除骨水泥及死骨，随后予钢板于外侧进行内固定，钢板两端用螺钉临时固定，C臂透视见复位及固定满意，拧紧螺钉，坚强固定。

典型病例如图13-3-1所示。

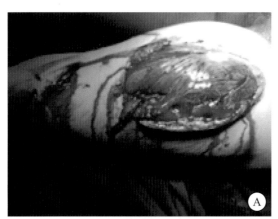
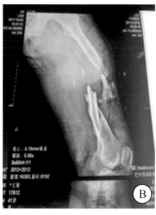
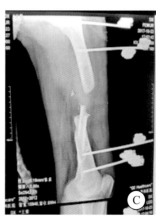
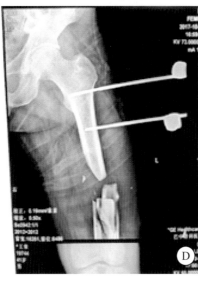
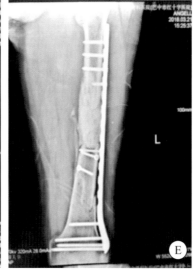
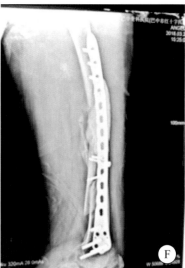

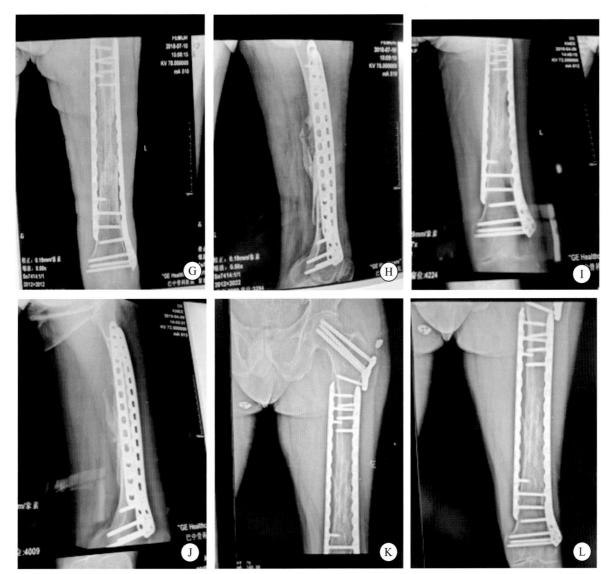

图 13-3-1　男性，41 岁，左股骨干长段开放性粉碎性骨折伴骨质严重缺损。第一次手术：清创与外固定支架
固定术；第二次手术：左股骨外固定支架拆除、骨折切开复位、骨水泥填充与钢板螺钉内固定术；
第三次手术：骨水泥取出，自体腓骨、同种异体骨骨折断端膜内移植与钢板螺钉内固定术

　　A. 左大腿中段前侧一约 25cm 纵斜行创口出血，重度污染；B. 术前 X 线片；C、D. 行清创与外固定支架固定术（第一次手术），术后 X 线片；E、F. 第一次手术术后 4 个月行左股骨外固定支架拆除、骨折切开复位、骨水泥填充与钢板螺钉内固定术（第二次手术），术后 X 线片；G、H. 行骨水泥取出，自体腓骨、同种异体骨骨折断端膜内移植与钢板螺钉内固定术（第三次手术），术后 X 线片；I、J. 第三次手术术后 9 个月 X 线片；K、L. 第三次手术术后 5 年 X 线片

二、胫骨平台骨缺损

　　手术方法：切开复位、同种异体骨移植与钢板螺钉内固定术。

　　在胫骨平台前内侧做弧行切口，逐层切开皮肤、皮下组织及筋膜，暴露内侧平台骨折处，用骨刀沿外侧平台骨折裂隙劈开，用顶棒将塌陷关节面复位。C 臂透视见复位满意。将同种异体松质骨条填塞于塌陷关节面下方，将钢板安放于相应位置并用螺钉固定。

　　典型病例如图 13-3-2、图 13-3-3 所示。

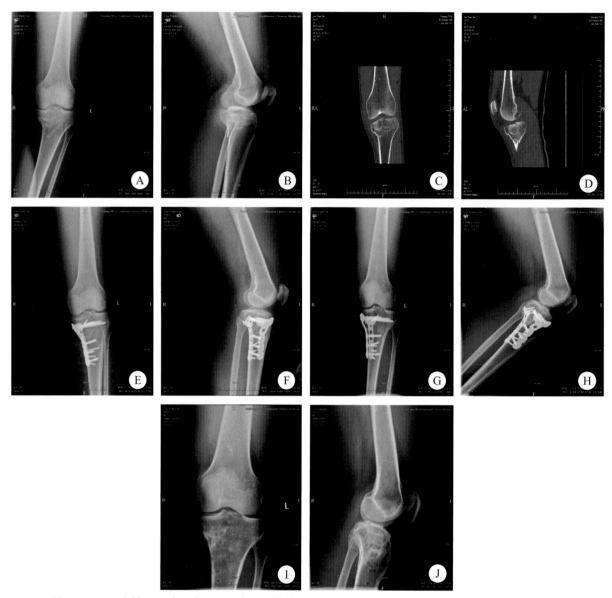

图 13-3-2　女性，43 岁，右胫骨平台粉碎性骨折，切开复位、同种异体骨移植与钢板螺钉内固定术

A、B. 术前 DR 正、侧位片；C、D. 术前 CT；E、F. 术后 DR 正、侧位片；G、H. 术后 14 个月 DR 正、侧位片显示骨折愈合，膝关节功能恢复满意；I、J. 取出内固定后 DR 正、侧位片

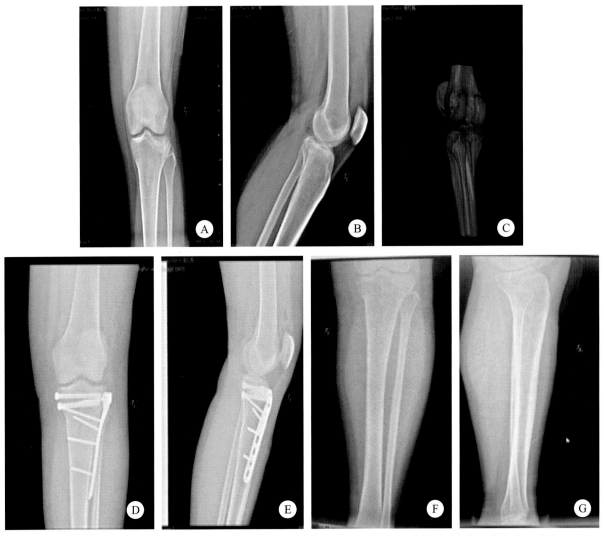

图 13-3-3　女性，36 岁，左胫骨平台粉碎性骨折，切开复位、同种异体骨移植与钢板螺钉内固定术

A、B. 术前 DR 正、侧位片；C. 术前 CT 重建；D、E. 术后 DR 正、侧位片；F、G. 术后 8 个月取出内固定后 DR 正、侧位片

三、胫腓骨骨缺损

手术方法：清创与外固定支架固定、切开复位、同种异体骨移植与钢板螺钉内固定术。

严重开放性骨折、严重软组织损伤、大量骨缺损可早期予以外固定支架固定患肢，以防再次移位，待具备切开复位内固定手术条件后，予以进一步手术治疗。对于胫腓骨骨折，首先应判断是否合并下胫腓联合损伤，若存在下胫腓联合损伤，腓骨骨折应按照踝关节骨折的原则处理；若不存在，则应先考虑是否会对胫骨稳定性造成影响，再决定具体手术方案。

在胫骨平台前外侧，采用胫骨前外侧入路进入，经胫骨嵴外侧纵行切开皮肤与浅、深筋膜，分离胫前肌，注意保护腓浅神经、血管，暴露骨折断端。胫骨骨膜血供较差，不可过多剥离骨膜，尽量复位骨折断端及游离骨折块，存在骨缺损处予以同种异体骨填充，外侧予以钢板螺钉临时固定。C 臂透视见复位及固定满意，拧紧螺钉。患者严重粉碎性骨折时，还可联合前内侧入路，放置桥接钢板以更好地坚强固定。

典型病例如图 13-3-4 所示。

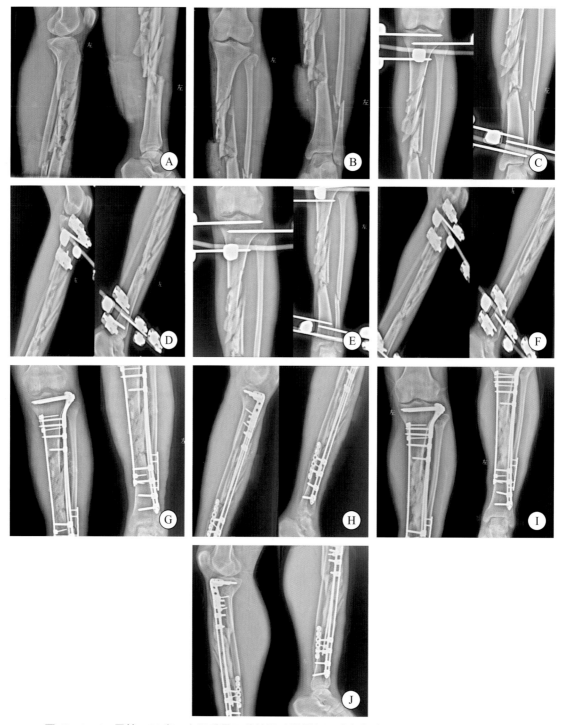

图 13-3-4　男性，39 岁，左胫腓骨开放性粉碎性骨折，清创与外固定支架固定、切开复位、同种异体骨移植与钢板螺钉内固定术

A、B. 清创与外固定支架固定术前 DR 正、侧位片；C、D. 清创与外固定支架固定术后 DR 正、侧位片；E、F. 清创与外固定支架固定术后 4 个月 DR 正、侧位片；G、H. 清创与外固定支架固定术后 4 个月改切开复位、同种异体骨移植与钢板螺钉内固定术，术后 DR 正、侧位片；I、J. 切开复位、同种异体骨移植与钢板螺钉内固定术后 1 年 DR 正、侧位片

四、胫腓远端骨缺损

手术方法：胫骨远端切开复位、同种异体骨移植与钢板螺钉内固定术，腓骨远端闭合复位与内固定术。

术前予以外固定支架及跟骨牵引，以防再次移位。以内踝下方为起点沿胫骨后缘做一弧形手术切口，切开皮肤、皮下组织及筋膜，暴露骨折断端及内踝远端，牵引足部。胫骨骨折断端复位后，用骨膜剥离器由内踝紧贴骨膜表面向骨折近端钝性分离，将胫骨钢板从内踝向骨折近端紧贴骨膜表面插入，钢板近远端用克氏针临时固定。C臂透视见钢板贴合骨面、位置满意，骨折断端间隙大时，骨折断端植入同种异体骨，拔出临时克氏针。再次C臂透视见钢板螺钉位置满意，骨折复位，植骨良好。腓骨远端骨折时可予以切开复位内固定，对于皮肤条件不允许或骨折移位较小的患者，可予以闭合复位克氏针交叉固定制动，C臂透视见骨折复位、内固定良好。

典型病例如图13-3-5～图13-3-7所示。

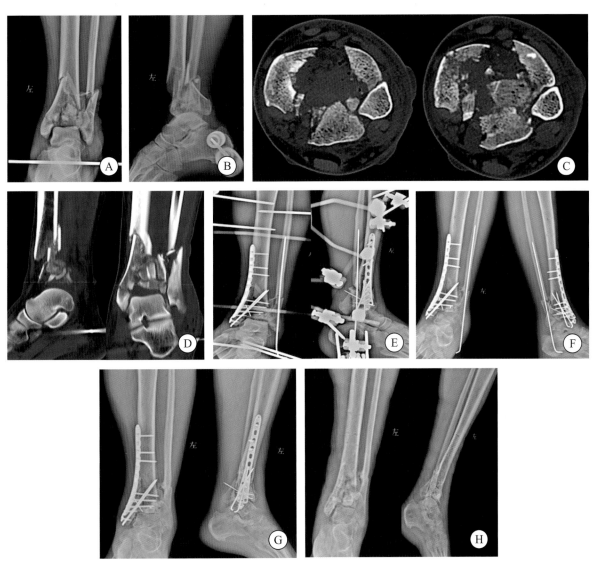

图13-3-5　男性，50岁，摔伤后左胫腓远端骨折，左胫骨外固定支架固定、远端切开复位、同种异体骨移植与钢板螺钉内固定术，左腓骨远端闭合复位与内固定术

A、B. 术前DR正、侧位片；C、D. 术前CT；E. 术后10天DR；F. 术后3个月拆除外固定支架后DR；G. 术后5个月取出克氏针后DR；H. 术后1年取出内固定后DR

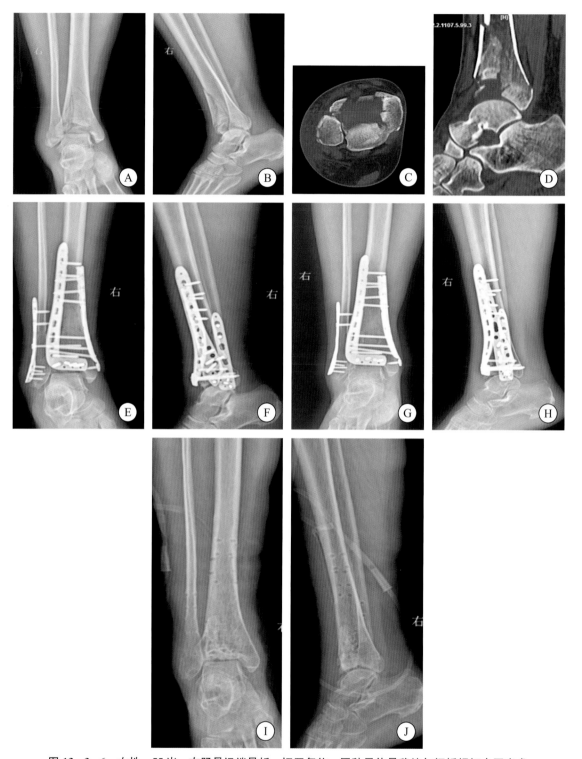

图 13-3-6 女性，55 岁，右胫骨远端骨折，切开复位、同种异体骨移植与钢板螺钉内固定术

A、B. 术前 DR 正、侧位片；C、D. 术前 CT；E、F. 术后 DR 正、侧位片；G、H. 术后 3 个月 DR 正、侧位片；I、J. 术后 15 个月取出内固定后 DR 正、侧位片

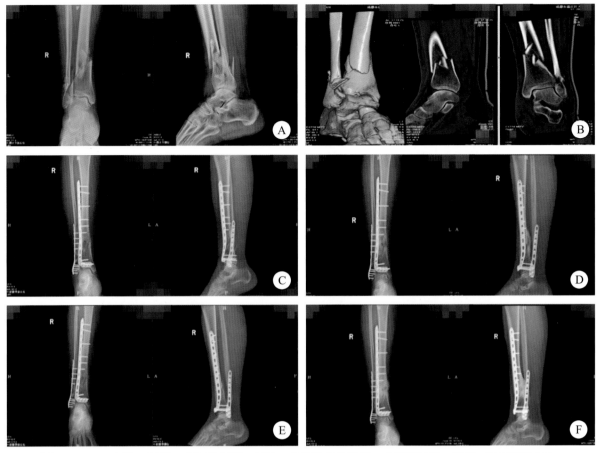

图 13-3-7 女性，66 岁，右胫骨远端、后踝、外踝粉碎性骨折，右胫骨远端、后踝、外踝切开复位、同种异体骨移植与内固定术

A. 术前 X 线正、侧位片；B. 术前 CT 及三维重建；C. 术后 X 线片；D. 术后 2^+ 个月 X 线片；E. 术后 4^+ 个月 X 线片；F. 术后 10^+ 个月 X 线片

五、跟骨骨缺损

手术方法：切开复位、同种异体骨移植与钢板螺钉内固定术。

沿跟部外侧做一"L"形切口，切开皮肤、皮下组织及筋膜，直接暴露跟骨骨折断端，见其为粉碎性骨折，跟骨压缩，跟腱牵拉骨折断端明显上移，骨折断端间有血肿机化组织。清理后牵引复位，跟骨体压缩后中空，取同种异体骨植入跟骨体中，取钢板紧贴于跟骨外侧，依次钻孔、螺钉内固定，C 臂透视见固定在位、跟骨塌陷已被填充。

典型病例如图 13-3-8 所示。

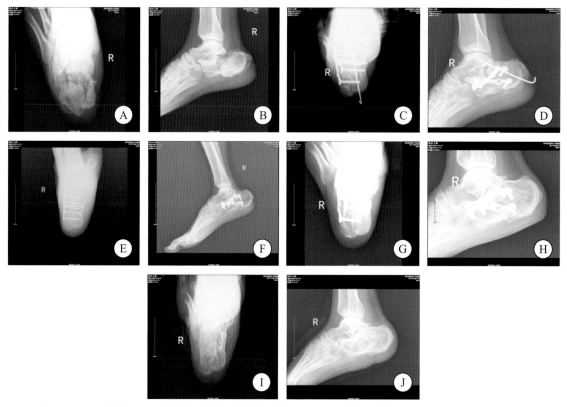

图 13-3-8　男性，32 岁，右跟骨粉碎性骨折，切开复位、同种异体骨移植与钢板螺钉内固定术

A、B. 术前 DR 正、侧位片；C、D. 术后 DR 正、侧位片；E、F. 术后 5 个月 DR 正、侧位片；G、H. 术后 16 个月 DR 正、侧位片；I、J. 取出内固定后 DR 正、侧位片

（陈生文　唐锡国　苗强　刘永光　李峥恺　龚庆国　唐继东　何仁建　万仲贤　张巍巍）

参考文献

[1] 臧谋圣，王成. 四肢长骨骨缺损的临床分型及意义 [J]. 中国矫形外科杂志，2015（3）：246-249.

[2] 曹烈虎，翁蔚宗，陈晓，等. 同种异体骨移植在骨质疏松性肱骨近端骨折中的临床应用研究 [J/OL]. 中华肩肘外科电子杂志，2018，6（1）：11-18.

[3] 刘文杰，余丽娟，徐彬，等. 锁定钢板内固定联合不同骨移植修复老年肱骨近端 Neer 3，4 部分骨折 [J]. 中国组织工程研究，2021，25（30）：4851-4856.

[4] 曹国定，裴豫琦，刘军，等. 骨缺损修复材料的研究进展 [J]. 中国骨伤，2021，34（4）：382-388.

[5] Rerikh VV，Predein YA，Zaidman AM，et al. Experimental substantiation of osteotransplant application in traumatic vertebral defects [J]. Hirurgiâ Pozvonočnika（Spine Surgery），2018，15（4）：41-51.

[6] 蔡成阔，舒衡生. Masquelet 技术治疗骨缺损的研究进展 [J]. 中华骨科杂志，2018，38（3）：186-192.

[7] 李豫皖，吴桐，刘子铭，等. 成骨分化与血管生成中分子耦联机制在创伤性骨缺损中的研究进展 [J]. 中华创伤杂志，2021，37（10）：947-954.

[8] Pesciallo CA，Garabano G，Dainotto T，et al. Masquelet technique in post-traumatic infected femoral and tibial segmental bone defects. union and reoperation rates with high proportions（up to 64%）of allograft in the second stage [J]. Injury，2021，52（11）：3471-3477.

[9] 陈奇，陈卫，刘国俊，等. 异体骨二期重建下肢创伤性骨缺损 18 例 [J]. 中国中医骨伤科杂志，2016（8）：46-49，52.

[10] Huang Q，Xu YB，Ren C，et al. Bone transport combined with bone graft and internal fixation versus simple bone transport in the treatment of large bone defects of lower limbs after trauma [J]. BMC Musculoskelet Disord，2022，23（1）：157.

[11] Combal A，Thuau F，Fouasson-Chailloux A，et al. Preliminary results of the "Capasquelet" technique for managing femoral bone defects—combining a masquelet induced membrane and capanna vascularized fibula with an allograft [J]. J

Pers Med，2021，11（8）：774.

［12］杨明礼，胡豇. 创伤骨科学［M］. 成都：四川大学出版社，2020.

［13］邱贵兴，戴尅戎. 骨科手术学：上册［M］. 4 版.

北京：人民卫生出版社，2016.

［14］胡豇，郝鹏，张斌. 骨科学教程［M］. 成都：四川大学出版社，2021.

第十四章　感染性骨缺损手术治疗中同种异体骨的应用

第一节　感染性骨缺损的诊断与治疗

一、诊断依据

感染性骨缺损多由严重污染的开放性骨折导致，部分由闭合性骨折内固定术后感染引起，少部分由血源性骨髓炎引起。感染性骨缺损的诊断主要依据患者的病史与临床表现、影像学检查、实验室检查及病理学检查综合评价所得。患处若出现晨起体温高，局部红肿、渗出，则提示可能出现感染。白细胞计数、C-反应蛋白、红细胞沉降率增高，则提示感染的风险较高。患处窦道形成、切口裂开、流脓，配合微生物培养及组织病理学检查则可确诊。感染性骨缺损在 X 线片上的表现为骨破坏，髓腔内密度不均，周围软组织肿胀，反应性新骨及死骨形成。MRI 能鉴别骨感染与软组织感染，能更清晰地显示感染范围及与周围血管毗邻的情况，有助于确定清创界限。

二、治疗方法

针对感染性骨缺损主要有两个治疗原则：其一是优先治疗骨缺损，通过治疗骨缺损调动机体免疫力，以自然消除骨感染；其二是优先处理骨感染，创造无菌的骨缺损环境利于成骨，随后治疗骨缺损。

治疗中彻底清创十分重要。彻底清创的关键如下：

（1）坚持"无血"操作。使用止血带，避免术中大量出血影响清创术区视野。

（2）先清除污染的软组织，再清除骨组织。

（3）按病灶感染程度由轻到重的顺序清创，感染源一定要清理干净。

（4）扩大清创范围，将感染病灶当作低度恶性肿瘤处理，软组织病灶扩大 2mm，骨组织 Cierny-Mader A 类病灶扩大 3~5mm、Cierny-Mader B 类病灶扩大 5mm，直至出血为止。

（一）非手术治疗

先彻底清创，再逐渐释放局部敏感有效的抗生素，抗感染、消灭无效腔可有效地治疗并控制骨感染。

（二）手术治疗

（1）骨缺损 I 型：植骨（自体骨、人工合成骨）。

（2）骨缺损 II 型：植骨、髂骨移植。

（3）骨缺损 III 型：>6cm 吻合血管的腓骨（髂骨）移植。

（4）伴有软组织缺损的复杂骨缺损：骨皮瓣、肌瓣、皮瓣移植。

（5）特殊部位骨缺损：舟状骨、股骨远端、距骨、胫骨、肱骨远端骨缺损，可选择临近带血管蒂骨瓣移植。

1. 骨移植技术　骨移植技术通过将自体骨等填充于骨缺损区，完成骨重建，是修复骨缺损最传统的方法。骨移植材料主要来自自体骨、同种异体骨、异种骨和人工合成骨等。骨缺损的治疗最常用的移植来源是带血管蒂的相关骨组织，供体多是腓骨、髂骨等。自体骨相容性较好，无免疫排斥反应，有良好的骨传导、骨诱导、骨生成作用，一直被认为是骨移植的"金标准"。自体骨移植主要包括皮质骨和松质骨移植，带有血运的包括吻合血管骨移植、带血管蒂骨移植。尽管自体骨存在较大的骨再生能力，但是，自体骨也存在一些缺点：①骨移植材料来源有限，难以修复骨缺损大于 6cm 的部位。②供骨区可出现严重的神经损伤、出血过多、长期慢性疼痛等并发症。③带血管蒂的骨移植手术时间长、出血多、并发症多，需要良好的显微外科技术，术后需密切随访以降低再骨折的发生率。④自体骨移植延长了手术时间与患者的恢复时间，对患者身心造成巨大的损害。

同种异体骨移植作为一种替代选择应运而生。同种异体骨移植可以在骨缺损处提供支撑，发挥骨移植的最大优势，在现代骨移植技术中扮演着不可或缺的角色。其缺点是存在一定程度的免疫排斥反应和潜在感染的风险，这样可能导致骨不愈合和感染加重。

2. 开放植骨术　又称 Papineau 技术，目前临床上较常用的是分为两阶段的治疗方案，即一期彻底清创，二期待肉芽组织覆盖创面，于骨缺损处植入足量自体松质骨。对于清创和植骨时间，目前没有统一明确界限，不能判断创面感染是否治愈。其特点为清创植骨术后开放伤口，凭借主动控制感染降低感染程度，通过引流方式积极治疗骨缺损并预防继发感染，可有效缩短骨折愈合时间。

Papineau 技术也可结合负压封闭引流技术（Vacuum sealing drainage，VSD），在骨折愈合时间、手术次数以及围术期创面愈合效果方面更具优势，在临床中取得了积极的疗效。

3. 抗生素复合缓释载体植入技术　抗生素单纯使用时抗菌效果不佳，主要作为抗感染的辅助治疗手段。应用抗生素复合缓释载体可明显维持局部更高的药物浓度，提高感染清除率并消灭无效腔，在治疗创伤后骨感染方面有着巨大的作用。抗生素的聚甲基丙烯酸甲酯串珠在临床广泛应用，大量研究证明，将串珠填塞于感染处能维持较高的药物浓度并消灭无效腔，提供非常有效的局部抗菌活性，杀灭浮游细菌，进而抑制感染发生，及时控制感染和更早地指导预后。植入带有交锁的抗生素骨水泥涂层棒，在去除感染的同时获得结构的稳定，部分患者能够达到一期愈合。临床证明这种方法在慢性骨髓炎和感染性骨不连方面可以获得确切的疗效。抗生素复合缓释载体植入技术逐渐受到关注并广泛应用于预防和治疗骨科相关感染，已逐步成为治疗局部感染性骨缺损的标准方法之一。但临床循证表明，当前的抗生素复合缓释载体植入技术依然存在自身理化性质等局限性，其临床使用优点应同其潜在的影响骨再生的副作用相权衡。

4. Masquelet 膜诱导技术　分为两个阶段，第一阶段：对病灶彻底清创，辅以外固定支架保持骨折断端的力学稳定性，在骨缺损区填充骨水泥促进诱导膜形成，无张力关闭创面；第二阶段：感染得到完全控制后，切开诱导膜，取出骨水泥后再行植骨术。

经典的 Masquelet 膜诱导技术采用外固定支架维持局部稳定（一期手术），由于不是坚强固定，术后易松动，进而导致骨不连及力线改变，且长期佩戴外固定支架存在针道感染、患肢疼痛、关节僵硬、依从性差、护理困难、再骨折的发生率高等问题。二期手术采用髓内针固定，可以恢复力线、提供良好的轴向稳定性，为移植骨的愈合和重塑提供良好的生物力学环境，允许患者尽早活动，并且髓内针具有占位作用，减少了植骨量。Masquelet 膜诱导技术因操作简单、易于掌握、手术次数少、治疗费用低、患者舒适度高等适合骨缺损的治疗。由于成骨时间与骨缺损长度无关，而与骨缺损直径有关，对于部分骨缺损患者，Masquelet 膜诱导技术适应证更广。其主要缺点是对局部软组织要求高、植骨需求量大、植骨吸收等。

手术步骤：第一阶段，以腰硬联合麻醉或插管全麻，常规手术切口，逐层分离并彻底清除感染、坏死组织，瘢痕及肉芽组织。有内固定装置患者拆除内固定装置，清理死骨及瘢痕、肉芽组织，打通髓腔，刮除感染骨组织，反复冲洗后重新消毒、铺巾，所有人员更换手套及手术衣，再次冲洗伤口，恢复患肢力线并固定。调配抗生素骨水泥，搅拌成半固体状后填充骨缺损区及周围，抗生素骨水泥完全凝固后放置负压引流，进行无张力缝合。第二阶段，常规麻醉消毒，根据预计骨缺损量取患者自体髂骨，剪成大小相等的小颗粒，沿原手术切口进入，注意保护诱导膜（紧贴于骨水泥表面的纤维膜组织）完整，取出骨水泥，清理髓腔，恢复患肢力线并固定，混合自体髂骨颗粒和骨髓填入骨缺损处，若骨缺损部分较大可混入同种异体骨，留置引流管后无张力缝合。

5. Illizarov 骨搬移技术　Illizarov 骨搬移技术的理论基础是"张力-应力"法则，即应用外固定支架在骨缺损处缓慢持续牵拉，通过组织细胞的分裂增生，促进骨组织与软组织的再生，达到骨搬运的目的。牵拉成骨最大的优势在于不需要骨源，是修复大段骨缺损里程碑式的技术，已成为治疗大段骨缺损的首选方法。Illizarov 骨搬移技术治疗感染性胫骨和股骨骨不连是很好的选择，其技术具有不需要植骨、对软组织要求低、创伤小、保留血流灌注、外固定牢靠、患者可早期负重、避免长期卧床等各种优势，建议用于大段骨缺损、软组织条件差、需矫正畸形的患者。但主要不足是该技术治疗周期长、针道感染、邻近关节挛缩、再骨折、对接点骨不连、成骨不全等并发症发生率高，术前需严密规划、术中器械操作复杂、术后外固定支架护理烦琐。

手术步骤：常规麻醉消毒后，沿原手术切口切开，彻底清创，根据术前计划及术中情况进行闭合截骨。患侧肢体上套入外固定支架，于患肢上段干骺部使用2个相互平行钢环，向患肢交叉穿入2枚直径克氏针（同一钢环交叉角度在30°~50°），并用拉紧器拉紧克氏针保持张力，

固定于钢环上，依次固定下端钢环，根据情况调整拉力，保持匀速增长。

第二节　上肢感染性骨缺损手术治疗中同种异体骨的应用

一、肱骨感染性骨缺损

（1）外固定支架固定术。

（2）肱骨同种异体骨植骨与钢板螺钉内固定术。

典型病例如图14-2-1所示。

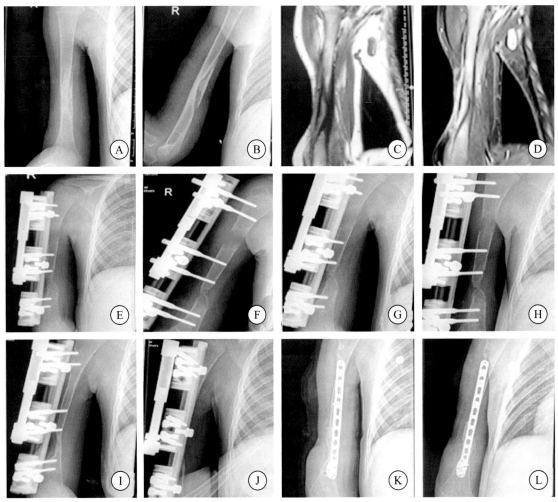

图14-2-1　女性，7岁，电击烧伤右上臂皮肤感染坏死、骨髓炎、骨缺损，外固定支架固定术，同种异体骨植骨、钢板螺钉内固定术

A、B. 右肱骨DR正、侧位片；C、D. 右肱骨MRI；E、F. 右肱骨外固定支架固定术后DR正、侧位片；G、H. 右肱骨外固定支架固定术后复查DR正、侧位片；I、J. 右肱骨外固定支架固定术后3个月复查DR正、侧位片；K、L. 右肱骨外固定支架取出，行同种异体骨植骨与钢板螺钉内固定术后DR正、侧位片

二、尺桡骨感染性骨缺损

（1）外固定支架固定术。

（2）尺桡骨同种异体骨植骨与钢板螺钉固定术。

典型病例如图14-2-2所示。

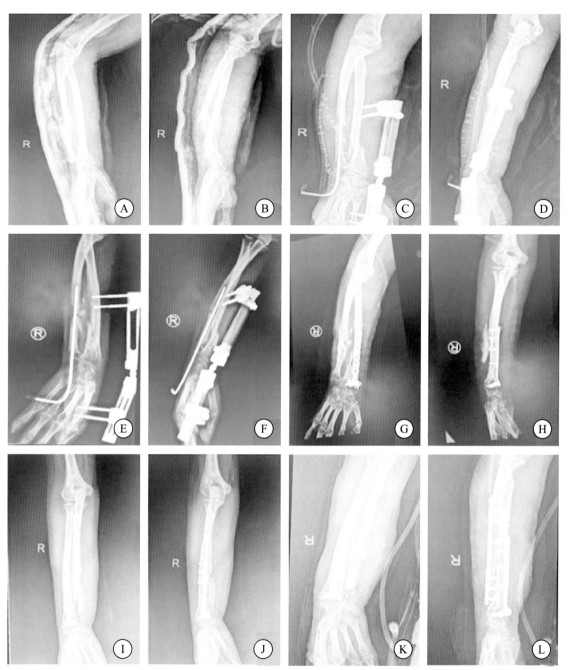

图14-2-2 女性，44岁，右尺桡骨开放性骨折、感染性骨缺损，外固定支架固定术，同种异体骨植骨、钢板螺钉内固定术
A、B. 右尺桡骨开放性骨折、感染性骨缺损DR正、侧位片；C、D. 右尺桡骨外固定支架固定术后DR正、侧位片；E、F. 右尺桡外固定支架固定术后3个月DR正、侧位片；G、H. 右桡骨同种异体骨植骨、钢板螺钉内固定术后DR正、侧位片；I、J. 右桡骨同种异体骨植骨、钢板螺钉内固定术后4个月右尺骨骨缺损DR正、侧位片；K、L. 右尺骨同种异体骨植骨、钢板螺钉内固定术后DR正、侧位片

第三节　下肢感染性骨缺损手术治疗中同种异体骨的应用

一、股骨感染性骨缺损

（1）外固定支架固定术。

（2）股骨同种异体骨植骨与钢板螺钉内固定术。

典型病例如图 14-3-1、图 14-3-2 所示。

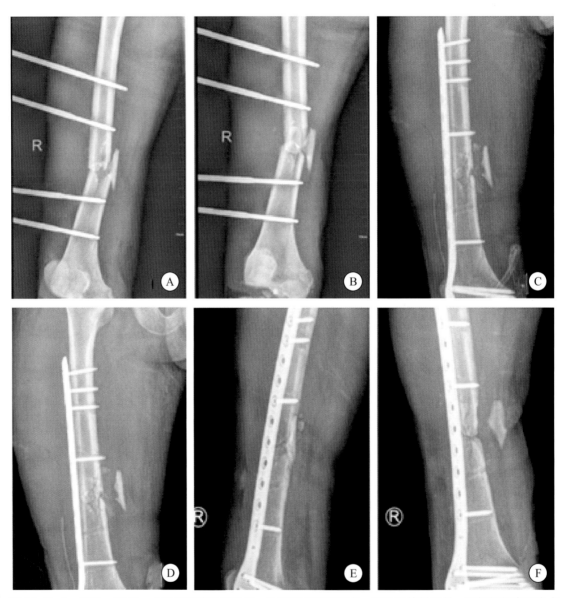

图 14-3-1　男性，23 岁，右股骨感染性骨缺损，外固定支架固定术，同种异体骨植骨、钢板螺钉内固定术

A、B. 右股骨外固定支架固定术后 DR 正、侧位片；C、D. 右股骨同种异体骨植骨与钢板螺钉内固定术后 DR 正、侧位片；E、F. 右股骨同种异体骨植骨与钢板螺钉内固定术后 3 个月 DR 正、侧位片

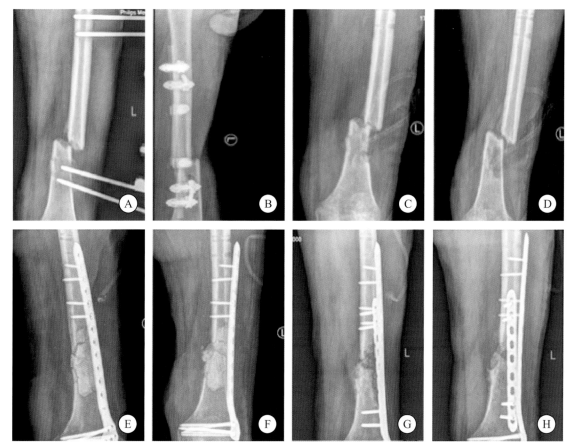

图14-3-2 男性，41岁，右股骨感染性骨缺损，外固定支架固定术，同种异体骨植骨、钢板螺钉内固定术

A、B. 右股骨外固定支架固定术后DR正、侧位片；C、D. 右股骨外固定支架取出后DR正、侧位片；E、F. 右股骨同种异体骨植骨与钢板螺钉内固定术后DR正、侧位片；G、H. 右股骨同种异体骨植骨与钢板螺钉内固定术后1个月DR正、侧位片

二、胫骨感染性骨缺损

取出钢板螺钉（内固定）、同种异体骨植骨

与外固定装置固定术。

典型病例如图14-3-3所示。

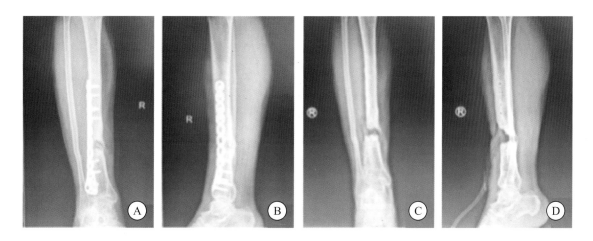

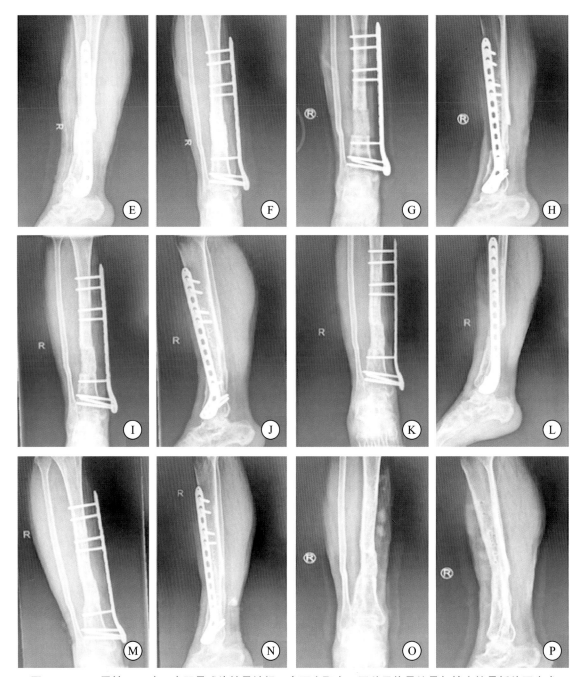

图 14-3-3 男性，51岁，右胫骨感染性骨缺损，内固定取出、同种异体骨植骨与锁定接骨板外固定术

A、B. 右胫骨 DR 正、侧位片；C、D. 右胫骨内固定取出后 DR 正、侧位片；E、F. 右胫骨同种异体骨植骨与锁定接骨板外固定术后 DR 正、侧位片；G、H. 术后 3 个月 DR 正、侧位片；I、J. 术后 6 个月 DR 正、侧位片；K、L. 术后 1 年 DR 正、侧位片；M、N. 术后 2 年 DR 正、侧位片；O、P. 取出外固定装置后 DR 正、侧位片显示胫骨骨性愈合

（朱宗东　袁加斌　刘攀　刘希麟　李亭　何叔宾　何伟）

参考文献

［1］吴永军，赵猛. 感染性骨缺损的治疗现状［J］. 生物骨科材料与临床研究，2022，19（4）：86-90.

［2］王想福，张万乾，郑卉卉. 感染性骨缺损的治疗进展［J］. 中国骨与关节杂志，2021，10（6）：469-472.

［3］Schwarz EM，Parvizi J，Gehrke T，et al，2018 International consensus meeting on musculoskeletal infection: research priorities from the general assembly questions［J］. J Orthop Res，2019，37

（5）：997－1006.

［4］ Masters EA，Trombetta RP，de Mesy Bentley KL，et al. Evolving concepts in bone infection：redefining "biofilm"，"acute vs. chronic osteomyelitis"，"the immune proteome" and "local antibiotic therapy" ［J］. Bone Res，2019，7：20.

［5］ Jiang N，Wang BW，Chai YM，et al. Chinese expert consensus on diagnosis and treatment of infection after fracture fixation ［J］. Injury，2019，50（11）：1952－1958.

［6］ 秦宇星，任前贵，沈佩锋. 组织工程骨技术治疗骨缺损的优越性 ［J］. 中国组织工程研究，2020，24（24）：3877－3882.

［7］ Drago L，Toscano M，Bottagisio M. Recent evidence on bioactive glass antimicrobial and antibiofilm activity：a mini－review ［J］. Materials（Basel），2018，11（2）：326.

［8］ Lin X，Yang S，Lai K，et al. Orthopedic implant biomaterials with both osteogenic and anti－infection capacities and associated in vivo evaluation methods ［J］. Nanomedicine，2017，13（1）：123－142.

［9］ Zhao XY，Han Y，Li JW，et al. BMP－2 immobilized PLGA/hydroxyapatite fibrous scaffold via polydopamine stimulates osteoblast growth ［J］. Mater Sci Eng C Mater Biol Appl，2017，78：658－666.

［10］ Lobb DC，DeGeorge BR Jr，Chhabra AB. Bone graft substitutes：current concepts and future expectations ［J］. J Hand Surg Am，2019，44（6）：497－505. e2.

［11］ Benavides－Castellanos MP，Garzón－Orjuela N，Linero I. Effectiveness of mesenchymal stem cell－conditioned medium in bone regeneration in animal and human models：a systematic review and meta－analysis ［J］. Cell Regen，2020，9（1）：5.

［12］ Konda SR，Gage M，Fisher N，et al. Segmental bone defect treated with the induced membrane technique ［J］. J Orthop Trauma，2017，31（Suppl 3）：S21－S22.

［13］ Ronga M，Cherubino M，Corona K，et al. Induced membrane technique for the treatment of severe acute tibial bone loss：preliminary experience at medium－term follow－up ［J］. Int Orthop，2019，43（1）：209－215.

第十五章　脊柱骨折手术治疗中同种异体骨的应用

第一节　脊柱骨折的诊断与治疗

一、诊断依据

（一）临床表现

1. 外伤史　明确的外伤史，如交通伤、高坠伤、重物打击伤、工伤事故等。

2. 症状　常主诉患区疼痛，活动受限，肢体麻木，活动无力，损伤平面以下感觉迟钝或消失。排便无力、尿潴留，或大小便失禁。男性患者阴茎不能有意识地勃起，如有脊髓圆锥部受损，勃起功能完全丧失。

3. 体征

（1）强迫体位、皮下瘀血、局部后凸畸形。

（2）局部压痛、叩击痛。

（3）脊柱各段活动受限。颈椎骨折可出现四肢感觉肌力异常，甚至四肢瘫。胸椎、腰椎骨折可出现下肢感觉肌力异常，甚至截瘫。

（二）实验室检查

1. 电解质检查　脊柱骨折可导致脊髓损伤。低钠血症是脊髓损伤患者，尤其是高位颈脊髓损伤患者早期常见的并发症。急性重度低钠血症可导致患者出现神经精神症状甚至死亡。颈脊髓损伤为急性脊髓损伤患者发生低钠血症的独立危险因素，完全性脊髓损伤为脊髓损伤患者发生低钠血症的危险因素，在颈脊髓损伤患者中最为明显。急性脊髓损伤患者低钠血症的发生率既与脊髓损伤的平面有关，又与脊髓损伤的程度有关。抗利尿激素分泌失调综合征是少数患者发生低钠

血症的原因。所以应注意对脊髓损伤患者进行电解质的监测，做到及时发现、及时处理。

2. 血气分析　C_4 以上的脊髓损伤会影响呼吸功能，严重者可造成死亡。原因有运动、感觉神经麻痹，也有自主神经功能紊乱及肺部感染的影响。损伤平面以下运动功能丧失，导致肋间肌失去正常收缩功能，肺的有效通气量又受到影响，肺扩张不全、肺栓塞乃至肺炎时有发生。患者较难达到深呼吸，咳嗽时无力，肺部分泌物不易排出，积存体内，是易发肺感染的主要原因。故对于脊髓损伤患者，尤其是颈脊髓损伤的患者，监测血氧分压及肺功能是非常必要的。

（三）影像学检查

1. X 线检查　基本的检查手段，根据考虑损伤节段、部位、类型、程度，完善相关 X 线检查（正位、侧位、双斜位、颈椎张口位等），正位应观察椎体有无变形，上下棘突间隙、椎弓根间距等有无改变；侧位应观察棘突间隙有无加大。测量：①椎体压缩程度；②脱位程度；③脊柱后弓角，正常胸椎后弓角≤10°，在颈椎及腰椎为生理前突。在胸椎，脊椎脱位达Ⅰ度以上，多为完全脊髓损伤，鲜有恢复；而在颈椎及腰椎，则严重程度与脊椎脱位程度可不完全一致。在急性期过后，为检查脊柱的稳定性，应拍前屈和后伸脊柱侧位片，如上下相邻椎体的前缘或后缘前后移位＞3mm 即为不稳定的征象。X 线检查可较好评估脊柱节段解剖序列。

2. CT 检查　比 X 线检查能更加全面地显示脊柱骨性结构的损伤，并间接反映椎间盘、韧带、关节囊结构的损伤程度。CT 能清楚地显示脊椎骨折累及的范围及具体部位，能观察到爆裂骨折块突入椎管的程度，并以该骨折块占据椎管

的前后径的比值进行分度，占 1/3 以内者为Ⅰ度狭窄，1/2 者为Ⅱ度狭窄，>1/2 者为Ⅲ度狭窄。Ⅱ度、Ⅲ度狭窄多压迫脊髓。CT 可以提高椎板骨折及关节突骨折的检出率，横断位扫描有助于对骨折进行载荷分享评分法的分类。也可以根据周围骨折块的移位来观察椎管受累情况，判断神经损伤的可能性。三维重建技术的应用使得脊柱骨折形态及关节突间的关系更加直观，重建后椎间隙、棘突间距、椎体间、关节突间相对关系的变化反映了脊柱软组织结构的损伤程度，但不能显示脊髓受损情况。

3. MRI 检查 可明确骨折性质及韧带复合体损伤情况，显示血肿及脊髓、神经损伤所表现出的异常高信号。

（1）椎体骨折：爆裂骨折表现为椎体正常结构与外形的消失，骨折线可贯穿椎体的前后缘。部分骨折块游离，向后嵌入椎管，造成硬脊膜或脊髓等神经结构的损伤。骨折处椎体皮质凹凸不平，部分断裂的皮质可陷入椎体。骨折处因组织液渗漏而呈长 T1 低信号影、长 T2 高强信号影。但部分病例在骨折处呈短 T1 略高信号影，这可能与骨折处出血及骨松质内脂滴漏出并积聚有关。压缩骨折在矢状位上呈典型楔形改变，并可根据异常信号所在位置确定骨折是中心性或边缘性压缩骨折。压缩骨折线一般呈线状或宽带样长 T1、长 T2 信号。椎体骨折后，在矢状位和冠状位可观察到椎体移位的程度及脊髓受压的情况。

（2）椎间盘损伤：椎间盘在矢状位显示最佳。损伤后的椎间盘信号大多减低或消失，形态呈破碎状。部分椎间盘后移，在横断位上可观察到椎间盘突出的方位以及神经根是否受压。椎间盘后损伤也存在 T2 像的高信号，主要由椎间盘内的损伤出血造成。

（3）附件骨折：椎板、棘突、横突或上下关节突的骨折在横断位显示较好，骨折线呈长 T1、短 T2 信号。

（4）软组织损伤：正常椎体前后纵韧带、棘间韧带在各成像序列上均呈黑色低信号影。韧带断裂后，断裂处在 T2WI 显示为长 T2 略高信号影。在 T1WI 见正常的黑色条纹影中断或表现为皱缩的黑色条纹影。肌肉水肿或淤血，表现为长 T1、长 T2 信号；若为陈旧性出血，可表现为短 T1 信号。

二、治疗方法

（一）非手术治疗

1. 生命支持

（1）呼吸支持：上颈椎损伤患者往往由于呼吸肌瘫痪而猝死，常要现场进行气管插管，应避免颈部过伸。保持呼吸道通畅和早期固定是常用的方法。

（2）血流动力学支持：损伤在 T_6 以上的急性脊髓损伤患者可以产生类似于功能性交感神经切断综合征的症状，导致神经阻断、心搏加速，正常情况下的低血压－心动过速反应被阻断。由于静脉容量增加出现相应的血容量减少，对于年轻患者扩容通常是应用增加血供和心排血量的药物，但要注意不要过度补液。如果持续性低血压，静脉内可应用 β 受体阻断剂，应避免应用 α 受体阻断剂，因为它将增加心脏后负荷、减少心排血量。

2. 早期复位、有效稳定脊柱

（1）颈椎：对脊柱序列改变者应尽早应用牵引。对骨折伴有脱位或单纯颈椎脱位者，单纯牵引即可。若有后关节交锁，可在颅骨牵引的同时，加大牵引重量，严密观察患者神经体征，试行闭合牵引下的复位。小关节脱位通常需要轻度的屈曲。牵张性损伤是不能用牵引复位的，通常需要切开复位。

（2）胸椎：T_{10} 以上胸椎有胸廓保护，除非剧烈暴力，一般不发生严重脱位，但由于胸廓的存在，复位亦很困难。对 1/2 以内压缩骨折或爆裂骨折、未合并脊髓损伤者，可卧床 8 周或用石膏背心 8 周。对伴有脊髓损伤者应减压。对骨折脱位者可行过伸复位或手术复位。由于有胸廓保护，胸椎骨折脱位愈合后一般均较稳定，可不行内固定及融合。

（3）胸腰段：对单纯压缩骨折者，行快速复位。患者仰卧，于胸腰段置横带在床牵引架上悬吊，固定股部于床边，悬吊至肩部离床，吊半小时，拍 X 线侧位片。复位后使用过伸胸腰石膏背心，常可加重胸腰段骨折致肠蠕动抑制，石膏背心固定背伸肌锻炼 2 个月后戴支具起床活动 1 个月。对脊髓损伤者，复位即可减压。

（4）腰椎：对不伴神经损伤的爆裂骨折、单纯压缩骨折、Chance 骨折，处理原则同胸腰段。之所以将 $L_{2\sim5}$ 归入腰椎，系因此段为马尾损伤，故未将 L_2 骨折归类于胸腰段。可行过伸复位和石膏固定，也可在腰下垫高圆枕保持腰椎过伸位置，腰背肌锻炼。腰椎骨折后形成的腹膜后血肿，多易引起反射性肠麻痹，应对症治疗，一般数日后即可逐渐好转。

3. 药物治疗

（1）大剂量甲泼尼龙。

（2）神经节苷脂。

（3）生长因子。

（4）其他药物：利尿剂、阿片受体阻断剂。

4. 其他非手术治疗

（1）高压氧治疗。

（2）低温灌注治疗。

（二）手术治疗

1. 手术适应证

（1）非手术治疗不能治愈，或非手术治疗的疗程过长，或非手术治疗不能促使患者恢复工作。

（2）椎体解剖结构破坏，必须恢复脊柱解剖序列，重建脊柱稳定性及承重功能。

（3）骨折导致脊髓神经受压，或推断随病情发展难免导致脊髓神经受压或受损。

2. 手术方式

（1）上颈椎。

1）经后路寰椎侧块、枢椎椎弓根及 C_3 侧块螺钉内固定与同种异体骨植骨术。

2）经后路寰椎侧块、枢椎椎弓根螺钉内固定与同种异体骨植骨术。

（2）下颈椎。

1）经后路颈椎侧块螺钉内固定与经前路颈椎体次全切术。

2）经前路颈椎体次全切与植骨融合钛板内固定术。

3）经后路颈椎侧块螺钉内固定与经前路颈椎间盘切除术。

（3）胸椎：经后路切开复位、减压、植骨融合与内固定术。

（4）胸腰段。

1）经胸前方复位、减压与植骨融合术。

2）经后路切开复位、减压、植骨融合与内固定术。

（5）腰椎：经后路切开复位、减压、植骨融合与内固定术。

第二节 颈椎骨折手术治疗中同种异体骨的应用

一、上颈椎骨折手术治疗中同种异体骨的应用

（一）经后路寰椎侧块、枢椎椎弓根及 $C_{1\sim3}$ 侧块螺钉内固定与同种异体骨植骨术

麻醉满意后，颈椎固定器固定头部，患者俯卧位，肩胸部垫软枕，颈椎呈自然伸展位。常规消毒、铺巾，行颈椎后路正中切口。依次切开皮肤、皮下组织，纵行切开并依次潜行分离颈后肌群。钝性分离肌肉与筋膜，显露椎体后缘。充分暴露 $C_{1\sim3}$ 椎板后，放置撑开器。使用高速磨转依次于 C_1 上下关节突连线与椎板左右连线中点外侧 1mm 左右钻孔。使用电钻扩大孔径及深度。依次使用探针测量孔径深度，置入 C_1 侧块螺钉，同法处理 $C_{2\sim3}$。C 臂透视下确认侧块螺钉内固定良好。选择长度适合的颈椎后路钛棒，置于颈椎后，将患者头部向后抬起适当高度，固定螺帽，C 臂透视确认内固定位置良好，骨折复位满意。高速磨钻打磨去皮质，准备植骨床，生理盐水反复冲洗椎体间，将大量同种异体碎骨置于 $C_{1\sim3}$ 后外侧椎板和侧块间行后外侧融合。予以双极电凝及速绫充分止血，冲洗切口。清点手术器械、耗材，留置引流管，逐层缝合。

典型病例如图 15-2-1 所示。

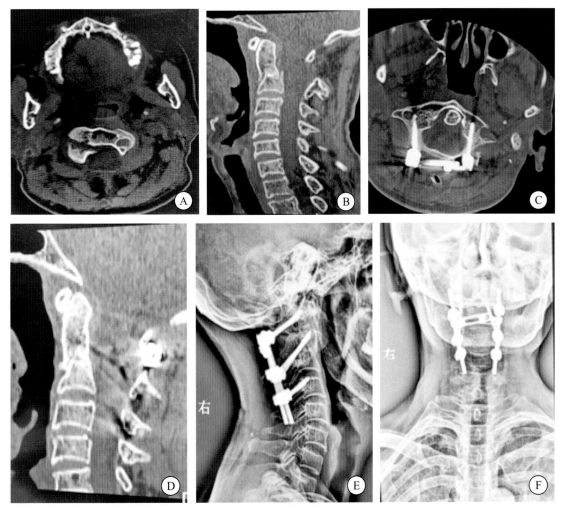

图 15-2-1　女性，53 岁，枢椎齿状突及基底部骨折，经后路寰椎侧块、
枢椎椎弓根及 C₃ 侧块螺钉内固定与同种异体骨植骨术

A. 术前颈椎 CT 显示枢椎齿状突及基底部骨折；B. 术前颈椎 CT 显示枢椎骨折；C、D. 术后 CT 显示内固定、侧块螺钉位置满意；E、F. 术后 6 个月颈椎 DR 正、侧位片显示同种异体骨植骨块与寰椎后弓及枢椎椎板部分融合

（二）经后路寰椎侧块、枢椎椎弓根螺钉内固定与同种异体骨植骨术

麻醉满意后患者俯卧位，头颈置于颅牵引手术床上，在 C 臂透视下定位，确定病变手术间隙，并做体表标记。常规消毒、铺巾，行颈椎后正中切口，依次切开皮肤、皮下组织，正中切开项韧带，沿棘突、椎板剥离颈部诸肌，显露 C₁~₂。以自动撑开拉钩充分显露术野，选择恰当的进钉点，在 C 臂透视辅助下于 C₁~₂ 置入侧块螺钉，依次开口、置入探路器，探路器确认四壁均为骨性结构，丝攻扩大进针路径，再次探路器确认四壁均为骨性结构，C₁~₂ 置入侧块螺钉，经 C 臂透视侧块螺钉位置满意，测量并截取适合长度连接棒，依据颈椎弧度预弯，分别连接于 C₁~₂ 侧块螺钉，依次旋紧各螺钉螺帽。创面彻底止血，大量生理盐水反复冲洗手术切口。再次检查并确认各螺钉螺帽固定牢固。于双侧侧块旁植入同种异体骨。止血纱布及双极电凝彻底止血，检查无活动性出血，冲洗切口。清点手术器械、耗材，留置引流管，逐层缝合。

典型病例如图 15-2-2 所示。

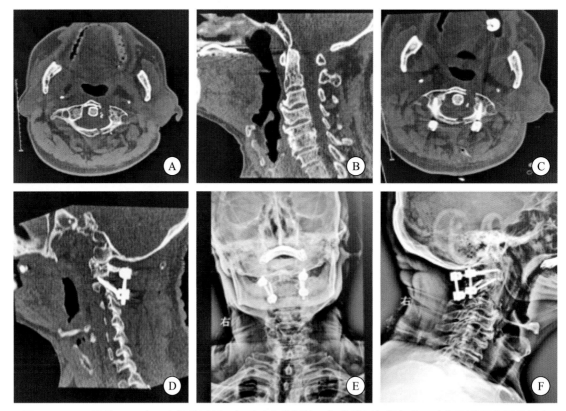

图15-2-2 男性,63岁,寰枢椎骨折,经后路寰椎侧块、枢椎椎弓根螺钉内固定与同种异体骨植骨术

A. 术前颈椎CT显示寰椎骨折伴脱位;B. 术前颈椎矢状位CT提示寰枢骨折;C、D. 术后CT显示内固定、侧块螺钉位置满意;E、F. 术后6个月颈椎DR正、矢状位片显示同种异体骨植骨块与寰椎后弓及枢椎椎板部分融合

二、下颈椎骨折手术治疗中同种异体骨的应用

(一) 经后路颈椎侧块螺钉内固定与经前路颈椎体次全切术

麻醉满意后,颅骨牵引,患者俯卧位,术区常规消毒、铺巾。以 C_5 棘突为中心行后正中纵行切口,依次切开皮肤、皮下组织,骨膜下推开双侧棘旁肌显露 $C_{3\sim7}$ 的侧块外缘,以左侧 C_4 侧块中点内下 1mm 为进钉点,外展 30°,平行于本椎体上关节突方向为进钉角度,置入 C_4 侧块螺钉。用同样方法置入左侧 $C_{5\sim7}$ 及右侧 $C_{4\sim7}$ 侧块螺钉。上好连接棒行固定。以 $C_{3\sim6}$ 左侧椎板与侧块移行处为标志,用超声骨刀切断移行处双侧骨皮质,以 $C_{3\sim6}$ 右侧椎板与侧块移行处为标志,用超声骨刀切断移行处背侧骨皮质、保留腹侧骨皮质。以右侧 $C_{3\sim6}$ 椎板与侧块移行处保留之腹侧骨皮质为门轴,由左向右旋转 $C_{3\sim6}$ 椎板,

使椎板与侧块移行断裂处分开约 1cm,实现椎板开门、椎管扩大成形。 $C_{3,6}$ 分开之椎板与侧块间用成形板固定, $C_{4,5}$ 分开之椎板与侧块间悬吊固定。C臂透视内固定位置良好。加压冲洗切口,左侧 $C_{3\sim6}$ 开门处用明胶海棉填塞止血,清点手术器械、耗材、留置引流管,逐层缝合,包扎。患者仰卧位,术区常规消毒、铺巾。以右胸锁乳突肌前缘行横行切口,逐层切开,在胸锁乳突肌与舌骨下肌群之间显露椎体前缘。C臂透视定位。用颈椎拉钩将右侧胸锁乳突肌及血管鞘牵向右侧,将气管、食管及甲状腺牵向左侧,在 $C_{4\sim6}$ 中央置入椎体撑开螺钉,套上椎体撑开器并撑开 $C_{4\sim5}$、 $C_{5\sim6}$ 椎间隙,用尖刀切断 $C_{4\sim5}$、 $C_{5\sim6}$ 椎间盘纤维环,用刮匙及髓核钳取出髓核组织,对 C_5 行次全切椎管减压,上达 C_4 下终板,下达 C_6 上终板,两侧达 C_5 椎弓根内壁,后达硬脊膜囊。对双侧钩椎关节常规部分切除神经根减压。减压完成后,用刮匙刮除 C_4 下终板之软骨终板和 C_6 上终板之软骨终板,保留骨性终板,生理盐水冲洗 $C_{4\sim6}$ 间隙,用与 $C_{4\sim6}$ 间隙相应长

度的钛笼以同种异体骨和自体骨混合充填后行支撑植骨，取出椎体撑开器，选用长度适合钛板内固定，C臂透视证实内固定位置良好。充分止血，冲洗切口。清点手术器械、耗材，留置引流管，逐层缝合。

典型病例如图15-2-3所示。

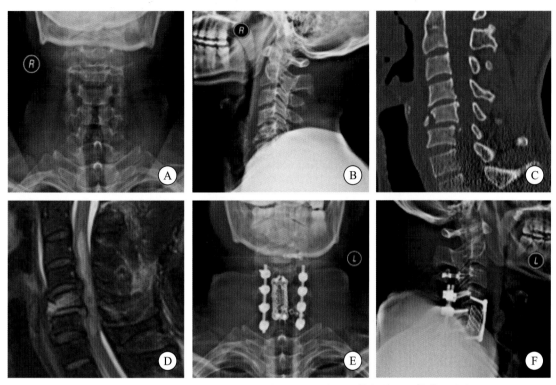

图15-2-3　男性，39岁，C₅骨折伴脱位，经后路C₃~₆椎板单开门椎管扩大成形，
经前路C₅次全切与减压植骨融合内固定术

A、B. 术前X线正、侧位片显示C₅骨折，C₅~₆后缘不连续；C. 术前CT显示C₅骨折伴脱位，椎管狭窄；D. 术前MRI显示C₅骨折，前后纵韧带断裂，后方韧带复合体损伤，颈脊髓损伤；E、F. 术后X线正、侧位片显示颈椎序列及内固定位置良好

（二）经前路颈椎体次全切与植骨融合钛板内固定术

麻醉满意后患者仰卧位，肩背部垫软枕、枕部软圈，颈椎后仰呈颈过伸位。常规消毒、铺巾，行颈椎前路右侧横行切口。依次切开皮肤、皮下组织，纵行切开颈白线并潜行分离颈阔肌。钝性分离胸锁乳突肌与颈内脏鞘之间的筋膜，显露肩胛舌骨肌，分离颈动脉鞘与颈内脏鞘间隙，显露椎体前缘。放置定位针，C臂透视定位准确。分离颈椎前双侧颈长肌，病变椎体间放置颈椎撑开器。髓核钳及刮匙切除椎间盘。刮匙刮除软骨终板，生理盐水冲洗椎间，咬骨钳咬除椎体及相应后纵韧带直至硬脊膜。扩大椎管，解除脊髓及神经根压迫。测量并截取相应长度的钛笼，内装入咬除的自体骨或混合部分同种异体骨，置入椎体之间。选择长度适合的颈椎前路钛板，置于椎前，螺钉固定，C臂透视确认内固定位置良好。充分止血，冲洗切口。清点手术器械、耗材，留置引流管，逐层缝合。

典型病例如图15-2-4所示。

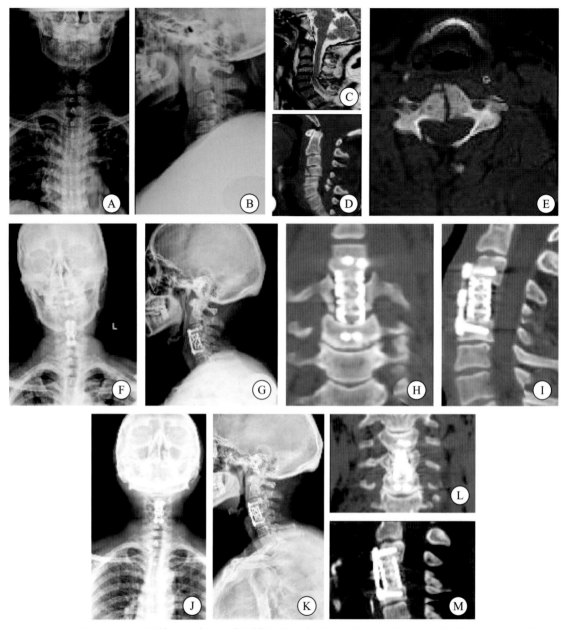

图 15－2－4　男性，50 岁，C₄ 爆裂骨折伴不全瘫，经前路 C₄ 次全切、椎管减压、同种异体骨钛笼植入与钛板内固定术

　　A、B. 术前 X 线正、侧位片显示 C₄ 爆裂骨折；C. 术前 MRI 显示颈脊髓受压；D、E. 术前 CT 冠状位与矢状位显示骨折不稳；F、G. 术后 X 线正、侧位片显示复位植骨良好；H、I. 术后 CT 显示减压充分；J、K. 术后 2 年 X 线正、侧位片显示植骨融合良好；L、M. 术后 2 年 CT 显示植骨愈合

（三）经后路颈椎侧块螺钉内固定与经前路颈椎间盘切除术

麻醉满意后患者俯卧位，术区常规消毒、铺巾。以 C₄~₅ 棘突间隙为中心行后正中纵行切口，依次切开皮肤、皮下组织，骨膜下推开双侧棘旁肌显露 C₃~₆ 的侧块外缘，以左侧 C₃ 侧块中点内下 1mm 为进钉点，外展 30°，平行于本椎体上关节突方向为进钉角度，置入 C₃ 侧块螺钉。用同样方法置入左侧 C₄~₆ 侧块螺钉、右侧 C₃~₆ 侧块螺钉，上好连接棒行复位固定。C 臂透视证实颈椎序列及内固定位置良好。充分止血，冲洗切口，清点手术器械、耗材，留置引流管，逐层缝合。

患者仰卧位，术区常规消毒、铺巾。以右胸锁乳突肌前缘行斜行切口，逐层切开，在胸锁乳突肌与舌骨下肌群之间显露椎体前缘。C 臂透视定位。用颈椎拉钩将右侧胸锁乳突肌及血管鞘牵向右侧，将气管、食管及甲状腺牵向左侧，在 C₄~₅ 中央置入椎体撑开螺钉，套上椎体撑开器并撑开 C₄~₅ 椎间隙，用尖刀切断 C₄~₅ 椎间盘纤维环，用刮匙及髓核钳取出髓核组织行椎管减压，用椎板咬骨钳咬除 C₄~₅ 椎间隙处椎体后缘，对双侧钩椎关节常规部分切除神经根减压。减压完成后，用刮匙刮除椎体软骨终板，保留骨性终板，生理盐水冲洗椎间隙，用相应大小同种异体骨充填后椎间支撑植骨，取出椎体撑开器，选用长度适合钛板内固定，C 臂透视证实内固定位置良好。充分止血，冲洗切口，清点手术器械、耗材，留置引流管，逐层缝合。

典型病例如图 15-2-5 所示。

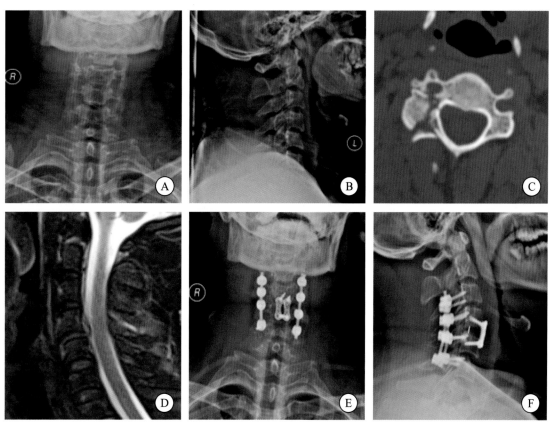

图 15-2-5 男性，31 岁，C₄ 骨折伴脱位，经后路 C₃~₆ 侧块螺钉内固定，经前路 C₄~₅ 椎间盘切除与减压植骨融合内固定术

A、B. 术前 X 线正、侧位片显示颈椎生理性弯曲变直，C₄~₅ 后缘欠连续；C. 术前 CT 显示 C₄ 骨折，椎管狭窄；D. 术前颈椎 MRI 显示 C₄ 骨折，前后纵韧带断裂，后方韧带复合体损伤，颈脊髓损伤；E、F. 术后 X 线正、侧位片显示颈椎序列及内固定位置良好

第三节　胸椎骨折手术治疗中同种异体骨的应用

手术方法：经后路切开复位、减压、植骨融合与内固定术。麻醉显效后患者俯卧位，术区常规消毒、铺巾。以 $T_{10\sim11}$ 棘突为中心行后正中切口，依次切开皮肤、皮下组织，骨膜下推开双侧棘旁肌，显露 $T_8\sim L_1$ 椎弓根螺钉进钉点，胸椎以关节突关节垂直平分线外侧 3mm 与横突上1/3水平线之交点为进钉点，腰椎以"人"字嵴顶点为进钉点，根据术前 CT 扫描决定倾角和外展角度，根据倾角和外展角度确定进钉方向，C臂透视下置入双侧 $T_8\sim L_1$ 椎弓根螺钉，上好连接棒行复位固定。切除 $T_{10\sim11}$ 全椎板行椎管减压，$T_{10\sim11}$ 椎间盘予以同种异体骨骨笼植骨融合，$T_{9\sim12}$ 后外侧予以同种异体骨与自体骨混合植骨融合。充分止血，冲洗切口，清点手术器械、耗材，留置引流管，逐层缝合。

典型病例如图 15-3-1 所示。

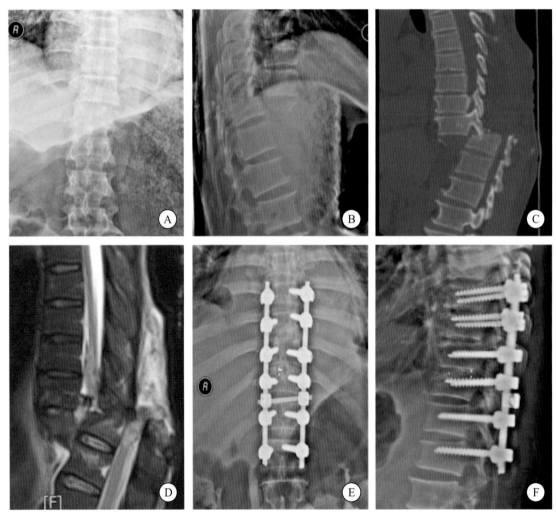

图 15-3-1　男性，59 岁，T_{10} 爆裂骨折伴脱位，经后路切开复位、减压、植骨融合与内固定术

A、B. 术前 X 线正、侧位片显示 T_{10} 爆裂骨折伴脱位；C. 术前 CT 显示 T_{10} 前脱位；D. 术前 MRI 提示 $T_{10\sim11}$ 椎间盘损伤，前后纵韧带及后方张力带断裂，胸脊髓离断；E、F. 术后 X 线正、侧位片显示植骨融合良好

第四节 胸腰段骨折手术治疗中同种异体骨的应用

（一）T₁₂骨折经胸前方复位、减压与植骨融合术

气管插管全麻，患者左侧卧位，经右胸入

路，切除右 11 肋，显露 T₁₁～L₁ 侧方，结扎节段血管后，纵行切开达骨膜下剥离，充分显示 T₁₂骨折，切除上下椎间盘，用撑开器撑开复位，T₁₂椎管前方减压，相邻上下椎体侧方开槽，同种异体桡骨段嵌入骨槽，将所切肋骨条填满缝隙处植骨融合，检查无误后放置胸腔引流管，逐层缝合。

典型病例如图 15－4－1 所示。

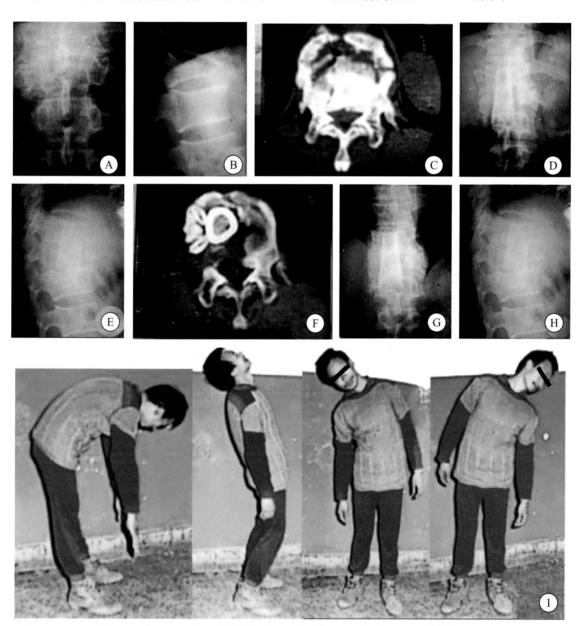

图 15－4－1 男性，38 岁，1997 年 3 月因跌伤致 T₁₂ 爆裂骨折，经右胸入路 T₁₂椎管前方减压、撑开复位、相邻上下椎体侧方开槽与同种异体桡骨段嵌入植骨融合术

A、B. 术前 X 线正、侧位片显示 T₁₂楔形塌陷；C. 术前 CT 显示椎体爆裂骨折；D、E. 术后 X 线正、侧位片显示复位植骨良好；F. 术后 CT 显示减压充分，植骨良好；G、H. 术后 1 年 X 线正、侧位片显示植骨融合良好；I. 术后 1 年胸腰活动正常，恢复劳动

（二）胸腰段骨折经后路切开复位、椎管减压、截骨矫形、植骨融合与内固定术

麻醉满意后患者俯卧位，垫空腹部，常规消毒、铺巾。以 T_{12} 棘突为中心做胸腰部后正中约 20cm 切口。逐层切开皮肤、皮下组织及腰骶筋膜。沿棘突两侧竖脊肌于棘突附着点，用电刀沿棘突、椎板做骨膜下剥离分开竖脊肌，暴露 T_9~L_3 两侧椎板、关节突关节及部分横突。以椎板拉钩牵开竖脊肌，充分显露术野，选择恰当的进钉点，在 C 臂辅助下分别于 T_9~L_3 上关节突关节进钉，置入探路器开口，探路器确认四壁均为骨性结构，开路锥扩大进钉路径，再次探路器确认四壁均为骨性结构，置入 12 枚椎弓根螺钉，测量并截取所需长度钛棒，预弯钛棒至与骨折局部生理弧度相当，分别连接于 T_9~L_3 两侧椎弓根螺钉，在套筒保护下旋紧各螺钉螺帽，连接钉棒系统并固定撑开。咬骨钳咬除 T_9 下缘至 L_3 上缘棘突，原位植骨并植入同种异体骨，连接横连杆。创面用止血纱布彻底止血，大量生理盐水反复冲洗手术切口，清点手术器械、耗材，留置引流管，逐层缝合。

典型病例如图 15-4-2 所示。

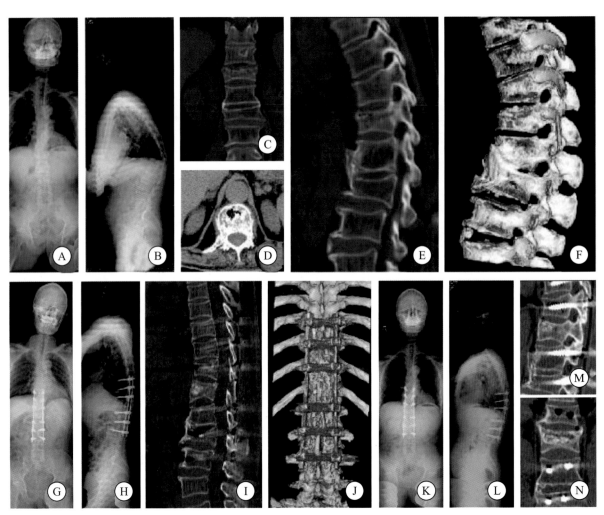

图 15-4-2　男性，67 岁，陈旧性 $T_{11,12}$、L_2 压缩骨折伴后凸畸形，经后路切开复位、椎管减压、截骨矫形、T_{12} 椎体内自固化磷酸钙人工骨植骨融合、T_9~L_3 椎板横突间同种异体骨植骨融合与内固定术

A、B. 术前全长 X 线正、侧位片显示陈旧性 $T_{11~12}$、L_2 压缩骨折伴后凸畸形；C~F. 术前 CT 平扫及三维重建显示 T_{12} 裂隙症伴后凸畸形；G、H. 术后全长 X 线正、侧位片显示矫形良好；I、J. 术后 CT 平扫及三维重建显示植骨良好；K、L. 术后 2 年全长 X 线正、侧位片显示内固定无松动，矫形维持良好；M、N. 术后 2 年 CT 显示椎体内植骨及椎板间植骨良好

（三）L₁ 爆裂骨折经后方减压、复位、椎弓根螺钉内固定、后外侧自体骨与同种异体骨植骨融合术

麻醉满意后患者俯卧位，垫空腹部，常规消毒、铺巾。以 L₁ 棘突为中心做胸腰部后正中约 10cm 切口。逐层切开皮肤、皮下组织及腰骶筋膜。沿棘突两侧竖脊肌于棘突附着点，用电刀沿棘突、椎板做骨膜下剥离分开竖脊肌，暴露 T₁₂～L₂ 两侧椎板、关节突关节及部分横突。以椎板拉钩牵开竖脊肌，充分显露术野，选择恰当的进钉点，在 C 臂透视辅助下分别于 T₁₂～L₂ 上关节突关节进钉，置入探路器开口，探路器确认四壁均为骨性结构，开路锥扩大进钉路径，再次探路器确认四壁均为骨性结构，置入 6 枚椎弓根螺钉，测量并截取所需长度钛棒，预弯钛棒至与骨折局部生理弧度相当，分别连接于 T₁₂～L₂ 两侧椎弓根螺钉，在套筒保护下旋紧各螺钉螺帽，连接钉棒系统并固定撑开，局部减压后从侧方以脊柱骨折复位器复位硬脊膜前方骨折块。咬骨钳咬除 T₁₂～L₂ 棘突，原位植骨并植入同种异体骨，连接横连杆。创面用止血纱布彻底止血，大量生理盐水反复冲洗手术切口。清点手术器械、耗材，留置引流管，逐层缝合。

典型病例如图 15-4-3 所示。

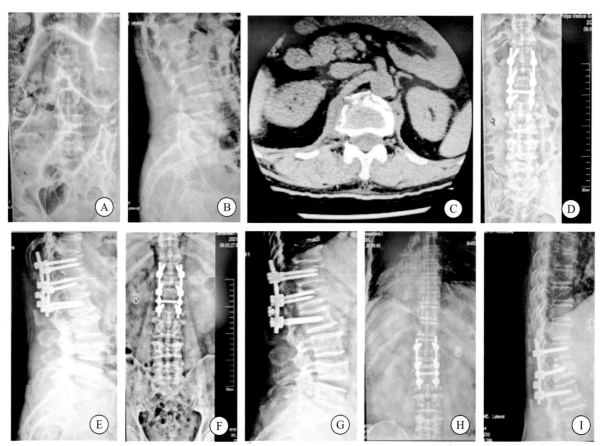

图 15-4-3　男性，62 岁，L₁ 爆裂骨折，后方减压复位、椎弓根螺钉内固定、后外侧自体骨与同种异体骨植骨融合术
A、B. 术前 DR；C. 术前 CT；D、E. 术后 DR；F、G. 术后 7 周 DR；H、I. 术后 3 个月 DR

第五节　腰椎骨折手术治疗中同种异体骨的应用

手术方法：经后路切开复位、减压、植骨融合与内固定术。麻醉满意后患者俯卧位，术区常规消毒、铺巾。以 L_2 椎体棘突为中心行后正中切口，依次切开皮肤、皮下组织，骨膜下推开双侧棘旁肌，显露双侧 $T_{12}\sim L_4$ 椎弓根螺钉进钉点，腰椎以"人"字嵴顶点为进钉点，胸椎以关节突关节垂直平分线外侧 3mm 与横突上 1/3 水平线交点外侧 3mm 为进钉点。根据术前 CT 扫描决定倾角和外展角度，根据倾角和外展角度确定进钉方向。C 臂透视下置入左侧 $T_{12}\sim L_4$ 椎弓根螺钉，右侧 T_{12}、$L_{1,3,4}$ 椎弓根螺钉。骨刀切除病椎椎板及上邻椎的椎板下缘和下邻椎的椎板上缘，完成椎管探查、减压、神经根松解。骨刀切除病椎的右侧上、下关节突，安装左侧椎弓根螺钉连接棒，通过椎弓根螺钉内固定试行撑开复位

并矫正脊柱序列，临时固定。经病椎左侧椎弓根显露病椎椎体后壁及椎间盘。用双极电凝处理椎旁静脉丛，充分止血。保护硬背膜及神经根，切除患椎上下的椎间盘，去除软骨终板，保留骨性终板。完整切除左侧椎弓根，创建后外侧工作通道，然后通过后外侧工作通道用骨刀对病椎进行适当的壳内次全切。通过游标卡尺测量选择合适钛笼，钛笼内植入同种异体骨，生理盐水加压冲洗切口及病椎骨缺损区，用 1 枚神经剥离器保护硬膜侧壁、1 枚神经剥离器保护并牵拉神经根，再用 1 枚神经剥离器保护上位神经根，从后外侧工作通道将钛笼置入病椎椎体次全切后的骨缺损区。C 臂透视满意后，安装右侧椎弓根螺钉连接棒，加压双侧椎弓根钉使钛笼牢固，经 C 臂透视证实钛笼位置良好，锁紧钉棒系统，安置并锁紧横连接。术区彻底止血，未见活动性出血，明胶海绵覆盖裸露的硬背膜，同种异体骨及自体骨行后外侧植骨，充分止血，冲洗切口。清点手术器械、耗材，留置引流管，逐层缝合。

典型病例如图 15-5-1 所示。

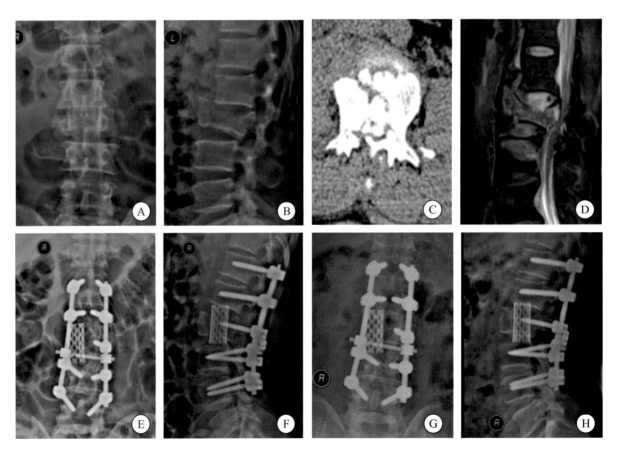

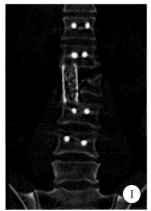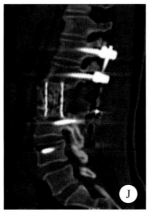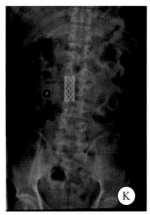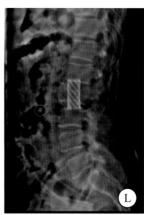

图 15-5-1　男性，54 岁，L₂ 爆裂骨折伴椎管狭窄，经后路腰椎骨折切开复位、减压、植骨融合与内固定术

A、B. 术前 X 线正、侧位片显示 L₂ 爆裂骨折；C. 术前 CT 显示 L₂ 爆裂骨折伴椎管狭窄；D. 术前 MRI 显示 L₂ 爆裂骨折，椎管狭窄致硬脊膜受压明显；E、F. 术后 X 线正、侧位片显示复位植骨良好；G、H. 术后 2 年腰椎 X 线正、侧位片显示腰椎解剖序列、内固定位置良好；I、J. 术后 27 个月腰椎 CT 显示植骨融合良好；K、L. 椎弓根螺钉取出术后 X 线正、侧位片显示脊腰椎解剖序列、钛笼位置良好

（刘希麟　肖霖　唐龙　万阝　王在春　顾祖超　张智　郑佳状　何仁建　汪卫　胡云洲）

参考文献

[1] Heidt ST，Louie PK，Khan JM，et al. Comparing allografts to autografts for maintenance of cervical sagittal parameters and clinical outcomes following anterior cervical discectomy and fusion with anterior cervical plating [J]. Neurospine，2019，16（3）：618-625.

[2] Louie PK，Sexton AC，Bohl DD，et al. Rigid-plating and cortico-cancellous allograft are effective for 3-level anterior cervical discectomy and fusion：radiographic and clinical outcomes [J]. Neurospine，2020，17（1）：146-155.

[3] Kim SH，Lee JK，Jang JW，et al. Polyetheretherketone cage with demineralized bone matrix can replace iliac crest autografts for anterior cervical discectomy and fusion in subaxial cervical spine injuries [J]. J Korean Neurosurg Soc，2017，60（2）：211-219.

[4] Aponte-Tinao LA，Ritacco LE，Albergo JI，et al. The principles and applications of fresh frozen allografts to bone and joint reconstruction [J]. Orthop Clin North Am，2014，45（2）：257-269.

[5] 李忠海，刘谟震，赵彦涛，等. 三种植骨材料在腰椎后路椎间融合中的应用比较 [J]. 中国骨与关节杂志，2018，7（3）：230-235.

[6] Stepanović ŽL，Ristić BM. Bacterial infections associated with allogenic bone transplantation [J]. Vojnosanit Pregl，2015，72（5）：427-430.

[7] Delloye C，van Cauter M，Dufrane D，et al. Local complications of massive bone allografts：an appraisal of their prevalence in 128 patients [J]. Acta Orthop Belg，2014，80（2）：196-204.

[8] Fölsch C，Mittelmeier W，von Garrel T，et al. Influence of thermodisinfection and duration of cryopreservation at different temperatures on pull out strength of cancellous bone [J]. Cell Tissue Bank，2015，16（1）：73-81.

[9] Asavamongkolkul A，Waikakul S. Plate fixation technique for reducing osteoarticular allograft fracture：a preliminary report [J]. J Med Assoc Thai，2016，99（10）：1110-1118.

[10] 于国胜，赵秀泉，刘颜华，等. 同种异体骨椎体内植骨治疗腰椎骨折吸收及空洞形成报告 [J]. 中华骨与关节外科杂志，2017，10（2）：113-116.

[11] vonder Hoeh NH，Voelker A，Heyde CE. Results of lumbar spondylodeses using different bone grafting materials after transforaminal lumbar interbody fusion（TLIF）[J]. Eur Spine J，2017，26（11）：2835-2842.

[12] 曾忠友，严卫锋，吴鹏，等. 改良 270° 椎管减压椎体前中柱重建治疗严重胸腰椎骨折 [J]. 中国脊柱脊髓杂志，2016，26（5）：388-394.

[13] 张大伟，李真慧，裴国献. 复合环孢素同种异体骨与冻干同种异体骨移植后免疫学比较 [J]. 解放军医学院学报，2014，35（3）：266-269.

[14] Clough BH，McNeill EP，Palmer D，et al. An

allograft generated from adult stem cells and their secreted products efficiently fuses vertebrae in immunocompromised athymic rats and inhibits local immune responses [J]. Spine J, 2017, 17 (3): 418-430.

[15] 安勇, 吴国兰, 杨荣华, 等. 前路减压内固定结合钛笼植骨治疗胸腰椎爆裂性骨折 (附 17 例报告) [J]. 中国骨与关节损伤杂志, 2010, 25 (3): 239 -240.

第十六章 人工关节翻修中同种异体骨的应用

第一节 人工髋关节翻修中同种异体骨的应用

髋关节置换术已被证明能够有效恢复髋关节功能，且近年来手术量保持持续增长，与之相应的人工髋关节翻修手术量也随之增加。常见的翻修原因有假体周围感染、骨折，无菌性松动，髋关节不稳定等，因翻修时常伴有不同程度的骨缺损，故常需要使用同种异体骨植骨。

一、人工髋关节翻修的常见原因

（一）假体周围感染

假体周围感染（Periprosthetic joint infection，PJI）是髋、膝关节置换后最严重的并发症，是导致人工髋关节翻修手术的常见原因之一，PJI 发生率为 0.5%～2.0%。常见的感染菌是金黄色葡萄球菌、表皮葡萄球菌、凝固酶阴性葡萄球菌、链球菌和肠球菌等。治疗方案需根据感染的时间、感染细菌种类及严重程度等来选择，常见的治疗方案有保留假体清创术、一期或二期翻修、切除关节成形术、关节融合术、截肢及生物治疗。针对不同患者，需要根据患者自身情况及病情严重程度的评估结果而选择不同的治疗策略。

（二）假体周围骨折

髋关节置换术后假体周围骨折发生率为 0.1%～3.2%，是导致人工髋关节翻修的又一原因。髋关节假体周围骨折目前常用的分型方法有很多，比如 Vancouver 分型、美国骨科医师学会（AAOS）分型等，目前普遍认为 Vancouver 分型是最理想的分型方法。Vancouver 分型根据骨折的部位，将假体周围骨折分为 A、B、C 三型。

1. A 型 骨折位于假体近端，包括大转子骨折（AG 型）、小转子骨折（AL 型）。

2. B 型 骨折发生在假体柄周围或刚好至其下端。

（1）B1 型：假体固定稳定，无明显骨量丢失。

（2）B2 型：假体不稳定或出现松动，但无明显骨量丢失。

（3）B3 型：假体松动并有严重的骨量丢失。

3. C 型 骨折发生于假体尖端以远的部位。

（三）无菌性松动

髋关节置换术后发生无菌性松动的原因是多方面的，包括假体设计、手术技术、在体内时间等。人工关节晚期无菌性松动的主要原因是磨屑病。磨屑病导致骨溶解的发生，最终导致骨质缺损、假体松动，需行翻修手术。

（四）髋关节不稳定

髋关节不稳定是髋关节置换术后常见的并发症，发生率为 1.7%～5.1%。髋关节不稳定是导致人工髋关节翻修的重要原因之一，针对病因及分类目前常用 Dorr 分型，其将髋关节置换术后关节不稳定分为 4 型。

二、人工髋关节翻修中骨缺损的处理

骨溶解和假体取出所致的骨缺损往往是人工髋关节翻修手术面临的难题。骨缺损在髋臼侧和股骨侧具有不同的处理方式。

（一）髋臼侧骨缺损处理

髋臼侧骨缺损重建常具有挑战性，术前首先需要评估髋臼侧骨缺损的情况，目前临床常采用 AAOS 分型系统和 Paprosky 分型系统来评估髋臼侧骨缺损（表 16-1-1、表 16-1-2）。

表 16-1-1　髋臼侧骨缺损 AAOS 分型系统

分型	定义
Ⅰ型	节段性、非包容性骨缺损，可累及髋臼边缘的环状结构或髋臼内侧壁
Ⅱ型	腔隙性、包容性骨缺损，不影响髋臼壁和髋臼柱的完整性
Ⅲ型	既有节段性骨缺损，又有腔隙性骨缺损的混合型骨缺损
Ⅳ型	累及髋臼前后柱的严重骨缺损，导致骨盆断裂
Ⅴ型	髋臼正常解剖结构消失，很难确定真正的髋臼位置

Paprosky 分型系统通过评估髋臼支撑结构，如髋臼缘、穹隆顶、内侧壁、前柱和后柱结构的完整性，进一步评估髋臼残存骨质对假体的包容性和植入稳定性，并对髋臼侧重建方案的制订做出指导。

表 16-1-2　髋臼侧骨缺损 Paprosky 分型系统

分型		定义
Ⅰ型	—	支撑区域骨缺损较为轻微，髋臼缘和各壁完整，髋臼各柱可提供力学支撑。髋臼旋转中心无明显移位，泪滴和坐骨支结构完整，向内移位未超 Kohler 线
Ⅱ型	ⅡA 型：假体向上内侧移位	髋臼缘或顶部区域骨缺损，髋臼旋转中心移位。假体向上内侧或侧方移位＜2cm。泪滴和（或）坐骨支轻度骨质破坏，但髋臼前、后柱结构完整
	ⅡB 型：假体向上外侧移位	
	ⅡC 型：假体仅向内侧移位	
Ⅲ型	ⅢA 型：Kohler 线仍然完整	髋臼承重区域出现骨质节段性骨缺损，髋臼外上边界移位＞2cm。合并内壁和坐骨支结构溶解破坏，累及髋臼前后柱，髋臼支撑结构的完整性受到严重破坏
	ⅢB 型：Kohler 线已不完整	

通过上述分型对髋臼侧骨缺损进行评估，从而采取相应的手术重建方案。比如 Paprosky Ⅰ型髋臼侧骨缺损仅限于髋臼腔内松质骨溶解丢失，但髋臼缘结构完整，髋臼各柱可提供力学支撑，能够稳定支撑新植入的假体，故髋臼侧重建过程中通常不需要植骨。Paprosky Ⅱ型髋臼侧骨缺损为包容性骨缺损，可以使用较大的假体，而腔隙骨缺损可予以同种异体颗粒骨打压植骨。Paprosky Ⅲ型髋臼侧骨缺损残存骨量不足以支撑新植入的假体，常需要使用大量的同种异体骨。Paprosky ⅢA 型髋臼侧骨缺损 Kohler 线仍然完整，髋臼顶部、前后柱可使用同种异体骨植骨进行支撑。Paprosky ⅢB 型髋臼侧骨缺损 Kohler 线失去完整性，髋臼内侧壁常缺损，需要同种异体颗粒骨植骨，根据骨缺损情况可采用钛笼来提供植骨依托，在钛笼基础上进行打压植骨以获得支撑。对于大的节段性骨缺损，翻修较困难，采用大的骨块结构性植骨可以提供一定的初始稳定性，但存在骨吸收、松动风险，具有一定的争议。近年来，常采用钽金属骨小梁垫块、超大号髋臼杯、3D 打印定制假体等技术。

髋臼侧骨缺损重建中同种异体骨植骨得以广泛应用，其原理在于松质骨通过打压后结构变紧密，具有一定的生物力学强度，能够为假体提供更好的初始稳定性。同时，压缩的同种异体颗粒骨孔隙变小，有利于骨重建和整合，确保了植骨重塑过程中植骨块在外形、体积和生物力学强度上的稳定性，较大程度地避免了常规同种异体颗粒骨整合过程中出现的植骨塌陷等问题。对于较大的腔隙性骨缺损，通过打压植骨来增加髋臼壁骨量和重建骨床，配合使用模块化骨水泥型髋臼杯假体或髋臼加强环重建的方式，文献报道 10 年生存率可达 83%～94%。

（二）股骨侧骨缺损处理

股骨侧假体翻修前同样需要根据股骨侧骨质的情况做出相应的评估，临床常采用 AAOS 的分型系统，根据骨缺损程度分成 6 大类型（表 16-1-3）。

表 16-1-3　股骨侧骨缺损 AAOS 分型系统

分型	定义
Ⅰ型	节段型骨缺损，即主要支撑皮质骨的缺损
Ⅱ型	腔隙型骨缺损，即松质骨缺损而皮质骨完整
Ⅲ型	同时具有腔隙型骨缺损和节段型骨缺损
Ⅳ型	股骨对线不良，包括旋转和成角畸形
Ⅴ型	骨髓腔的狭窄或者倾斜
Ⅵ型	股骨连续性中断

Paprosky 分型系统对手术指导也具有重要意义（表 16-1-4）。

表 16-1-4　股骨侧骨缺损 Paprosky 分型系统

分型		定义
Ⅰ型	—	股骨干完整而干骺端少量的松质骨缺损
Ⅱ型	—	骨干完整，干骺端存在广泛的骨丢失
Ⅲ型	ⅢA型	干骺端严重破坏，无法提供骨性支持，峡部皮质骨管≥4cm
	ⅢB型	干骺端严重破坏，峡部远端完整的皮质骨区范围<4cm
Ⅳ型	—	广泛的干骺端破坏伴髓腔扩大，峡部无法提供骨性支持

目前针对 Paprosky Ⅰ、Ⅱ、Ⅲ型股骨侧骨缺损，常采用远端固定的锥形柄，在植骨方面则常采用嵌压式植骨和结构性植骨两大类。如果近端的皮质骨完整，可采用嵌压式植骨使近端骨缺损得以重建。如果近端皮质骨缺损或者破坏严重，可采用近端结构性植骨-假体复合结构来重建，也可以使用嵌压式植骨联合同种异体皮质骨骨板、环扎等技术来进行重建。同时需要注意的是，骨干皮质外侧的大段同种异体皮质骨骨板并不能对假体起到即刻稳定的力学支持能力，其目的在于恢复远期的骨量、修复节段骨性结构缺失，有助于降低远期松动率并为潜在的再次翻修提供骨量。对于 Vancouver A 型和 B 型假体周围骨折患者，使用同种异体皮质骨骨板则可以起到生物接骨板的效果。

三、临床应用

典型病例如图 16-1-1～图 16-1-8 所示。

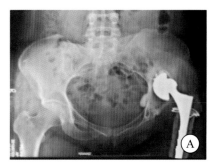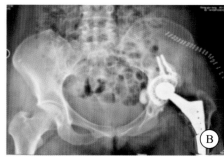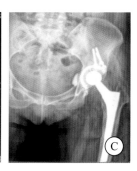

图16-1-1 女性，46岁，左侧全髋关节置换术后11年假体松动、髋臼侧 Paprosky ⅢA 型骨缺损，左侧人工髋关节翻修，髋臼侧骨缺损采用同种异体骨植骨与骨水泥杯重建

A. 术前骨盆 DR 正位片；B. 术后骨盆 DR 正位片；C. 术后3年骨重塑良好，假体稳定

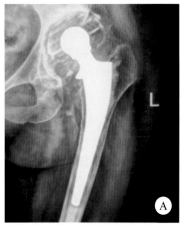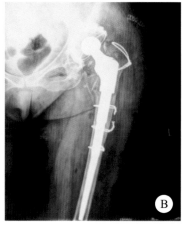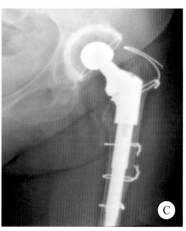

图16-1-2 女性，66岁，左侧骨水泥型全髋关节置换术后14年假体松动、髋臼侧 Paprosky ⅢA 型骨缺损、股骨近端 Paprosky Ⅱ 型骨缺损，左侧人工髋关节翻修，髋臼侧骨缺损采用同种异体骨植骨与骨水泥杯重建，股骨侧采用锥形柄翻修、近端骨缺损采用同种异体骨植骨

A. 术前骨盆 DR 正位片；B. 术后骨盆 DR 正位片；C. 术后2.5年髋臼侧骨重塑良好，假体稳定

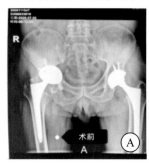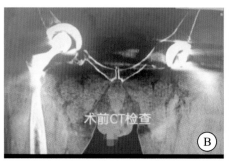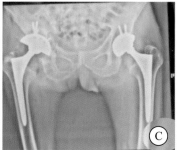

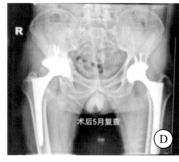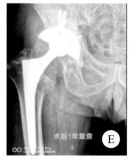

图16-1-3 男性，62岁，右侧全髋关节置换术后髋臼假体松动塌陷脱位、髋臼侧 Paprosky ⅢB 型骨缺损，假体取出、同种异体骨重建髋臼与臼杯翻修术

A. 术前 DR；B. 术前 CT；C. 术后1天 DR；D. 术后5个月 DR；E. 术后1年 DR

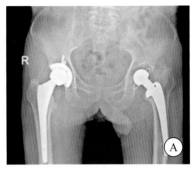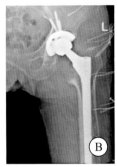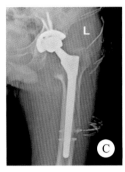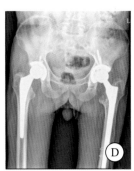

图 16-1-4　男性，54 岁，左侧全髋关节置换术后 15 年假体松动、髋臼侧骨缺损，假体取出、
同种异体骨重建髋臼、臼杯与股骨柄翻修术

A. 术前 DR；B. 术后 1 天 DR；C. 术后 4 个月 DR；D. 术后 3 年半 DR

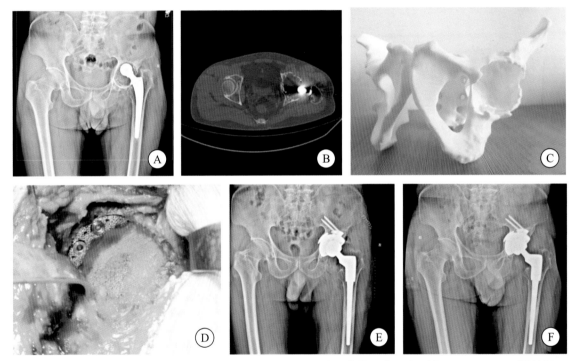

图 16-1-5　男性，57 岁，左侧全髋关节置换术后 17 年假体无菌性松动、髋臼侧 Paprosky ⅡB 型骨缺损、
股骨侧 Paprosky ⅢA 型骨缺损，假体取出、金属垫块与同种异体骨重建髋臼、臼杯与股骨柄翻修术

A. 术前 DR；B. 术前 CT；C. 术前 3D 规划；D. 术中髋臼侧骨缺损用金属垫块结合同种异体骨填充；E. 术后
即刻 DR；F. 术后 3 个月 DR，显示金属垫块与同种异体骨有明显整合

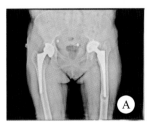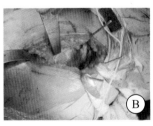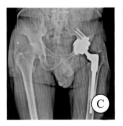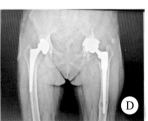

图 16-1-6　女性，62 岁，左侧全髋关节置换术后 10 年假体无菌性松动、髋臼侧 Paprosky ⅡB 型骨缺损、
股骨侧 Paprosky Ⅰ型骨缺损，假体取出、金属垫块与同种异体骨重建髋臼、臼杯与股骨柄翻修术

A. 术前 DR；B. 术中髋臼侧骨缺损用金属垫块结合同种异体骨填充；C. 术后即刻 DR；D. 术后 6 个月 DR，显
示金属垫块与同种异体骨有明显整合

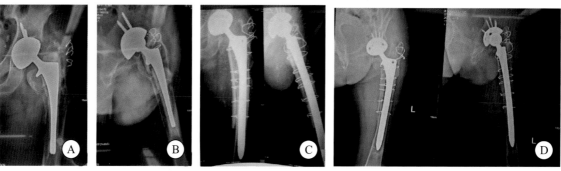

图 16-1-7　男性，69 岁，左侧全髋关节置换术后 10 年假体松动伴假体周围骨溶解缺损，
人工髋关节翻修与同种异体骨骨板加强固定术

A、B. 术前 DR；C. 术后 DR；D. 翻修术后 5 年随访，提示同种异体骨骨板愈合良好

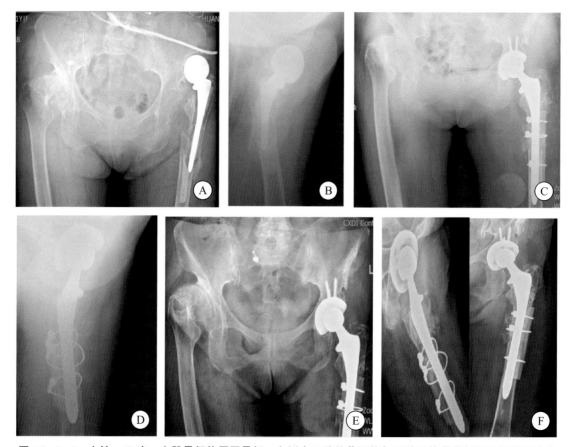

图 16-1-8　女性，62 岁，左股骨假体周围骨折，左侧人工髋关节翻修与同种异体骨骨板钢丝捆扎固定术
A、B. 术前 X 线片；C、D. 术后 X 线片；E、F. 术后 3 个月 X 线片

第二节　人工膝关节翻修中同种异体骨的应用

随着我国膝关节置换术的广泛发展，初次置换的数量不断增加，翻修手术量也呈增加趋势。临床医生在翻修手术中面临越来越多的挑战。与初次置换的目标一样，人工膝关节翻修的目标是重建一个稳定、无痛且活动范围良好的膝关节。这一目标的实现需要满足以下条件：消除导致膝关节置换术后失败的因素；患者需要有能力支撑自己的体重；膝关节可以依靠软组织的张力。

一、人工膝关节翻修的适应证

人工膝关节翻修的适应证包括假体机械故障、关节僵硬、假体周围骨折和感染。

1. 假体机械故障　包括无菌性松动、聚乙烯衬垫磨损、骨质溶解、关节不稳定、膝关节伸展功能受损等，往往是初次膝关节置换术中的技术问题引起的。

2. 关节僵硬　与关节功能障碍、关节疼痛有关，主要原因包括使用的股骨假体尺寸过大、假体位置或旋转不良、后交叉韧带过紧、关节纤维化等。

3. 假体周围骨折　是全膝关节置换术（TKA）术后的严重并发症，发生率为0.3%～2.5%。一般来说，假体松动的假体周围骨折是翻修手术的适应证之一，假体固定良好的患者可考虑切开复位内固定。

4. 感染　感染和假体松动后的应力，使假体周围的骨骼和软组织受到侵蚀，很多情况下会出现大块骨缺损。膝关节置换术后，正确处理骨缺损对于功能恢复和长期良好的假体功能非常重要。

根据骨缺损的大小和位置，有多种治疗选择，对于人工膝关节翻修中经常遇到的非包容性大块骨缺损，我们常采用结构性同种异体骨移植。

二、人工膝关节翻修中骨缺损的分型、处理方式及同种异体骨的应用

大多数人工膝关节翻修伴有一定程度的骨缺损。其中绝大多数情况下骨缺损很小，剩余的骨量可以支撑人工膝关节翻修使用的假体，因此不需要特殊处理。引起骨缺损的常见原因包括手术过程中的内在因素，如假体无菌性松动、假体感染、假体取出不当等。严重的骨缺损会明显增加治疗的难度。

人工膝关节翻修中骨缺损的分类方法有多种。Anderson骨科研究所根据术前X线片和术中骨缺损的具体情况，提出了Anderson骨科研究所骨缺损分类（AORI）。该分类得到大多数骨科医生的认可，目前在临床实践中广泛使用，具体分型如下。

1. Ⅰ型骨缺损（完整型）　干骺端骨皮质完整，仅有轻度松质骨缺损，股骨及胫骨假体均无下沉，关节线在正常水平。良好的松质骨结构可以支持普通假体和翻修假体，小的骨缺损可以用骨水泥或同种异体颗粒骨填充。

2. Ⅱ型骨缺损（骨受损）　干骺端骨皮质缺损，股骨假体出现下沉，胫骨假体下沉至腓骨头水平或低于腓骨头水平，需调整关节线。组配式带有金属垫块和延长杆的翻修假体常用于Ⅱ型骨缺损。

3. Ⅲ型骨缺损（骨缺损）　干骺端骨缺损累及大部分股骨髁或胫骨平台，股骨假体下沉至内外上髁水平，胫骨假体下沉至胫骨结节水平，有时还可累及侧副韧带或髌腱的附着处。干骺端骨质严重缺损，不能为髁型翻修假体提供支持，需要同种异体骨移植重建，或牺牲骨量用RH型或特制假体进行翻修，通过髓内固定假体柄来维持稳定。

骨缺损是人工膝关节翻修中令人困扰的问题之一。根据骨缺损的严重程度，常用的骨缺损处理方法包括截骨抬高、骨水泥填充、颗粒压缩骨移植、金属垫块和同种异体骨移植。前三种方法通常用于缺损小、包容性高的骨缺损，手术的难度较低。当出现缺损大、非包容性的骨缺损时，手术的难度会增加，处理时比较复杂，通常可以用同种异体骨和金属垫块进行修复。

在人工膝关节的翻修中，同种异体骨主要用于重建AORI ⅠB或Ⅲ型骨缺损。国内外文献报道强调，在存在严重骨缺损的情况下，仅靠金属垫块无法满足人工膝关节翻修的重建要求。同种异体骨可用于修复股骨远端或胫骨近端的骨缺损，尤其是巨大空腔型的骨缺损。虽然这种技术通常比干骺端填充假体便宜，但它也有缺点。患者在术后一定时间内应避免负重，如果同种异体骨和宿主骨整合不好，可能会导致假体不稳定。因此，对于骨整合不良的高风险老年患者，一般不推荐同种异体骨。

人工膝关节翻修中可使用同种异体骨假体复合系统（APC），其中假体柄和同种异体骨用骨水泥固定，且假体柄插入髓腔内的深度必须为皮质骨直径的2倍。在同种异体骨和自体骨之间有一个阶梯式基台，该部分的长度应足以容纳两根

钢丝的放置。此方法的优点为：

    （1）结合处的旋转应力减少。

    （2）侧副韧带易于固定。

    （3）提供潜在翻修机会。

此方法的缺点为：

    （1）供应不足。

    （2）技术要求高。

    （3）潜在的同种异体骨骨折风险。

    （4）疾病传播和感染的可能性增加。

    （5）骨不连接、畸形愈合、骨吸收或萎缩。

三、临床应用

典型病例如图 16-2-1、图 16-2-2 所示。

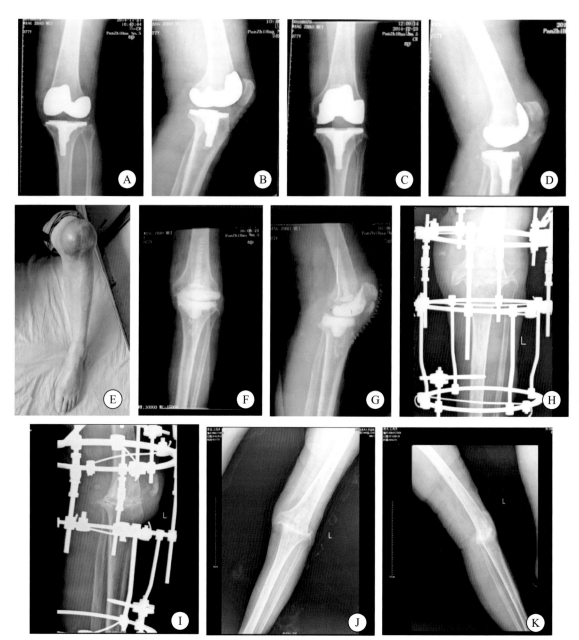

图 16-2-1　女性，77 岁，左膝骨关节炎，左膝关节置换术后 2 周髌骨骨折，髌骨复位内固定术后感染，去假体与内固定后用骨水泥占位、感染控制后自体骨与同种异体骨移植、膝关节融合与外固定支架固定术

    A、B. 左膝关节置换后髌骨骨折；C、D. 髌骨复位内固定术后；E. 髌骨复位内固定术后感染；F、G. 去假体与内固定后用骨水泥占位；H、I. 感染控制后自体骨与同种异体骨移植、膝关节融合与外固定支架固定术；J、K. 去外固定支架后

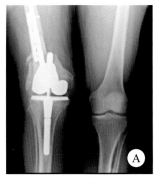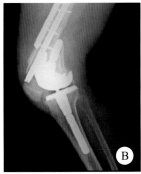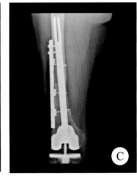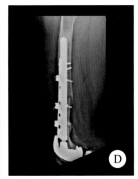

图 16-2-2　男性，18 岁，右股骨远端骨肉瘤，同种异体骨复合膝关节置换术后 2 年发生假体周围骨折，同种异体骨移植修复手术

A、B. 右股骨远端骨肉瘤瘤段切除、同种异体骨复合膝关节置换术后 2 年发生假体周围骨折；C、D. 手术使用大块同种异体骨翻修，翻修 10 年后的股骨 X 线正、侧位片显示同种异体骨完整、稳定、固定良好

图片引用于文献：Medellin MR，Abiad A，Salinas V，et al. Bone allograft prosthesis composite to revise a failed massive allo-prosthesis：case report and 10 years of follow-up [J]. Cureus，2020，12 (12)：e12172.

第三节　人工肩关节翻修中同种异体骨的应用

一、人工肩关节翻修的概述

目前肩关节置换术已经广泛用于治疗肩关节重度骨关节炎、老年肱骨头粉碎性骨折、无法修复的肩袖损伤、肱骨近端骨肿瘤等疾病，以减轻患者疼痛症状、提高患者肩关节功能。人工肩关节假体的 10 年生存率约为 82%，20 年生存率约为 75%。伴随着肩关节置换术的发展，目前人工肩关节翻修手术量也不断增多。

二、人工肩关节翻修的常见原因

人工肩关节翻修常见原因包括感染、假体不稳定、假体周围骨折等。

（一）感染

同其他人工关节假体周围感染一样，肩关节置换术后的感染仍然一个难以治疗的并发症。文献报道超过一半的肩关节置换术后的感染病原体是痤疮丙酸杆菌。感染后翻修方案分为一期翻修、二期翻修，人工关节假体的取出常伴不同程度的骨缺损，从而导致需要使用同种异体骨。

（二）假体不稳定

假体不稳定是反式人工全肩关节置换术（RTSA）后早期翻修常见的原因之一。如果在 RTSA 后遇到不稳定情况，可以考虑先采用闭合复位。如果闭合复位不成功，增加衬垫与盂球尺寸等也可以成功。初次置换假体位置不良者根据情况需行假体位置翻修调整。

（三）假体周围骨折

针对全肩或半肩关节置换术后肱骨干骨折，需根据假体的稳定性、骨折的位置和稳定性、骨的质量来制订假体周围骨折的治疗方案。骨折不稳定、假体稳定者可行骨折切开复位、钢板固定；假体不稳定者需假体翻修与骨折内固定同时进行，并根据骨缺损情况进行相应植骨处理。

三、临床应用

典型病例如图 16-3-1～图 16-3-3 所示。

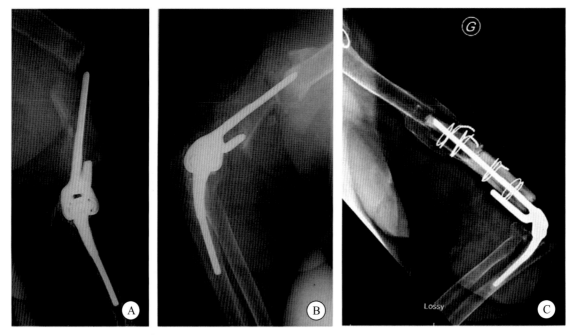

图 16-3-1 女性，60 岁，肘关节置换术后假体周围骨折伴肱骨假体松动，人工肘关节置换与同种异体骨移植术

A、B. 肘关节置换术后 7 年，出现假体周围骨折伴肱骨假体松动；C. APC 置入 10 年后显示同种异体移植物完全愈合，没有假体松动的迹象

图片引用于文献：Barret H，Laumonerie P，Delclaux S，et al. Revision total elbow arthroplasty with the semiconstrained Coonrad/Morrey prosthesis：follow-up to 21 years ［J］. J Bone Joint Surg Am, 2021，103（7）：618 -628.

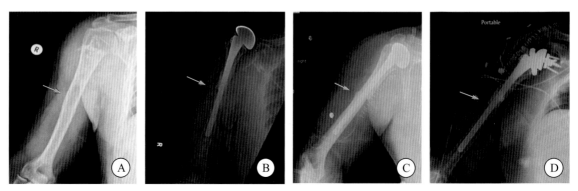

图 16-3-2 男性，57 岁，肱骨近端软骨肉瘤，RTSA 与同种异体骨移植术

A. 广泛性切除和肱骨近端置入 APC 后 2 个月行半关节置换术重建；B. 术后 7 年，同种异体骨移植融合良好但肱骨近端移位，头部前上移位加重；C. 半关节置换术转换为 RTSA 后进行 X 线检查，用关节盂放置和模块交换肱骨头组件肱骨托盘；D. 蓝色箭头表示同种异体骨与原生骨的交界处

图片引用于文献：Pinnamaneni S，Damron TA. Proximal humerus reconstruction in orthopedic oncology ［J］. J Cancer Metastasis Treat，2021，7：7.

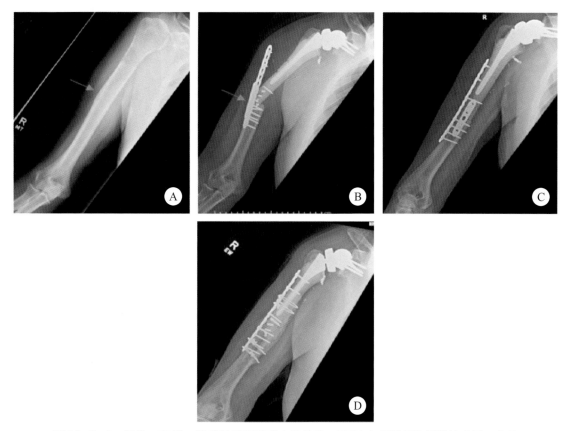

图 16－3－3　男性，76 岁，肾癌肱骨近端孤立性转移，RTSA 与同种异体骨移植术后 6 个月
出现假体周围骨折，同种异体骨植骨翻修术

A、B. 肱骨近端瘤段切除，RTSA 与同种异体骨移植术后 6 个月出现假体周围骨折；C、D. 同种异体骨植骨翻修后 1 年，同种异体骨愈合

图片引用于文献：Pinnamaneni S，Damron TA．Proximal humerus reconstruction in orthopedic oncology［J］．J Cancer Metastasis Treat，2021，7：7．

（冯均伟　刘从迪　黄勇　严锋　唐锡国　肖霖　龚庆国　刘永光　宋柠壕　毕梦娜）

参考文献

［1］ Deirmengian GK，Zmistowski B，O'Neil JT，et al. Management of acetabular bone loss in revision total hip arthroplasty［J］．J Bone Joint Surg Am，2011，93（19）：1842－1852．

［2］ Kurtz SM，Ong KL，Lau E，et al. Impact of the economic downturn on total joint replacement demand in the United States：updated projections to 2021［J］．J Bone Joint Surg Am，2014，96（8）：624－630．

［3］ Kurtz S，Ong K，Lau E，et al. Projections of primary and revision hip and knee arthroplasty in the United States from 2005 to 2030［J］．J Bone Joint Surg Am，2007，89（4）：780－785．

［4］ 边焱焱，程开源，常晓，等．2011 至 2019 年中国人工髋膝关节置换手术量的初步统计与分析［J］．中华骨科杂志，2020，40（21）：1453－1460．

［5］ Ullmark G. The unstable total hip arthroplasty［J］．EFORT Open Rev，2016，1（4）：83－88．

［6］ Kurtz SM，Lau E，Watson H，et al. Economic burden of periprosthetic joint infection in the United State［J］．J Arthroplasty，2012，27（8 Suppl）：61－65．

［7］ Whitehouse MR，Parry MC，Konan S，et al. Deep infection after hip arthroplasty staying current with change［J］．Bone Joint J，2016，98（1）：27－30．

［8］ Hubert J，Beil FT，Rolvien T，et al. Restoration of the hip geometry after two－stage exchange with intermediate resection arthroplasty for periprosthetic joint infection［J］．Sci Rep，2021，11（1）：1－10．

［9］ Zakovicova P，Borens O，Trampuz A. Periprosthetic joint infection：current concepts and outlook［J］．

EFORT Open Rev，2019，4（7）：482－494.

[10] George J，Newman JM，Caravella JW，et al. Predicting functional outcomes after above knee amputation for infected total knee arthroplasty [J]. J Arthroplasty，2017，32（2）：532－536.

[11] 周一新. 基于圈－点－柱理论的髋臼非骨水泥固定重建 [J]. 骨科临床与研究杂志，2019，4（1）：1－2.

[12] Baghdadi YM，Larson AN，Sierra RJ. Restoration of the hip center during THA performed for protrusio acetabuli is associated with better implant survival [J]. Clin Orthop Relat Res，2013，471（10）：3251－3259.

[13] Solomin LN，Shchepkina EA，Korchagin KL，et al. Knee joint bone defects：reconstruction with bone transport and arthrodesis [J]. J Arthroplasty，2021，36（8）：2896－2906.

[14] 胡豇，郝鹏，张斌. 骨科学教程 [M]. 成都：四川大学出版社，2021.

[15] Muramatsu K，Fukano R，Ihara K，et al. Reconstruction of the proximal humerus by combined use of extracorporeally－irradiated osteochondral graft and free vascularized fibula following resection of Ewing sarcoma [J]. J Plast Reconstr Aesthet Surg，2010，63（12）：2177－2180.

[16] Pinnamaneni S，Damron TA. Proximal humerus reconstruction in orthopedic oncology [J]. J Cancer Metastasis Treat，2021，7：7.

[17] Medellin MR，Abiad A，Salinas V，et al. Bone allograft prosthesis composite to revise a failed massive allo－prosthesis：case report and 10 years of follow－up [J]. Cureus，2020，12（12）：e12172.

[18] Yao WT，Cai QQ，Wang JQ，et al. Treatment of osteosarcoma around the knee in skeletally immature patients [J]. Oncol Lett，2017，14（5）：5241－5248.

[19] Barret H，Laumonerie P，Delclaux S，et al. Revision total elbow arthroplasty with the semiconstrained Coonrad/Morrey prosthesis：follow－up to 21 years [J]. J Bone Joint Surg Am，2021，103（7）：618－628.

第十七章　骨不愈合手术治疗中同种异体骨的应用

第一节　骨不愈合的诊断与治疗

一、影响因素和诊断依据

（一）影响因素

1. 全身因素　是间接性的次要因素。主要有年龄、营养不良、全身衰竭和某些疾病，如骨软骨病、糖尿病、坏血病、血友病、梅毒以及老年性骨质疏松等，被认为可以抑制骨的生成。

（1）骨质疏松：是较常见的代谢性疾病，特征是骨量减少、成骨细胞的量不足，以及难以达到较牢固的固定、骨折断端的活动影响骨折愈合。

（2）激素：生长激素不直接影响软骨或骨的形成，但通过肠道促进对钙的吸收，有利于骨质矿化，可间接刺激软骨与骨的形成，从而促进骨折愈合。

1）甲状腺素。对人体正常生长与发育必不可少，直接刺激软骨生长与成熟，因而对骨折愈合有促进作用，而且与生长激素起协同作用。

2）皮质类固醇。有实验和临床结果表明，皮质类固醇会增加骨吸收、减少骨形成，从而影响骨折愈合，还可以抑制间质干细胞分化为破骨细胞，抑制骨折愈合过程中所必需的骨基质形成。

3）雌激素与雄激素。影响骨发育与成熟，随年龄增长可预防骨的减少，可通过增加血清甲状旁腺激素的分泌，增加维生素 D_3 的浓度刺激骨形成，促进骨折愈合。

（3）全身营养状态：全身营养状态不良，某些造血系统旺盛的疾病，消耗大量骨髓间充质干细胞，减弱了骨髓成骨的能力，影响骨折愈合。血中铁含量不足，也会影响骨折愈合过程和骨痂

的强度。

（4）吸烟：影响骨的正常代谢和局部血液循环，抑制骨形成，造成骨折断端吸收，并影响破骨细胞功能。研究表明，骨不愈合的发生风险与血清尼古丁的含量成正比，血清尼古丁含量越高，则骨不愈合发生的风险也越大。

2. 局部因素

（1）局部血液供应：影响骨折愈合的根本因素。

1）营养血管及中央管断裂。骨折断端血供不良，影响骨折断端修复组织生长，加重骨坏死，造成愈合速度减慢或者发生骨不愈合。

2）受区植骨床条件和植骨材料。植骨床去皮质给植骨提供了血供及细胞条件。去皮质时，要注意会发生局部温度升高所致的骨坏死，影响骨折愈合。可通过减少磨钻与骨面接触的时间，同时辅以生理盐水持续性冲洗降低局部温度的方法预防。

（2）局部损伤程度：

1）影响骨折断端修复的因素。损伤严重的骨折，周围软组织损伤也严重，骨折多有移位、粉碎或开放，骨膜的撕裂损伤较重，对周围组织和骨折断端血供影响较大，加重了骨折断端的坏死程度，使骨折断端和周围软组织新生血管形成减慢，局部创伤性炎症严重，造成局部循环障碍，影响骨折断端修复组织增殖，使骨折愈合过程减慢。

2）影响外骨痂形成的因素。外骨痂形成取决于骨膜的成活与完整性。完整的骨膜有利于骨折的稳定及膜内成骨。骨膜的广泛撕裂会造成骨膜坏死，加重骨折断端缺血坏死，影响骨折愈合。一些特殊部位（如股骨颈、腕舟状骨等）的骨折，无膜内成骨过程，外骨痂难以形成，也是影响骨折愈合的因素之一。

3）骨折断端的接触状况：骨折断端的紧密接触和接触面积对骨折的愈合有较明显的影响。在骨折断端互相接触的基本条件下，骨折断端面

积大有利于骨折愈合。如果骨折断端有间隙，或有软组织嵌入、分离、缺损等因素，骨折愈合则有困难，甚至发生骨不愈合。

4) 机械性不稳定：包括固定不当，如固定范围不够、位置不当；固定后骨折断端仍然存在间隙；骨质量差。

（3）感染：是影响骨折愈合的另一因素。骨折本身会发生不同程度骨折断端坏死。感染可加重坏死程度，使骨折愈合过程受到干扰，当同时存在固定不当、骨缺损等因素时，更容易发生骨不愈合。

3. 影响骨折愈合的药物

（1）吲哚美辛和水杨酸盐类：骨折愈合早期的炎症反应与前列腺素有密切关系，吲哚美辛这类抗炎药物可抑制前列腺素合成，使血管扩张作用被抑制、局部血流受到控制、组织缺氧缺血，继而影响骨折愈合。

（2）四环素类药物：可以永久性地结合进入钙化组织，引起骨骼的生长迟缓、骨骺及干骺部位骨小梁的变形甚至折裂。对骨折愈合也会有影响，主要是影响骨的钙化过程和胶原的合成。

（3）皮质酮：可以影响骨的生长、骨的转换以及骨损伤以后的修复，皮质酮使血肿的吸收明显变缓，肉芽组织形成受到抑制。血管的形成和膜内成骨、软骨内成骨也同样受到影响。

（4）抗凝药：可以降低凝血激酶的浓度，使骨折断端纤维蛋白血块减少，并降低了局部钙浓度。其中，肝素可以通过竞争机制，替代或改变正常组织中的黏多糖，使骨折断端黏多糖含量减少，从而阻止钙化基质的形成，影响骨折愈合。

（5）抗肿瘤药：在围术期应用抗肿瘤药可抑制或延缓骨的愈合能力。术后早期给予抗肿瘤药可抑制骨的形成，影响骨折愈合过程。这类药除了有细胞毒性作用，还会影响结缔组织修复作用，对皮肤及骨骼均有影响。

4. 氧张力　骨折愈合过程中，骨生成所需的氧张力较低，局部相对缺氧和机械刺激的情况有利于软骨形成。而局部氧浓度高时，成骨过程被抑制。

（二）诊断依据

1. 有创伤性骨折的治疗经历

2. 超过正常愈合时间

（1）国内：骨折愈合时间超过 6 个月。

（2）美国食品药品监督管理局定义：最少有 9 个月骨折史、连续 3 个月在 X 线片上看不到有

骨折愈合趋势征象的骨折。

（3）骨折处理 AO 原则：临床和影像学特征明显显示骨折愈合时间延长的情况下，除非伴有骨丢失，骨折后 6～8 个月依然不愈合则判定为骨不愈合。

3. 肢体功能受限　主要表现为骨折局部仍存在压痛、纵向叩击痛，骨折断端异常活动，主被动活动功能受限或有感染体征等。

4. 影像学检查

（1）X 线检查：评估长骨骨不愈合，需要行正位、侧位、双斜位 X 线检查。此外，为评估骨折断端的微动，还需要进行应力内翻、外翻位 X 线检查。有时需要用骨髓血管造影评估骨折断端血供重建情况。造影剂注入血液后，观察骨间静脉显影情况，如果骨间静脉不通过骨折线，就可能发生骨不愈合。

（2）CT 检查：对于特殊的病例，比如斜形或螺旋形骨折，CT 检查可以发现普通 X 线片不能显示的骨折线，同时还可以显示充满大量骨痂的肥大性骨不愈合中持续存在的骨折线。

（3）MRI 检查：对于非感染性的骨不愈合，MRI 可准确显示长骨骨折断端血供情况，有助于判断骨折断端的活性情况，这对选择正确的治疗方法有参考价值。特殊情况下，还可进行增强 MRI 检查，以更好地显示血供情况。

二、治疗方法

（一）非手术治疗

（1）经皮注入骨生长因子。

（2）低强度脉冲式超声波。

（3）体外震波治疗。

（4）机械刺激。

（5）电磁场刺激。

（6）高压氧疗。

（二）手术治疗

手术治疗是治疗骨不愈合主要且有效的方法。

1. 内固定

（1）螺钉固定。

（2）钛板固定。

（3）髓内针固定。

2. 外固定　外固定支架。

3. 骨移植　自体骨移植是目前治疗骨不愈

合的"金标准"，缺点是供量少、供区并发症等。目前能取得同自体骨一样疗效的同种异体骨的使用越来越广泛。

第二节　骨不愈合手术治疗中同种异体骨的应用

一、肱骨骨不愈合切开复位、自体骨与同种异体骨植骨、髓内针或钛板螺钉内固定术

麻醉满意后患者仰卧位，常规消毒、铺巾。

于肱骨骨不愈合处逐层切开，清理骨折断端填充肉芽组织、硬化失活骨质，贯通骨髓腔，保证植骨面的血供良好，选择不同长短、粗细的带锁髓内针或不同大小、孔数的钛板螺钉，进行常规内固定。沿髂骨嵴下缘斜行切开，逐层切开分离直达髂骨，紧贴髂骨外侧面做骨膜下剥离，根据计划取骨的大小，选取髂骨外板取骨，在髂骨外侧四周用骨刀切开，然后在内、外板间插入骨刀撬开，将骨块完整取出，再用刮匙插入髂骨内、外侧骨皮质骨板中间的骨松质间隙，刮取松质骨，骨蜡封闭髂骨髓腔止血，冲洗术区，将适量自体髂骨混合同种异体骨填充骨缺损，逐层缝合。

典型病例如图17-2-1、图17-2-2所示。

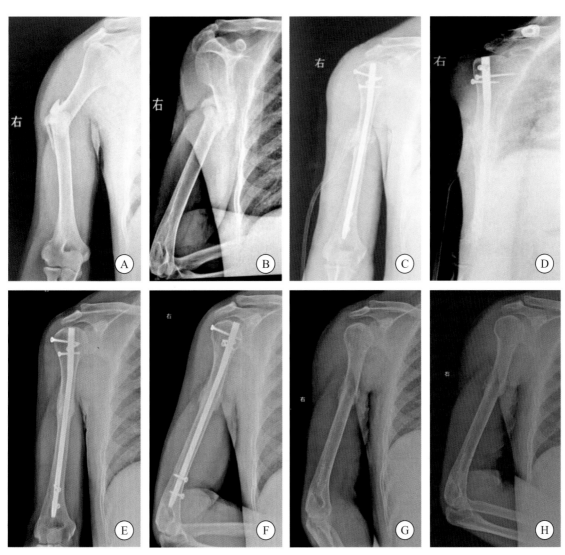

图17-2-1　男性，39岁，右肱骨骨折保守治疗17年后骨不愈合、假关节形成，切开复位内固定、自体髂骨与同种异体骨植骨、髓内针内固定术

A. 术前DR正位片；B. 术前DR侧位片；C. 术后DR正位片；D. 术后DR侧位片；E. 术后18个月DR正位片显示植骨愈合；F. 术后18个月DR侧位片；G. 取出内固定装置后DR正位片；H. 取出内固定装置后DR侧位片

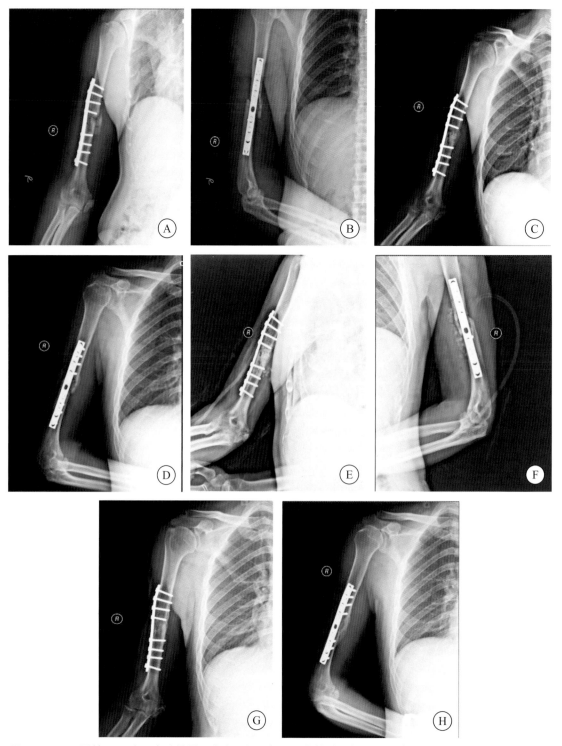

图 17-2-2　男性，46 岁，右肱骨骨不愈合，切开复位、自体髂骨与同种异体骨植骨、钛板螺钉内固定术
　　A、B. 初次手术后 DR 正、侧位片；C、D. 初次手术后 8 个月 DR 正、侧位片，确定骨不愈合；E、F. 植骨与内固定术后 DR 正、侧位片；G、H. 植骨与内固定术后 14 个月 DR 正、侧位片显示植骨愈合

二、股骨粗隆间骨不愈合切开复位、自体骨与同种异体骨植骨、抗旋转股骨近端髓内针内固定术

麻醉满意后患者仰卧位，常规消毒、铺巾。于股骨骨不愈合处逐层切开，清理骨折断端填充肉芽组织、硬化失活骨质，贯通骨髓腔，保证植骨面的血供良好，选择不同长短、粗细的抗旋转股骨近端髓内针（PFNA）进行常规内固定。余下操作参考本节"一、肱骨骨不愈合切开复位、自体骨与同种异体骨植骨、髓内针与钛板螺钉内固定术"。

典型病例如图 17-2-3 所示。

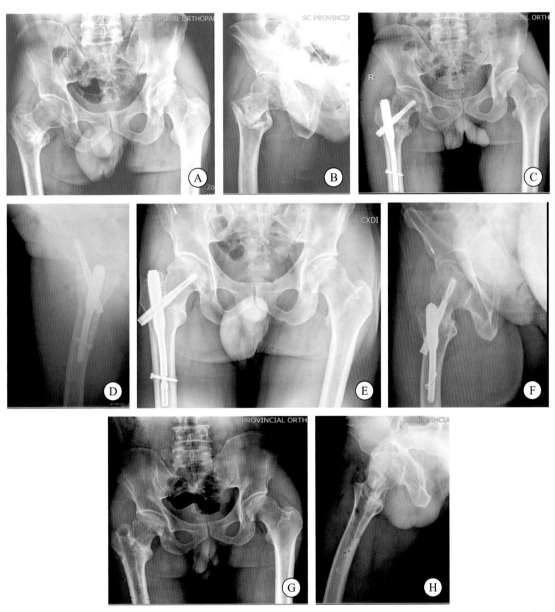

图 17-2-3 女性，48 岁，右股骨粗隆间骨不愈合，切开复位、自体髂骨与同种异体骨植骨术与 PFNA 内固定术
A、B. 术前 X 线片；C、D. 术后 X 线片；E、F. 术后 2 年 X 线片；G、H. 取出内固定装置后 X 线片，目前患者未诉右髋疼痛，行走正常

三、股骨干骨不愈合切开复位、自体骨与同种异体骨植骨、髓内针或钛板螺钉内固定术

典型病例如图 17-2-4、图 17-2-5 所示。

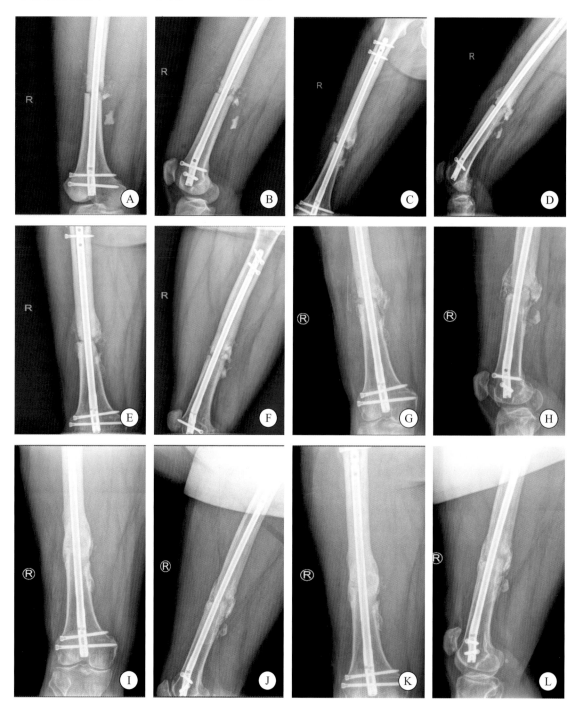

图 17-2-4 男性，54 岁，左股骨术后骨不愈合，切开复位、自体髂骨与同种异体骨植骨、
髓内针与钛板螺钉内固定术

A、B. 初次手术后 DR 正、侧位片；C、D. 初次手术后 8 个月 DR 正、侧位片，确定骨不愈合；E、F. 初次手术后 1 年 DR 正、侧位片；G、H. 植骨与内固定术后 DR 正、侧位片；I、J. 植骨与内固定术后 24 个月 DR 正、侧位片；K、L. 植骨与内固定术后 48 个月 DR 正、侧位片显示植骨愈合

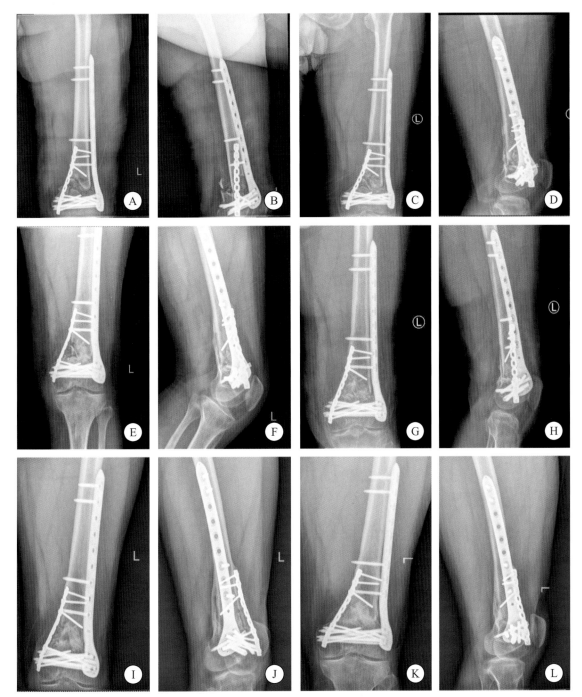

图 17-2-5　男性，35 岁，右股骨术后骨不愈合，切开复位、自体髂骨与同种异体骨植骨、钛板螺钉内固定术

A、B. 初次手术后 DR 正、侧位片；C、D. 初次手术后 8 个月 DR 正、侧位片，确定骨不愈合；E、F. 初次手术后 12+ 个月 DR 正、侧位片；G、H. 植骨与内固定术后 DR 正、侧位片；I、J. 植骨与内固定术后 15 个月 DR 正、侧位片；K、L. 植骨与内固定术后 45 个月 DR 正、侧位片显示植骨愈合

四、胫骨骨不愈合切开复位、自体骨与同种异体骨植骨、内固定或外固定术

麻醉满意后患者仰卧位，常规消毒、铺巾。

于胫骨不愈合处逐层切开，余下操作参考本节"一、肱骨骨不愈合切开复位、自体骨与同种异体骨植骨、髓内针与钛板螺钉内固定术"。依据具体情况可选择适当外固定术。

典型病例如图 17-2-6、图 17-2-7 所示。

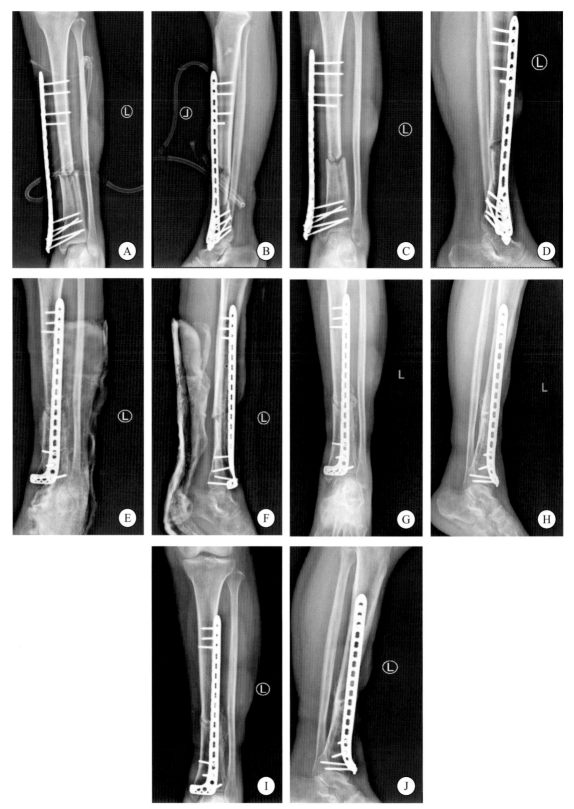

图17-2-6 女性，55 岁，左胫骨锁定接骨板外固定术后骨不愈合，切开复位、
自体髂骨与同种异体骨植骨、钛板螺钉内固定术

A、B. 初次手术后 DR 正、侧位片；C、D. 初次手术后 5 个月 DR 正、侧位片，确定骨不愈合；E、F. 植骨与
内固定术后 DR 正、侧位片；G、H. 植骨与内固定术后 5 个月 DR 正、侧位片；I、J. 植骨与内固定术后 11 个月 DR
正、侧位片显示植骨愈合

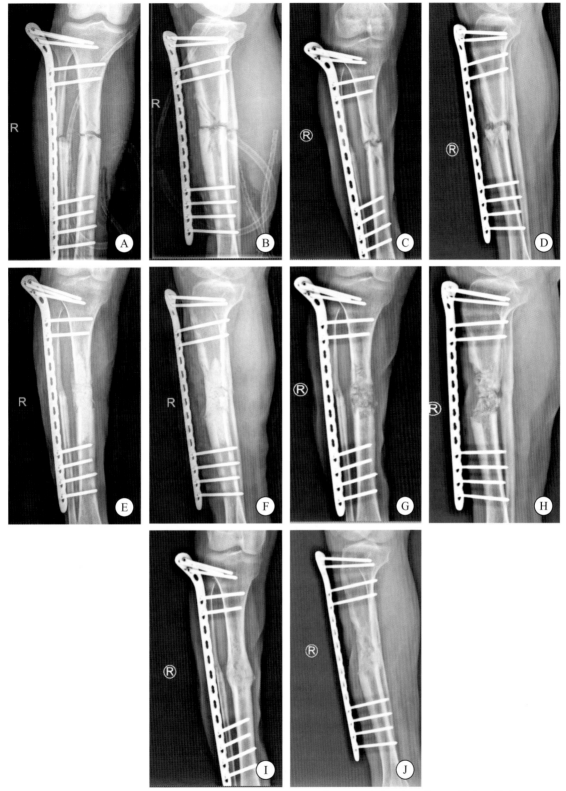

图 17-2-7 男性，33 岁，右胫骨锁定接骨板外固定术后骨不愈合，切开复位、骨水泥填充、
自体髂骨与同种异体骨植骨、锁定接骨板外固定术

A、B. 初次手术后 DR 正、侧位片；C、D. 初次手术后 7 个月 DR 正、侧位片，因感染致骨不愈合；E、F. 初次手术后 7 个月，切开复位、骨水泥填充术后 DR 正、侧位片；G、H. 初次手术后 11 个月，植骨与外固定术后 DR 正、侧位片；I、J. 植骨与外固定术后 11 个月 DR 正、侧位片

（刘攀 肖霖 李宁涛 严锋 胡骅 常瑞 毕梦娜 朱宗东）

参考文献

[1] 滕沙格, 陈哲, 范佳俊, 等. 同种异体骨植骨临床应用与研究进展 [J]. 浙江中西医结合杂志, 2020, 30 (5): 433−437.

[2] 庞伟峰, 李会军, 李开, 等. 自体骨移植在股骨干骨折不愈合中的疗效分析 [J]. 中华灾害救援医学, 2021, 9 (3): 852−855.

[3] 王宁, 陈俊毅, 朱伦井, 等. 目的基因治疗骨折不愈合的研究进展 [J]. 华西医学, 2020, 35 (1): 89−92.

[4] 邓伟, 巨积辉, 李雷, 等. 胫骨骨不连的原因分析及自体骨移植的治疗进展 [J]. 中国临床解剖学杂志, 2019, 37 (6): 726−728.

[5] 吴航天, 赵行琪, 胡岩君, 等. 骨折不愈合的诊断及治疗建议 [J]. 生物骨科材料与临床研究, 2019, 16 (4): 33−36.

[6] 金鹏飞, 宋会平. 骨折不愈合不可控危险因素 [J]. 河北医科大学学报, 2018, 39 (11): 1356−1360.

[7] 刘恒亮. 股骨骨折不愈合植骨再固定的临床观察 [J]. 深圳中西医结合杂志, 2020, 30 (16): 81−83.

[8] 仵海涛. 肱骨骨折不愈合临床治疗分析 [J]. 临床研究, 2018, 26 (6): 94−95.

[9] 王林, 杨建业, 张秉文, 等. 富血小板血浆注射治疗萎缩性骨折不愈合 [J]. 中国骨伤, 2020, 33 (3): 261−264.

[10] 蒋寅峰, 宋瑞鹏. 尺桡骨双骨折术后骨折不愈合的原因和处理对策分析 [J]. 实用中西医结合临床, 2017, 17 (11): 109−110.

[11] 杨轶飞, 张嘉. 成人肱骨远端骨折不愈合的治疗策略及效果分析 [J]. 中华骨与关节外科杂志, 2018, 11 (9): 713−716.

[12] Srinivasan RC, Hutson RL, Richard MJ. Forearm nonunion: characterization and management [J]. J Hand Surg Am, 2020, 45 (11): 1055−1064.

[13] Baldwin P, Li DJ, Auston DA, et al. Autograft, allograft, and bone graft substitutes: clinical evidence and indications for use in the setting of orthopaedic trauma surgery [J]. J Orthop Trauma, 2019, 33 (4): 203−213.

[14] Wang W, Yeung KWK. Bone grafts and biomaterials substitutes for bone defect repair: a review [J]. Bioact Mater, 2017, 2 (4): 224−247.

第十八章　颈椎退行性疾病手术治疗中同种异体骨的应用

颈椎退行性疾病是非常宽泛的概念，包括颈椎间盘突出症、颈椎管狭窄症、颈椎韧带（包括前纵韧带、后纵韧带、黄韧带）骨化症、退行性颈痛症（包括间盘源型、小关节型、混合型）、退行性颈椎不稳定、退行性颈椎后凸症等疾病。

第一节　颈椎间盘突出症手术治疗中同种异体骨的应用

一、颈椎间盘突出症的诊断

根据颈椎间盘向椎管内突出位置的不同，颈椎间盘突出症可分为 3 种类型。

1. 侧方型　突出部位在后纵韧带的外侧，钩椎关节的内侧。该处是颈神经根通过处，突出的椎间盘压迫颈神经根而产生根性症状。

2. 中央型　突出部位在椎管中央、脊髓的正前方，可产生脊髓症状。

3. 旁中央型　突出部位偏于一侧而介于颈神经根与脊髓之间，可压迫两者而产生单侧脊髓及神经根的压迫症状。

（一）临床表现

1. 症状　首发症状可有以下几种：单侧上肢及手部剧烈疼痛或麻木，或肌力减退；下肢乏力、步态不稳；颈部不适、疼痛伴肩部酸痛；双手麻木无力、持物不稳。其临床表现主要取决于压迫的组织。

2. 体征

（1）头颈部常处于僵直位。

（2）下颈椎棘突及肩胛内侧可有压痛，病变节段椎旁可有压痛、叩击痛。

（3）脊神经牵拉试验和压颈试验可呈阳性。

（4）受累神经节段有感觉、运动及反射改变，肌力减退和肌萎缩等现象。

（5）肢体肌张力增高，腱反射亢进，髌阵挛、踝阵挛以及病理征可呈阳性。

（6）本体感觉受累，然而痛觉和温度觉很少丧失。

（二）影像学检查

1. X 线检查　由于颈椎间盘突出症的病理基础是颈椎间盘的退变，因此常常可以观察到颈椎退变的 X 线片特征性表现：正位片可见钩椎关节变尖或横向增生、椎间隙狭窄；侧位片可见颈椎序列不佳、反曲、椎间隙狭窄、椎体前后缘骨赘形成、椎体上下缘终板骨质硬化、发育性颈椎管狭窄等，有时还可见到在椎体后缘有高密度的条状阴影，为颈椎后纵韧带骨化；过伸、过屈位片可有节段性不稳定。多数学者认为，如果某一个节段在过伸、过屈位片上出现椎体间成角＞11°，或者在过伸、过屈位片上椎体向前、后移位之和＞35mm，就可以诊断为节段性不稳定。

2. CT 检查　临床上常用，对于一些外科医生来说仍然是首选，因为它可以详细地显示骨性结构与脊髓神经根、脊髓的关系。椎间孔层面的 CT 有助于外科医生制订颈神经根减压的术前规划。CT 检查在有 MRI 检查禁忌证（如起搏器）或植入物存在的情况下仍然有其适应证。

3. MRI 检查　可以清楚地观察颈椎间盘突出程度、椎管及椎间孔有无狭窄、神经根及脊髓有无明显受压，因其具有无创性、良好的组织对比度和多平面成像能力而广泛使用。

二、颈椎间盘突出症手术治疗中同种异体骨的应用

(一)经前路椎间盘切除与椎体间植骨融合术

麻醉满意后患者仰卧位，肩背部垫软枕、枕部垫软圈，颈椎后仰呈颈过伸位。常规消毒、铺巾，行颈椎前路右侧横行切口，依次切开皮肤、皮下组织筋膜，纵行切开颈白线并潜行分离颈阔肌。钝性分离胸锁乳突肌与颈内脏鞘之间的筋膜，显露肩胛舌骨肌，分离颈动脉鞘与颈内脏鞘

间隙，显露椎体前缘。放置定位针，C臂透视定位准确。分离颈椎前双侧颈长肌，病变椎体间放置颈椎撑开器。髓核钳切除椎间盘。刮匙刮除相应软骨终板，生理盐水冲洗椎间，咬骨钳咬除相应后纵韧带，直至硬脊膜。选取合适高度Cage，其中植入自体骨及同种异体骨，植入椎间隙。选择长度适合的颈椎前路钛板置于椎前，螺钉固定。若选用零切迹椎间融合器，则经融合器上下通道分别拧入两枚螺钉固定，不需要钛板辅助固定。C臂透视确认内固定位置良好。充分止血，生理盐水冲洗切口，可吸收止血纱布（速绫）止血，清点手术器械、耗材，留置引流管，逐层缝合。

典型病例如图18-1-1～图18-1-3所示。

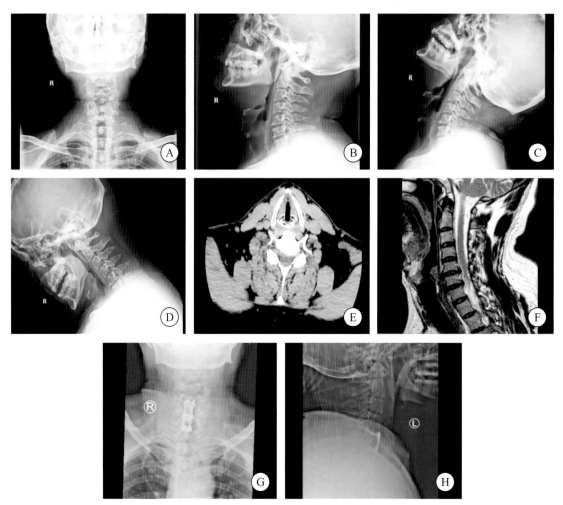

图18-1-1 男性，51岁，C$_{6\sim7}$颈椎间盘突出症，经前路C$_{6\sim7}$椎间盘切除、椎管减压、神经根粘连松解、Cage置入与钛板螺钉内固定术

A、B. 术前DR正、侧位片；C、D. 术前DR过伸、过屈位片；E. 术前C$_{6\sim7}$CT横断位片；F. 术前MRI矢状位片；G、H. 术后复查DR正、侧位片

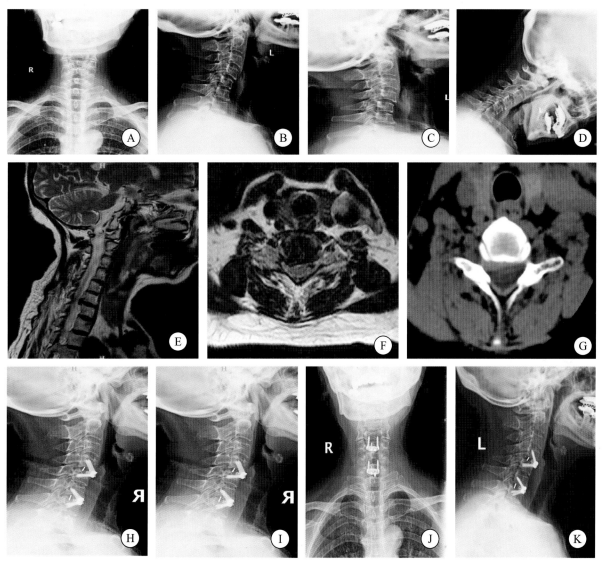

图 18-1-2 女性，64 岁，$C_{6\sim7}$ 颈椎间盘突出症伴 C_4 不稳定，经前路 $C_{4\sim5}$、$C_{6\sim7}$ 椎间盘切除，椎管减压，同种异体骨植骨与零切迹椎间融合器螺钉内固定术

A、B. 术前 DR 正、侧位片；C、D. 术前 DR 过伸、过屈位片；E、F. 术前 MRI；G. 术前 $C_{6\sim7}$ CT 横断位片；H、I. 术后第 2 天 DR 正、侧位片；J、K. 术后 1 年 DR 正、侧位片

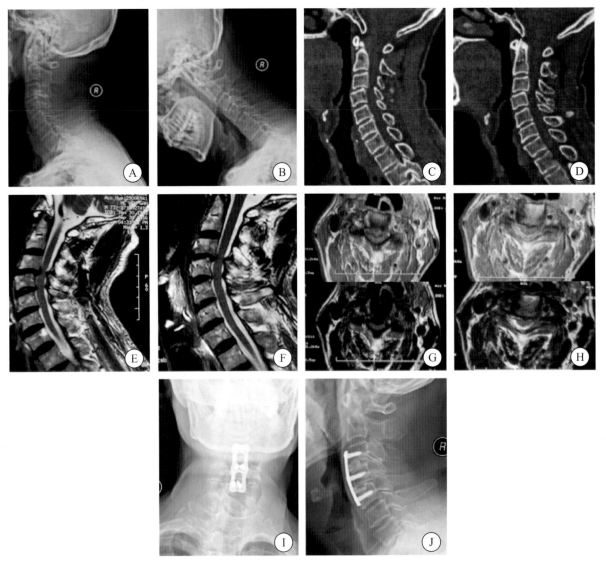

图 18-1-3 男性，73岁，$C_{3~4}$颈椎间盘突出症，经前路 $C_{3~4}$ 椎间盘切除、椎管减压、神经根粘连松解、Cage 置入与钛板螺钉内固定术

A、B. 术前 X 线动力位片；C、D. 术前 CT 矢状位片；E~H. 术前 MRI 显示 $C_{3~4}$ 椎间盘突出、脊髓变性；I、J. 术后 3 个月 X 线正、侧位片

图片引用于文献：郜德龙，方忠，徐勇，等. 同种异体骨椎间融合器在颈椎前路手术中应用的临床效果［J］. 骨科，2019，10（3）：231-233.

（二）经前路椎体次全切与椎体间钛笼融合术

麻醉满意后患者仰卧位，肩背部垫软枕、枕部垫软圈，颈椎后仰呈颈过伸位。常规消毒、铺巾，行颈椎前路右侧横行切口，依次切开皮肤、皮下组织，纵行切开颈白线并潜行分离颈阔肌。钝性分离胸锁乳突肌与颈内脏鞘之间的筋膜，显露肩胛舌骨肌，分离颈动脉鞘与颈内脏鞘间隙，显露椎体前缘。放置定位针，C 臂透视定位准确。分离颈椎前双侧颈长肌，病变椎体间放置颈椎撑开器。髓核钳及刮匙切除椎间盘，刮匙刮除相应软骨终板，生理盐水冲洗椎间，咬骨钳咬除椎体及相应后纵韧带，直至硬脊膜，扩大椎管，解除脊髓及神经根压迫。测量并截取相应长度的钛笼，内装入咬除自体骨及部分同种异体骨，置入椎体之间。选择长度适合的颈椎前路钛板置于椎前，螺钉固定，C 臂透视确认内固定位置良好。充分止血，生理盐水冲洗切口，清点手术器械、耗材，留置引流管，逐层缝合。

典型病例如图 18-1-4 所示。

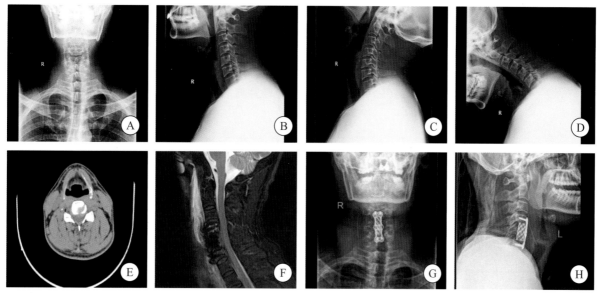

图18-1-4 男性，39岁，C₄~₆颈椎间盘突出症，经前路C₄~₆椎间盘切除、椎体次全切、椎管减压、神经根粘连松解、钛笼置入与植骨融合钉板内固定术

A、B. 术前DR正、侧位片；C、D. 术前DR过伸、过屈位片；E. 术前C₄~₅CT横断位片；F. 术前MRI矢状位片；G、H. 术后复查DR正、侧位片

第二节　颈椎管狭窄症手术治疗中同种异体骨的应用

一、颈椎管狭窄症的诊断

（一）临床表现

1. 症状

（1）感觉障碍：主要表现为四肢麻木、感觉过敏或疼痛。大多数患者具有上述症状，且为首发症状，主要由脊髓丘脑束及其他感觉神经纤维束受累导致。四肢可同时发病，也可以一侧肢体先出现症状，但大多数患者感觉障碍先从上肢开始，躯干部症状有束带感。

（2）运动障碍：多在感觉障碍之后出现，表现为锥体束征，即四肢无力、僵硬、不灵活。大多数从下肢无力、沉重、踩棉感开始，重者站立时步态不稳，随后逐渐出现持物不稳，无法拿筷子、写字或系纽扣等上肢瘫表现。

（3）大小便障碍：一般出现较晚。早期为大小便无力，以尿频、尿急及便秘多见，晚期可出现尿潴留、大小便失禁。

2. 体征　颈部症状不多，颈椎活动受限不明显，颈棘突或其旁肌肉可有轻压痛。躯干及四肢常有感觉障碍，但不规则，两侧躯干症状可以不在同一平面，也可能有一段区域的感觉减退，而腰以下正常。浅反射如腹壁反射、提睾反射多减弱或消失。深感觉如位置觉、振动觉仍存在。肛门反射常存在，腱反射多明显活跃或亢进，霍夫曼征单侧或双侧阳性，这是C₆以上脊髓受压的重要体征。下肢肌肉痉挛侧可出现Babinski征阳性，髌、踝阵挛阳性，四肢肌肉萎缩，肌力减退，肌张力增高。

（二）影像学检查

1. X线检查　拍标准X线侧位片、行椎管矢状径测量是准确而又简便的方法。椎管矢状径为椎体后缘至棘突基底线的最短距离。矢状径绝对值小于13mm者为相对狭窄，小于10mm者为绝对狭窄。用比值法表示更为准确，因椎管与椎体的正中矢状位在同一解剖平面，其放大率相同，可排除放大率的影响。正常椎管直径与椎体直径的比值为1，当比值小于0.75时，提示椎管狭窄，此时可出现下关节突背侧皮质缘接近棘突基底线的情况。

2. CT检查　CT可显示椎体后缘有无骨赘突入，椎管、黄韧带有无肥厚、内褶或钙化。

3. MRI 检查 MRI 可准确显示椎管狭窄部位及程度，以及脊髓受压情况。

二、颈椎管狭窄症手术治疗中同种异体骨的应用

（一）经前路椎间盘切除与椎体间植骨融合术

麻醉满意后患者仰卧位，肩背部垫软枕、枕部垫软圈，颈椎略后仰呈自然伸展位。常规消毒、铺巾，行颈椎前路右侧横行切口。依次切开皮肤、皮下组织，纵行切开并潜行分离颈阔肌。

钝性分离胸锁乳突肌与颈内脏鞘之间的筋膜，显露肩胛舌骨肌，分离颈动脉鞘与颈内脏鞘间隙，显露椎体前缘。放置定位针，C 臂透视定位准确。分离颈椎前双侧颈长肌，病变椎体间放置颈椎撑开器。尖刀及髓核钳切除椎间盘，刮匙刮除双侧钩突关节增生骨质。刮匙刮除软骨终板，生理盐水冲洗椎间，将装有同种异体骨的 Cage 置于椎间。选择长度适合的颈椎前路钛板置于椎前，螺钉固定，C 臂透视确认内固定位置良好。充分止血，生理盐水冲洗切口，清点手术器械、耗材，留置引流管，逐层缝合。

典型病例如图 18－2－1 所示。

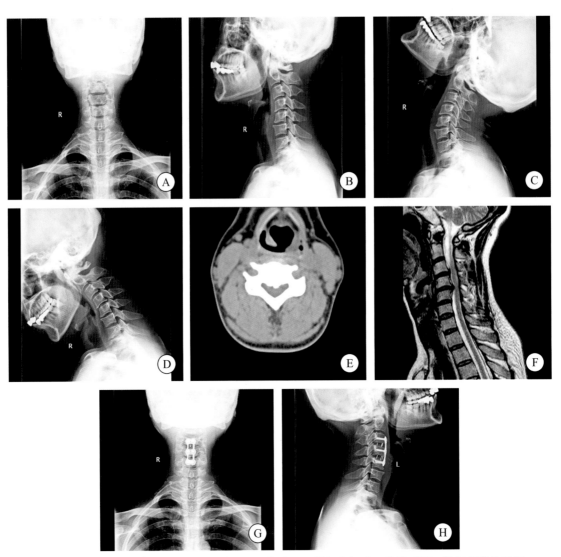

图 18－2－1 女性，41 岁，颈椎管狭窄症，经前路 C$_{3\sim5}$ 椎间盘切除、椎管减压、神经根粘连松解、Cage 置入与植骨融合钉板内固定术

A、B. 术前 DR 正、侧位片；C、D. 术前 DR 过伸、过屈位片；E. 术前 C$_{4\sim5}$CT 横断位片；F. 术前 MRI 矢状位片；G、H. 术后复查 DR 正、侧位片

（二）经前路椎体次全切与椎体间钛笼融合术

相关操作可参考本章前述"颈椎间盘突出症手术治疗中同种异体骨的应用"中的相关内容。

典型病例如图 18-2-2 所示。

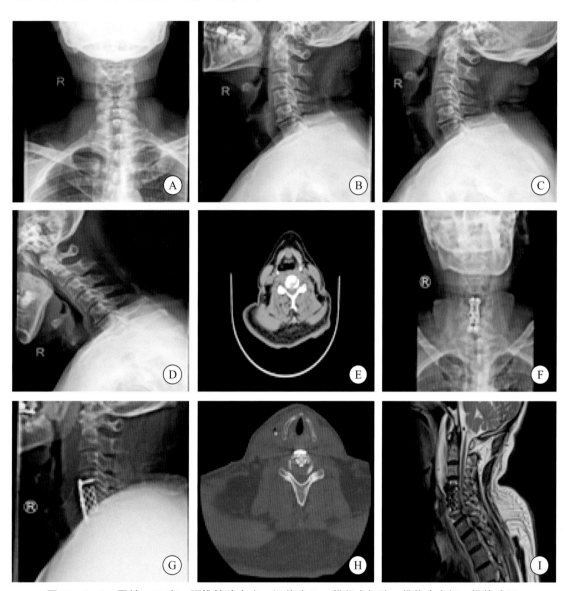

图 18-2-2　男性，59 岁，颈椎管狭窄症，经前路 C$_{4\sim6}$ 椎间盘切除、椎体次全切、椎管减压、神经根粘连松解、钛笼置入与植骨融合钉板内固定术

A、B. 术前 DR 正、侧位片；C、D. 术前 DR 过伸、过屈位片；E. 术前 C$_{4\sim5}$ CT 横断片；F、G. 术后 DR 正、侧位片；H. 术后 CT；I. 术后 MRI 矢状位片

（三）经后路椎管扩大成形术

麻醉满意后患者俯卧位，头部置于头颈架上，胸部双侧垫软垫保护，头端抬高约 10°，检查确认眼部及生殖器未受压，术野常规消毒、铺巾，行颈椎后正中切口，依次切开皮肤、皮下组织，电刀正中切开项韧带，沿棘突、椎板剥离颈部诸肌，显露病变节段。以磨钻于病变节段双侧椎板开槽，以神经剥离器小心分离硬脊膜与周围组织，将病变节段椎板翻开，以棘突剪剪断相应节段椎体棘突，并制成骨粒备用，切除左侧部分黄韧带，椎板夹固定相应节段椎板。冲洗切口，检查无活动出血，于右侧椎板植入自体骨及同种异体骨，速续覆盖硬脊膜充分止血。清点手术器

械、耗材，留置引流管，逐层缝合。

典型病例如图 18-2-3 所示。

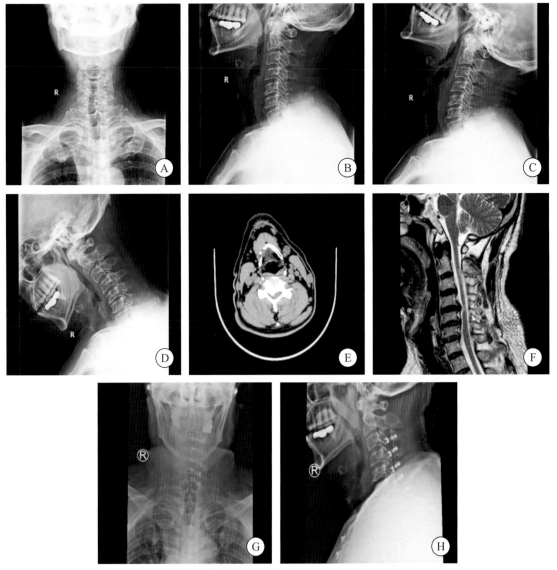

图 18-2-3 男性，56 岁，颈椎管狭窄症，经后路 C₃~₇ 单开门椎管扩大成形、椎管减压与植骨椎板夹内固定术

A、B. 术前 DR 正、侧位片；C、D. 术前 DR 过伸、过屈位片；E. 术前 C₅~₆ CT 横断位片；F. 术前 MRI 矢状位片；G、H. 术后复查 DR 正、侧位片

（四）经后路全椎板切除术

麻醉满意后患者俯卧位，头部头架略屈曲位固定，垫空腹部，术野常规消毒、铺巾。以病变节段为中心，做颈后正中切口。依次切开皮肤、皮下、项韧带，用电刀沿病变节段棘突、椎板做骨膜下剥离分开竖脊肌，暴露相应椎体棘突、椎板。以自动撑开拉钩充分显露术野，选择恰当的进钉点，在 C 臂透视辅助下于相应节段做侧块螺钉固定，依次开口、置入探路器，确认四壁均为骨性结构，丝攻扩大进针路径，再次用探路器

确认四壁均为骨性结构，置入侧块螺钉，经 C 臂透视侧块螺钉位置满意，测量并截取适合长度连接棒，依据颈椎弧度预弯，分别连接两侧侧块螺钉，依次旋紧各螺钉螺帽。创面彻底止血，大量生理盐水反复冲洗手术切口。再次检查并确认各螺钉螺帽固定牢固。以高速磨钻沿相应节段椎板两侧磨穿椎板前后骨板，局部剩余部分以薄层枪状咬骨钳彻底咬除相应节段椎板，减压后见硬脊膜膨胀、搏动差。安置横连杆，取下的椎板制成小块状备用植骨，制备相应节段侧块区域植骨床，植入咬下的骨块及同种异体骨。明胶海绵及

速绫保护颈脊髓，清点手术器械、耗材，留置引流管，逐层缝合。

典型病例如图18-2-4所示。

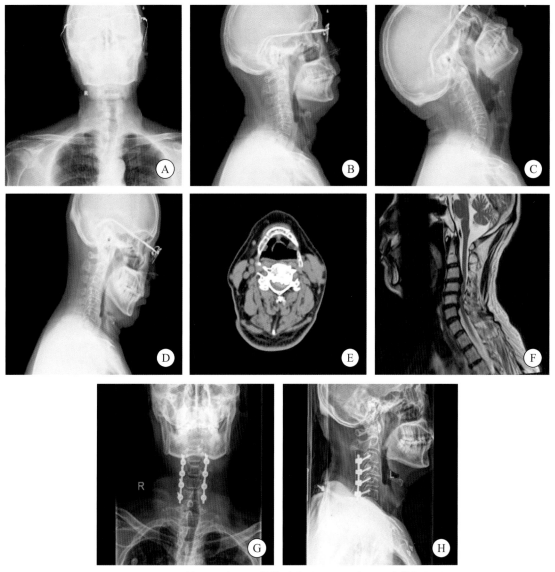

图18-2-4　男性，64岁，颈椎管狭窄症，经后路C$_{3\sim6}$全椎板切除、椎管扩大减压与植骨融合钉棒系统内固定术

A、B. 术前DR正、侧位片；C、D. 术前DR过伸、过屈位片；E. 术前C$_{3\sim4}$CT横断位片；F. 术前MRI矢状位片；G、H. 术后复查DR正、侧位片

第三节 颈椎后纵韧带骨化症手术治疗中同种异体骨的应用

一、颈椎后纵韧带骨化症（OPLL）的诊断

（一）临床表现

1. 症状 临床表现的差异很大，其症状分为三类。

（1）颈脊髓病：四肢及躯干感觉、运动功能障碍，痉挛性瘫痪，括约肌功能障碍。

（2）颈神经根病：上肢疼痛或其他感觉异常。

（3）轴性症状：颈痛、颈僵。

这些表现通常是混合的，其中最主要的问题是颈脊髓病，因其可导致严重的功能障碍，影响日常生活。起病一般呈隐袭性，可以在较轻微的颈部外伤后出现急性脊髓损伤，是无骨折脱位型颈脊髓损伤的主要原因之一。当患者逐渐出现上述症状后才能诊断为OPLL。

2. 体征 OPLL的发生与发展一般均较缓慢，当骨化到一定程度引起颈椎管狭窄时，以上肢的感觉迟钝、疼痛及颈部疼痛多见。轻度酸痛及不适、被动活动可引起颈痛或酸胀感、头颈后伸受限亦多见。病变进展较快及外伤引起脊髓压迫者，可出现四肢功能障碍，腱反射多亢进，霍夫曼征多为阳性，下肢行走无力，肌张力增高，抬举困难，拖步步态或步态不稳，有踩棉花感，

并可因痉挛而疼痛。内收肌痉挛明显者，行路呈剪式步态。同时可有双下肢麻木、无力及阵挛，严重者不能自行起坐及翻身，可有感觉减退。下肢腱反射亢进或活跃，髌阵挛、踝阵挛阳性，排尿困难无力或小便失禁等。肛门指诊可发现有肛门括约肌松弛，胸腹部可有束带感，腹壁反射及提睾反射减弱或消失。

（二）影像学检查

1. X线检查 颈椎X线检查是首选方法，当在X线侧位片上看到椎体后方不透射线影时，可以做出OPLL的诊断。

2. CT检查 最灵敏，也被认为是诊断OPLL的"金标准"。

3. MRI检查 在评估颈脊髓病及脊髓压迫的情况中具有不可替代的优越性，不同进展时期的OPLL有不同的MRI信号强度，可以据此推测其进展。

二、颈椎后纵韧带骨化症手术治疗中同种异体骨的应用

（一）经前路椎体次全切与椎体间钛笼融合术

麻醉满意后患者仰卧位，肩背部垫软枕、枕部垫软圈，颈椎后仰呈颈过伸位。常规消毒、铺巾，行颈椎前路竖行切口，依次切开皮肤、皮下组织，纵行切开颈白线并潜行分离颈阔肌。余下相关操作可参考本章前述"颈椎间盘突出症手术治疗中同种异体骨的应用"中的相关内容。

典型病例如图18-3-1所示。

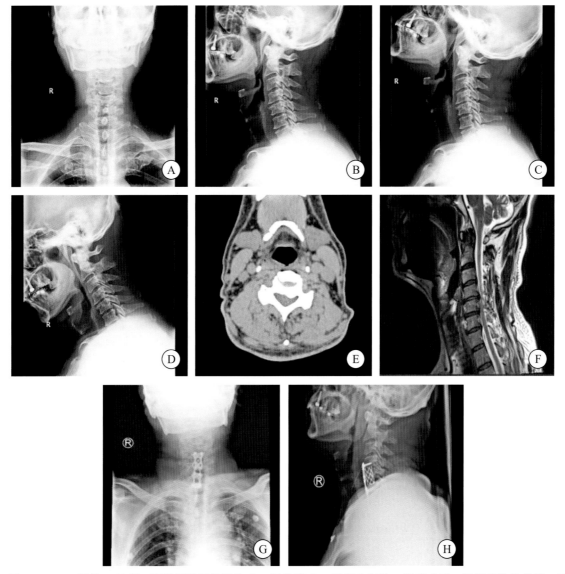

图 18-3-1 男性，62 岁，颈椎后纵韧带骨化症，经前路 $C_{4\sim6}$ 椎间盘切除、椎管减压、神经根粘连松解、钛笼置入与植骨融合钉板内固定术

A、B. 术前 DR 正、侧位片；C、D. 术前 DR 过伸、过屈位片；E. 术前 $C_{5\sim6}$ CT 横断位片；F. 术前 MRI 矢状位片；G、H. 术后复查 DR 正、侧位片

（二）经后路全椎板切除减压术

相关操作可参考本章前述"颈椎管狭窄症手术治疗中同种异体骨的应用"中的相关内容。

典型病例如图 18-3-2 所示。

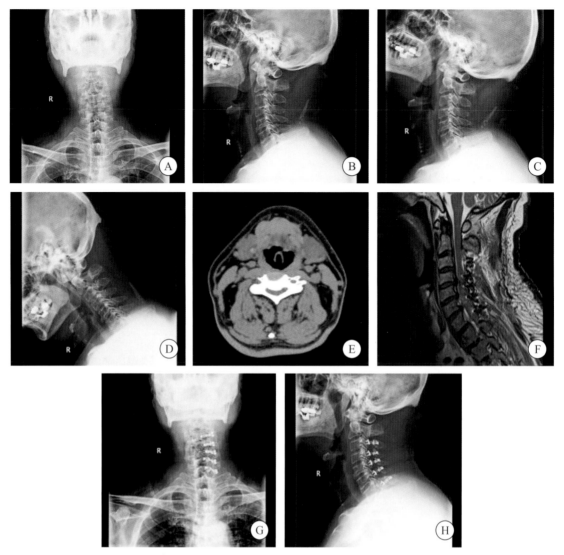

图 18－3－2　男性，67 岁，颈椎后纵韧带骨化症，经后路 C₃~₇ 单开门椎管扩大成形、椎管减压与植骨椎板夹内固定术

A、B. 术前 DR 正、侧位片；C、D. 术前 DR 过伸、过屈位片；E. 术前 C₄~₅ CT 横断位片；F. 术前 MRI 矢状位片；G、H. 术后复查 DR 正、侧位片

（三）前后路联合手术

麻醉满意后患者俯卧位，头颈置于颅牵引手术床上，在 C 臂透视下定位，确定手术椎间隙，确认病变椎体，并做体表标记。常规消毒、铺巾，行颈椎后正中切口，依次切开皮肤、皮下组织，正中切开项韧带，沿棘突、椎板剥离颈部诸肌，显露相应节段。以自动撑开拉钩充分显露术野，选择恰当的进钉点，在 C 臂辅助下于相应节段做侧块及椎弓根螺钉固定，依次开口、置入探路器，探路器确认四壁均为骨性结构，丝攻扩大进针路径，再次探路器确认四壁均为骨性结构，相应节段置入侧块螺钉，C₇ 置入椎弓根螺

钉，经 C 臂透视确认螺钉位置满意，测量并截取适合长度连接棒，依据颈椎弧度预弯，分别连接于侧块螺钉，依次旋紧各螺钉螺帽。创面彻底止血，大量生理盐水反复冲洗手术切口。再次检查并确认各螺钉螺帽固定牢固、稳定。以磨钻于双侧椎板开槽，以神经剥离器小心分离硬膜与周围组织，将全椎板翻开，并制成骨粒备用。于双侧侧块旁植入自体骨及同种异体骨。冲洗切口，检查无活动出血，速绫及明胶海绵覆盖硬脊膜后方，用于止血且保护硬脊膜。清点手术器械、耗材，留置引流管。缝合筋膜、皮下及皮肤。翻身取仰卧位，肩背部垫软枕、枕部垫软圈，颈椎略后仰呈自然伸展位。常规消毒、铺巾，行颈椎前

路右侧纵行切口，依次切开皮肤、皮下组织，纵行切开并潜行分离颈阔肌。钝性分离胸锁乳突肌与颈内脏鞘之间的筋膜，显露肩胛舌骨肌，分离颈动脉鞘与颈内脏鞘间隙，并小心保护，显露椎体前缘。放置定位针，C臂透视定位确认节段。分离颈椎前双侧颈长肌，病变椎体间放置颈椎撑开器。尖刀及刮匙、髓核钳切除椎间盘，刮匙刮除双侧钩突关节增生骨质，椎管充分减压，探查神经根彻底松解。刮匙刮除软骨终板，生理盐水冲洗椎间，将装有同种异体骨及自体骨的Cage

置于椎间。用磨钻磨去椎体前一部分，选择长度适合的颈椎前路钛板置于椎前，用螺钉固定，将椎体用螺钉做预固定，C臂透视确认内固定位置良好。用磨钻从两侧椎板与关节突间行截骨开槽，至连同后纵骨化游离。再将螺钉行旋紧提拉，将椎体连同骨化后纵韧带一起前移扩大椎管。再次C臂透视确认内固定位置良好、椎体前移较好。充分止血，生理盐水冲洗切口，清点手术器械、耗材。留置引流管，逐层缝合。

典型病例如图18-3-3所示。

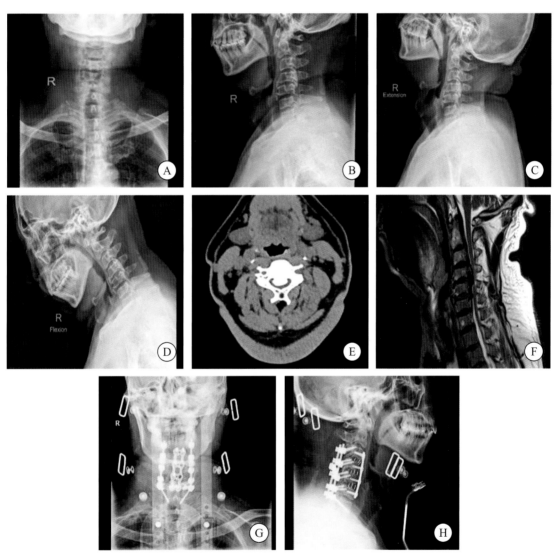

图18-3-3　男性，59岁，颈椎后纵韧带骨化症，经前路C_{3~6}椎间盘切除、椎管扩大减压、神经根探查松解、Cage置入、C_{4~5}椎体骨化物复合体前移与融合钉板内固定，经后路C_{3~7}椎板摘除、椎管减压、神经根探查松解与植骨融合钉棒系统内固定术

A、B. 术前DR正、侧位片；C、D. 术前DR过伸、过屈位片；E. 术前C_{4~5}CT横断位片；F. 术前MRI矢状位片；G、H. 术后复查DR正、侧位片

（肖霖　刘从迪　李亭　刘斐文　邱钰钦　宋柠壕　胡豇　刘希麟）

参考文献

[1] 田伟. "颈椎退行性疾病的积水潭诊断分类"建议 [J]. 山东医药，2009，49（32）：1-2.

[2] 胡豇，郝鹏，张斌. 骨科学教程 [M]. 成都：四川大学出版社，2021.

[3] 邓子文，黄东. 同种异体骨移植修复骨缺损的应用进展 [J]. 山东医药，2017，57（32）：98-100.

[4] Wilson RJ, Sulieman LM, VanHouten JP, et al. Cost-utility of osteoarticular allograft versus endoprosthetic reconstruction for primary bone sarcoma of the knee：a markov analysis [J]. J Surg Oncol，2017，115（3）：257-265.

[5] 王玉召，曹鎏，王铀，等. 同种异体骨、Cage与自体髂骨在椎间植骨融合术治疗颈椎间盘突出症中的应用比较 [J]. 临床误诊误治，2020，33（5）：69-74.

[6] 蔡元庆，刘谟震，李忠海. 同种异体骨移植材料在脊柱融合中的应用 [J]. 中国组织工程研究，2023，27（16）：2571-2579.

[7] 顾宏林，昌耘冰. 颈椎前路局部自体骨椎间植骨的应用进展 [J]. 中国临床解剖学杂志，2021，39（5）：621-623.

[8] 郜德龙，方忠，徐勇，等. 同种异体骨椎间融合器在颈椎前路手术中应用的临床效果 [J]. 骨科，2019，10（3）：231-233.

[9] Rosen PS, Reynolds MA. A retrospective case series comparing the use of demineralized freeze-dried bone allograft and freeze-dried bone allograft combined with enamel matrix derivative for the treatment of advanced osseous lesions [J]. J Periodontol，2002，73（8）：942-949.

[10] 栾继耀,梅伟,苏锴. 颈椎椎间融合器的应用 [J]. 骨科临床与研究杂志，2019，4（1）：46-49，54.

[11] 方青，李洋，武文杰，等. 新型同种异体骨椎间融合器治疗颈椎病的临床应用 [J]. 第三军医大学学报，2019，41（9）：877-884.

[12] 王鹏波，盛伟斌，王丙超，等. 结构性同种异体冻干骨植入治疗腰椎结核 [J]. 中国组织工程研究，2018，22（34）：5439-5444.

[13] 李永涛，宋文慧，刘昌文，等. 硫酸钙/脱钙骨基质和同种异体骨在颈椎前路椎间盘切除减压融合中的疗效对比 [J]. 中国组织工程研究，2020，24（34）：5478-5485.

[14] Park JS, Park SJ, Lee CS, et al. Is allograft a more reliable treatment option than autograft in 2-level anterior cervical discectomy and fusion with plate fixation? [J]. Medicine（Baltimore），2019，98（32）：e16621.

[15] Ouro-Rodrigues E, Gowd AK, Williams OR, et al. Allograft versus autograft in anterior cervical discectomy and fusion：a propensity-matched analysis [J]. Cureus，2022，14（2）：e22497.

第十九章　腰椎退行性疾病手术治疗中同种异体骨的应用

第一节　腰椎间盘突出症手术治疗中同种异体骨的应用

一、腰椎间盘突出症的诊断

腰椎间盘突出症通常发生在 20～50 岁的人群中，高发年龄为 30～40 岁，也可见于 70 岁以上老年人，男女比例约为 2∶1。其中 $L_{4\sim5}$ 和 $L_5\sim S_1$ 腰椎间盘突出症的发病率最高，占 90%～97%。大部分早期急性的腰椎间盘突出症患者经严格规范的保守治疗后症状都会得到改善及缓解。然而部分患者经严格保守治疗无效或经严格保守治疗后反复发作且症状较重，影响正常工作或生活时，需行手术治疗。随着当今社会生活水平的不断提高及工作生活方式的不断改变，我国罹患腰椎间盘突出症的人群呈年轻化趋势。近年来，微创手术在腰椎间盘突出症的治疗中被广泛应用。

（一）临床表现

1. 症状

（1）腰腿痛：腰痛是腰椎间盘突出症患者最常见的症状，常为患者的首发症状。当患者腹压突然增大（如咳嗽、打喷嚏、排便、大笑）或体位改变时，腰痛会随之加剧。腰椎间盘突出症所引发的腰痛是由纤维环裂产生裂隙后突出的椎间盘顶压纤维环外层、后纵韧带及固定神经根的 Hofmann 韧带，刺激椎管内的窦椎神经所致。机械性压迫和局部的炎症反应刺激窦椎神经产生牵涉痛，造成对应节段腰背部的弥漫性钝痛。典型的坐骨神经痛是从腰骶部经臀部、大腿后外侧、小腿外后侧至足部，呈放射痛。$L_{4\sim5}$ 突出时，疼痛沿大腿外后侧经腘窝到小腿外侧至足背及趾；$L_5\sim S_1$ 突出时，疼痛沿大腿后侧经腘窝到小腿后侧至足跟部或足背外侧。对于高位椎间盘突出而言，因股神经损害，患者常出现大腿前方的麻木、疼痛。

（2）马尾神经损害：中央型的腰椎间盘突出或大块纤维环髓核组织脱出对硬膜囊内的马尾神经产生压迫时，患者可出现马尾神经损害症状，表现为鞍区的麻木、刺痛，大小便功能和性功能障碍以及双下肢根性痛，严重者可出现大小便失禁及双下肢瘫痪。

2. 体征

（1）腰椎侧弯：为缓解神经根的压迫和牵张，腰椎根据突出的椎间盘和受压的神经根之间的位置关系产生的一种代偿性姿势畸形。如突出的椎间盘位于神经根的肩部，则躯干向健侧弯曲、腰椎凸向患侧；如突出的椎间盘位于神经根的腋部，则躯干向患侧弯曲、腰椎凸向健侧。

（2）腰椎活动受限：绝大多数患者有不同程度的腰椎活动受限，其中以前屈受限最明显，这是由于前屈位会对受压的神经根产生牵张作用而加重下肢的放射痛。

（3）压痛及腰部骶棘肌痉挛：大部分患者的压痛产生在病变节段的棘突间或椎旁，严重时疼痛会向患侧腿部或足部放射。约 1/3 患者有腰部骶棘肌痉挛，使腰部固定于强迫体位。

（4）神经系统表现。

1）感觉异常：受累神经根分布区出现感觉亢进、减退或消失。L_4 神经根受累者，出现小腿内侧痛、触觉减退；L_5 神经根受累者，出现小腿外侧及足背皮肤痛、触觉减退；S_1 神经根受累者，出现外踝附近、足跟后部及足外侧痛、触觉减退。

2）肌力下降：当神经根受累严重或时间较长，患者可出现肌力下降。L_4 神经根受累者，出现股四头肌肌力减弱和（或）胫前肌肌力减弱；L_5 神经根受累者，出现踇伸肌肌力减弱和（或）胫前肌、腓骨长短肌肌力减弱；S_1 神经根受累者，出现小腿三头肌（足踇屈肌）肌力减弱。

3）反射异常：根据受累神经根不同，患者常出现相应的反射异常。L_4 神经根受累者，膝反射减弱；S_1 神经根受累者，跟腱反射减弱或消失；马尾神经受累者，则出现肛门括约肌张力下降及肛门反射减弱或消失。

（5）直腿抬高试验及加强试验：直腿抬高试验及加强试验又称 Laseque 征。让患者双下肢伸直仰卧，检查者一手扶患者膝关节使其下肢伸直，另一手握患者足部并缓慢抬高下肢，如抬高在 70° 以内出现同侧下肢的放射痛，则为直腿抬高试验阳性。在直腿抬高试验阳性时，缓慢降低患肢高度，待放射痛消失，再被动背屈踝关节以牵拉坐骨神经，如又出现放射痛，称为加强试验阳性。临床上，$L_4\sim S_1$ 的椎间盘突出时可以出现坐骨神经痛。当患者的腰椎间盘突出较为巨大或为中央型突出、神经根受累较为严重时，可出现健侧直腿抬高试验阳性。

（6）股神经牵拉试验：如果是 $L_{2\sim3}$ 及以上的腰椎间盘突出，则不会出现直腿抬高试验阳性，通常可以采用股神经牵拉试验来检查。患者俯卧，患侧髋和膝关节伸直，将下肢抬起使髋关节过伸，若引发大腿前侧放射痛即为阳性。

（二）影像学检查

1. X 线检查　X 线检查是一种常用的检查方法，腰椎 X 线正、侧位片虽不能显示椎间盘和神经结构，但部分患者会有腰椎间盘突出症的间接阳性表现，在 X 线片上可看到病变节段椎间隙变窄、骨质增生、关节突肥大等退变的表现，当患者症状较重时亦可出现腰椎侧弯。如怀疑有脊柱不稳时可加照腰椎 X 线过伸、过屈位片和双斜位片，不仅能评价手术节段的稳定性，也可为合理制订手术策略提供重要临床信息。

X 线检查最重要的临床意义是鉴别诊断，通过 X 线检查可以排除腰椎肿瘤、感染及畸形等。

2. CT 检查　CT 检查能更好地显示脊柱骨性结构的细节，包括椎管形态、椎间盘钙化或椎体后缘离断等。腰椎间盘突出在 CT 上可表现为椎管内椎体后缘出现突出的椎间盘影，硬脊膜囊受压变形，硬脊膜外脂肪移位，神经根受压移位等。CT 检查还能观察椎间小关节和黄韧带的情况，CT 三维重建也可以更好地显示双侧峡部情况。

3. MRI 检查　MRI 检查能清楚地显示人体解剖结构的图像，可全面地观察突出的髓核、硬膜囊及神经根之间的关系，并鉴别是否存在椎管内其他占位性病变。此外，MRI 检查还可显示和分辨椎间盘的退变程度，为临床治疗提供重要的诊断信息。

二、腰椎间盘突出症手术治疗中同种异体骨的应用

（一）腰椎间盘突出症行融合手术的适应证

融合手术不作为腰椎间盘突出症首选的手术方案，仅以下情况可选择融合手术：

（1）巨大椎间盘突出，纤维环、后纵韧带、终板等椎间盘结构严重破裂，腰椎间隙明显变窄。

（2）腰椎间盘突出症伴椎管狭窄，需广泛骨性减压，关节突关节切除超过 1/3，影响脊柱稳定性。

（3）腰椎间盘突出症伴相应节段失稳。

（4）极外侧椎间盘突出术中需切除关节突关节。

（5）长期慢性椎间盘源性腰背痛，经保守治疗无效。

（二）经后路椎间盘切除与椎间融合内固定术（TLIF）

手术步骤：麻醉满意后患者俯卧位，垫空胸腹部。采用 Wiltse 入路于棘突旁 3～4cm 做皮肤切口，长 4～5cm。通过肌间隙显露相应椎体椎弓根进钉点，常规置钉或者采用经皮椎弓根螺钉

置钉。切除患侧关节突关节显露硬膜囊、神经根。松解并牵开保护硬膜囊及神经根，显露突出的椎间盘组织，环形切除破裂的纤维环，彻底清除突出物及椎间隙内的髓核组织，刮除上下终板。清理椎间隙后试模确定椎间融合器型号，适度撑开椎间隙并向椎间隙内填入同种异体骨及切除下来的关节突、关节骨质碎块，尽

量填充椎间隙的前份及对侧，植入装填好同种异体骨的椎间融合器。C 臂透视确定击入深度合适后适度加压拧紧螺帽固定。再次探查硬膜囊及神经根松解减压无误后逐层关闭切口，减压侧留置引流管。其他镜下术式与同种异体骨及椎间融合器置入过程相似。

典型病例如图 19－1－1～图 19－1－4 所示。

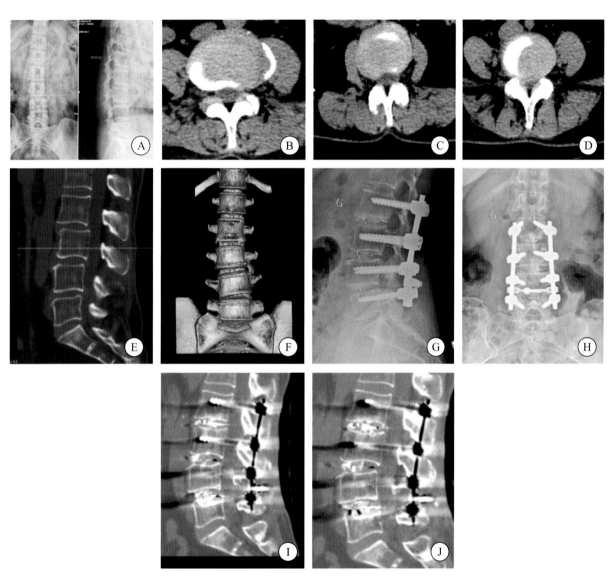

图 19－1－1　女性，59 岁，腰椎间盘突出症（L$_{2\sim3}$、L$_{3\sim4}$、L$_{4\sim5}$）伴腰椎退变性失稳，同种异体骨与自体骨椎间融合内固定术

A. 术前 DR；B～F. 术前 CT 及三维重建；G、H. 术后 X 线片；I、J. 术后 1 年 CT 显示植骨愈合

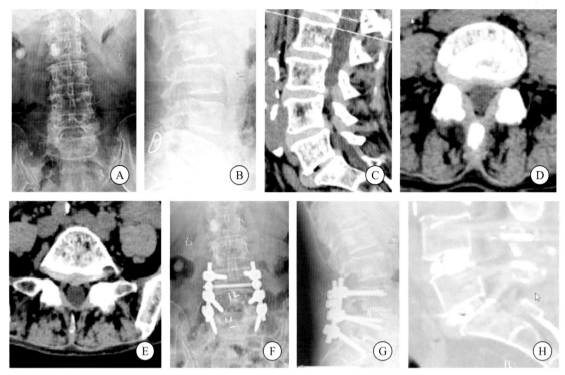

图 19-1-2 女性，74 岁，腰椎间盘突出症伴腰椎Ⅰ°滑脱，同种异体骨与自体骨椎间融合内固定术
A、B. 术前 DR；C~E. 术前 CT；F、G. 术后 X 线片；H. 术后 3 个月 CT

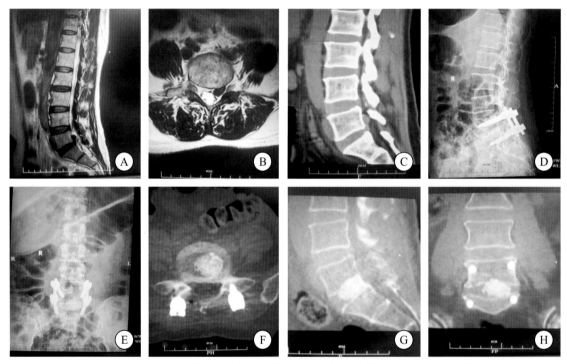

图 19-1-3 女性，49 岁，腰椎间盘突出症（$L_5 \sim S_1$），经后路 $L_5 \sim S_1$ 椎间盘切除与
椎间融合钉棒系统内固定术
A、B. 术前 MRI；C. 术前 CT；D、E. 术后 X 线片；F~H. 术后 CT

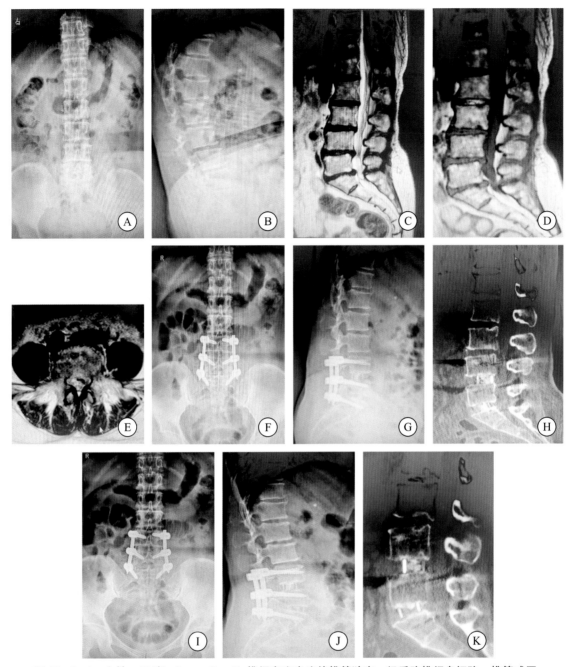

图 19-1-4 女性，61岁，$L_{4\sim5}$、$L_5\sim S_1$ 椎间盘突出症伴椎管狭窄，经后路椎间盘切除、椎管减压、同种异体骨椎间融合与椎弓根螺钉内固定术

A、B. 术前 DR；C～E. 术前 MRI；F、G. 术后 DR；H. 术后 CT；I、J. 术后 1 年 DR；K. 术后 1 年 CT 显示 $L_{4\sim5}$、$L_5\sim S_1$ 植骨愈合

第二节　腰椎管狭窄症手术治疗中同种异体骨的应用

腰椎管狭窄症（Lumbar spinal stenosis, LSS）是指由于先天或后天因素所致的腰椎中央椎管和外侧椎间孔任何部位容量的减少与内容物的不相适应所引起的临床综合征。按发病原因分类，腰椎管狭窄症主要有发育性腰椎管狭窄症、继发性腰椎管狭窄症和混合性腰椎管狭窄症。发育性腰椎管狭窄症是由于椎节发育不良，椎管和（或）神经根管先天狭窄而产生症状，发病率低，仅占腰椎管狭窄症患者的 $1\%\sim2\%$。继发性腰椎管狭窄症临床最为常见，是中老年人腰腿痛的主要原因。继发性腰椎管狭窄症中又以自然老化

的退行性腰椎管狭窄（Degenerative lumbar spinal stenosis，DLSS）最为常见，由于黄韧带的肥厚与松弛、小关节和椎体后缘骨质的退变增生肥大、椎间盘的突出与脱出等病理解剖改变，相应区域管腔出现狭窄，腰椎神经组织受压、血液循环障碍，出现腰、臀部或下肢疼痛，神经源性跛行，大小便功能变化等症状。腰椎管狭窄症发生部位最多的是 $L_{4\sim5}$ 节段，其次是 $L_5\sim S_1$ 节段。随着老龄化的加重，目前临床多节段狭窄的患者也不少见。按解剖结构分类，腰椎管狭窄症有中央椎管狭窄症、侧隐窝狭窄症、神经根管狭窄症等。

一、腰椎管狭窄症的诊断

（一）临床表现

1. 病史　患者多有间歇性跛行病史，跛行的间歇距离可随病情的加重而逐渐缩短。

2. 症状

（1）间歇性跛行：当患者步行一定距离后，出现腰、臀部酸痛，一侧或双侧腿痛、麻木、无力，以致跛行，弯腰、蹲下或坐下休息数分钟后可继续步行，步行一段距离后症状会复现，周而复始。临床称为间歇性跛行，是患者就诊的主要原因。跛行的间歇距离可随病情的加重而逐渐缩短，严重者下地站立即有疼痛，严重影响生活质量。

（2）腰背痛：腰椎管狭窄症患者的腰背痛较轻微，有慢性加重的趋势。部分患者会有静息痛，活动后可减轻，活动时间过久疼痛又会加剧。有些患者表现为腰部后伸时出现腰痛或下肢疼痛、麻木等症状，骑自行车时却没有任何症状，所以患者会采取弯腰走路的姿势以缓解疼痛。

（3）根性症状：当神经根管和椎间孔狭窄时，患者可出现下肢神经症状，表现为放射性下肢痛、麻木、发凉或肌肉萎缩无力。L_4 神经根受累时出现小腿前内侧的疼痛及麻木；L_5 神经根受累时出现小腿前外侧，足背和第一、二趾疼痛和麻木；S_1 神经根受累时出现小腿后方、足跟或足背外侧疼痛和麻木。

3. 体征　患者一般症状重而体征轻。主诉症状与检查体征常不吻合，尤其是患者经卧床休息后，往往无明显体征。视病程长短及狭窄部位、程度不同，患者表现的体征不一。轻者卧床检查无明显异常，直腿抬高试验阴性，肌力、感觉、反射均正常。严重者可有腰椎屈伸活动特别是伸腰受限，臀部及下肢肌肉萎缩，患侧受压神经支配区肌力及皮肤感觉减退、腱反射减弱或消失。

（二）影像学检查

影像学检查中 X 线检查是基础检查，而 CT 检查、MRI 检查则能更加清晰、准确地显示病灶所在。在 CT 检查、MRI 检查普及之前，椎管造影作为重要的检查手段，也为临床医生提供了可靠的诊疗依据，由于是一种有创检查，存在感染、造影剂过敏等风险及限制。随着 CT 检查、MRI 检查的普及，该检查方式应用得越来越少。

1. X 线检查

（1）正位片：可有关节突关节增生、肥大，关节面的方向接近矢状位、脊柱侧弯、部分椎体横向滑移、椎弓根增粗、间距变窄等表现。

（2）侧位片：可有椎间隙变窄、椎弓根变短、腰椎生理曲度加深或变直等表现，部分患者伴有椎体滑脱，在动力位片显示为稳定滑脱。

2. CT 检查　能清晰显示各横断位上骨性以及软组织结构，尤其是椎间盘、关节突、侧隐窝、椎间孔等结构。在横断位上可有椎体及椎间隙后缘增生、骨化，关节突增生、肥大、内聚，黄韧带增生肥厚或骨化等改变，同时还可显示椎板峡部有无断裂。

近年来，计算机图像测算技术测量椎管或硬膜囊横截面积（DSCA）评估中央椎管狭窄程度比较常用，DSCA$<100mm^2$ 为相对狭窄、DSCA$<75mm^2$ 为绝对狭窄。但该方法有待于临床进一步研究与验证。

3. MRI 检查　能够清楚地显示椎管、硬膜囊外脂肪、硬膜囊、脑脊液、脊髓等结构，它对软组织的成像分辨能力比 CT 强，对多节段狭窄患者更能全面显示，对椎管后方变化、椎管矢状径大小及变化，以及硬脊膜内结构亦能较好显示。

二、腰椎管狭窄症手术治疗中同种异体骨的应用

（一）手术的适应证及目的

1. 手术适应证

（1）经正规非手术治疗不能缓解者。

（2）症状明显并持续加重，影响日常工作及

生活。

（3）间歇性跛行行走距离短于 200m。

（4）明确的神经功能损害，尤其是马尾神经损害者。

（5）呈现进行性加重的腰椎滑脱、侧弯伴相应的临床症状与体征者。

2. 手术目的　对局部致压因素进行彻底解除，解除马尾、神经根组织的压迫，进而改善患者症状。

（二）同种异体骨的应用

1. 经后路腰椎椎间融合术（PLIF）中同种异体骨的应用　麻醉满意后患者俯卧位，常规消毒、铺巾。取腰部后正中切口，切开皮肤，分离皮下组织，显露棘突，沿双侧棘突旁剥离，显露双侧椎板及关节突关节。C 臂透视定位满意后，沿双侧椎弓根置入直向椎弓根螺钉各 1 枚，沿下

一椎体双侧椎弓根置入直向椎弓根螺钉各 1 枚，C 臂透视螺钉位置。咬骨钳咬除棘突，骨刀、骨锤凿除双侧下关节突，咬骨钳咬除下一椎体双侧上关节突尖及反折部分，行全椎板切除，剥离切除黄韧带，扩大椎间孔，减压神经根。上下椎体双侧置入预弯连接棒 1 根，锁紧双侧螺钉，撑开椎间隙。于一侧将神经根牵向内侧，经侧入路切除椎间盘，用椎间盘铰刀及刮匙切除终板，生理盐水反复冲洗椎间隙，植入松质骨，取合适大小的 Cage 填充松质骨后置于椎间隙，予以椎间加压。锁定螺钉，并于椎间放置合适大小横连杆一根。双侧横突去皮质，制造新鲜植骨床后以同种异体松质骨条、自体骨条填塞于横突间进行植骨。冲洗切口，置明胶海绵填塞止血，硬膜外置明胶海棉覆盖。清点手术器械、耗材，留置引流管，逐层缝合。

典型病例如图 19-2-1、图 19-2-2 所示。

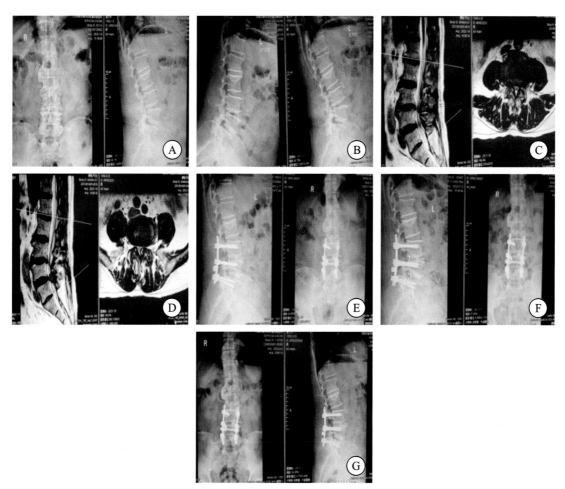

图 19-2-1　男性，63 岁，腰椎管狭窄症，L$_{3\sim4}$、L$_{4\sim5}$椎间盘切除，椎管减压，椎间、横突植骨融合与钉棒系统内固定术

A. 术前 DR 正、侧位片；B. 术前 DR 动力片；C、D. 术前 MRI；E. 术后 1 个月 DR 正、侧位片；F. 术后 3 个月 DR 正、侧位片；G. 术后 7 个月 DR 正、侧位片

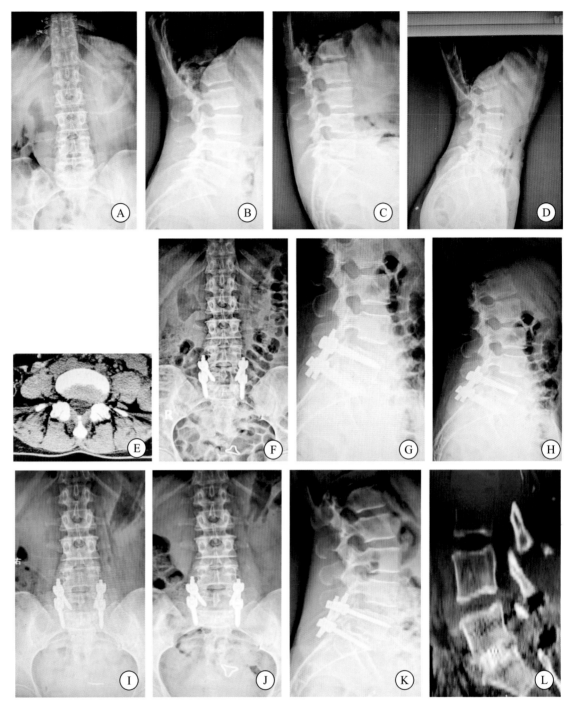

图 19-2-2　女性，45 岁，腰椎管狭窄症，经后路 L₅~S₁ 椎间盘切除、椎管减压、椎间 Cage 支撑同种异体骨植骨融合与 L₅~S₁ 椎弓根螺钉内固定术

A~D. 术前 DR；E. 术前 CT；F、G. 术后 1 天 DR；H、I. 术后 1 个月 DR；J、K. 术后 3 个月 DR；L. 术后 1 年 CT 显示植骨愈合

2. 经斜外侧入路腰椎椎间融合术（OLIF）中同种异体骨的应用　麻醉满意后患者右侧卧位，C 臂透视定位，平椎间隙前方腋前线处做切口线，划线标记。常规消毒、铺巾，沿标线做长 4cm 的斜行切口，依次切开皮肤、皮下、筋膜，沿腹外斜肌、腹内斜肌钝性分离，分开腹横筋膜到腹后

间隙，沿腰大肌前缘略向后分离，显露腰椎间盘，透视检查节段正确，放置通道。切开腰椎间盘前方，切除椎间盘，椎管减压，放置 Cage 试模，合适型号 Cage 内填装同种异体颗粒骨，植入椎间，行椎体侧方钢板内固定，透视确认内固定及 Cage 位置。生理盐水冲洗术区，彻底止血。清点手术

器械、耗材。留置引流管，逐层缝合。

典型病例如图 19-2-3 所示。

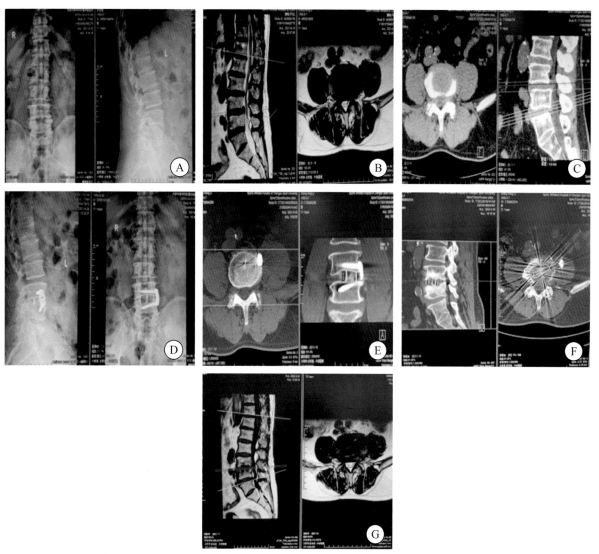

图 19-2-3 男性，71 岁，腰椎管狭窄症，L$_{4\sim5}$椎间盘切除、椎管减压、椎间融合器植骨融合与钢板内固定术

A. 术前 DR 正、侧位片；B. 术前 MRI；C. 术前 CT；D. 术后 DR 正、侧位片；E. 术后 CT；F. 术后 1 年 CT；G. 术后 1 年 MRI 显示植骨愈合

第三节　腰椎退变性滑脱手术治疗中同种异体骨的应用

一、腰椎退变性滑脱的诊断

本病诊断比较容易，但应注意，本病的诊断过程也是对滑脱程度的判定过程，从而有助于进一步选择治疗方案。通过观察腰椎滑脱的临床表现，包括腰背部酸痛、下坠感，触诊可扪及台阶感等，以及观察 X 线正位、侧位、左右斜位及动力位片，可基本明确诊断。通过 CT 检查、MRI 检查等可清楚显示断裂的峡部，并判定是否合并椎管狭窄及椎间盘病变，对治疗方案的选择有较大意义。

（一）临床表现

1. 症状

（1）疼痛：腰椎退变性滑脱早期不一定有临床症状，部分患者可表现为下腰部酸痛不适，部位较深在，可位于腰骶正中，也可偏向一侧。程度大多较轻，多在劳累后加剧，也可因轻度外伤诱发。到了疾病的中期及以后，腰痛即从最初的间歇性转为持续性，严重者影响正常生活，休息亦不能缓解。若腰椎滑脱严重，可能压迫神经根或马尾神经，导致下肢放射痛。

（2）腰椎不稳及下坠感：患者多有腰部酸胀及下坠感，多主诉腰部无力，难以支撑躯体，尤其是较久站立或行走之后。患者常扶腰而行，久站后即想坐下或平躺休息。

（3）下肢神经症状：主要由局部椎节松动刺激神经根引起，或通过窦-椎反射出现假性根性症状，其特点是平卧后症状即消失或明显减轻。腰椎滑脱后继发性瘢痕组织增生刺激或压迫，侧隐窝狭窄及椎间孔狭小均可导致根性疼痛或马尾神经受压症状，多为相应水平的出口根，行走根压迫相对较轻。

2. 体征　腰椎退变性滑脱较轻者通常体征不多，尤其是在卧位行检查时。体检时仅在棘突、棘间或棘突旁略有压痛。但峡部崩裂者多有深部叩击痛。腰部活动可无限制或略有受限，骶尾及臀部其他检查多无异常客观体征。

已出现明显腰椎退变性滑脱者，可出现腰向前凸、臀向后翘、腹部下垂及腰部变短的特殊体征，此时滑脱椎节下位椎体的棘突后凸，而其上方的棘突前移，两者不在一个平面上，局部可有凹陷感及台阶感，骶骨后凸增加。腰骶棘突间压痛，背伸肌多呈紧张状态，腰背局部可有深叩痛。严重者纵向叩击痛亦可呈阳性。当合并腰椎间盘突出及腰椎管狭窄时，可有其他相关的临床体征。

（二）影像学检查

1. X 线检查

（1）正位片：常规腰骶段正位片一般难以直接显示椎弓崩裂或滑脱征象。但滑脱明显时，滑脱椎体与下位椎体边缘可出现重叠线，称为Brailsford 弓形线。正位片上还可观察到椎间隙退变、狭窄等征象，同时能排除其他引起腰痛的因素，有助于诊断及鉴别诊断。

（2）侧位片：椎弓峡部裂者可于病节椎弓根后下方显示一条由后上方斜向前下方的透明裂隙。可发现椎节的移位及松动，上下位椎节前缘线、后缘线常中断、不连续。侧位片上还需对滑脱进行测量和分度，常用 Meyerding 线、滑脱角

以及骶骨角等指标。

（3）斜位片：腰椎左右斜位片对滑脱的临床判定意义较大。拍摄时，须将投照球管倾斜 $40°\sim45°$ 拍片，可获得一幅清晰的椎弓峡部图像，此图像貌似一只狗的影像。当椎弓崩裂时，峡部可出现一带状裂隙，酷似在狗颈上戴了一根项圈，此典型征象又被称为"狗带项圈"征。"项圈"越宽，表示峡部间距越大，椎体滑脱的距离也越多。

（4）动力位片：通过拍摄侧位下腰骶椎过伸位与过屈位片，可观察椎节的稳定性及椎节的松动度。此动力位片可判定患者滑脱处于稳定期还是非稳定期，对于选择治疗方案有参考意义。

2. CT 及 MRI 检查　一般情况下，正位、侧位、斜位 X 线片已可以确诊。但对于 X 线片显示欠佳者，如骶骨位置较高而遮挡腰椎椎弓影像者，行 CT 扫描可以显示断裂的峡部，CT 三维重建则更能清晰地显示椎弓峡部以及椎管大小。合并神经症状时，MRI 检查有助于判断神经受压情况以及是否需要减压。

二、腰椎退变性滑脱手术治疗中同种异体骨的应用

（一）PLIF 中同种异体骨的应用

PLIF 是治疗腰椎退变性滑脱合并椎管狭窄的经典手术方式，该手术方式可获得满意的神经减压、滑脱复位及良好融合率，但需要广泛剥离椎旁肌，易导致术后长期腰背部疼痛。

手术步骤：麻醉满意后患者俯卧位，行后正中切口，长约 10cm，电刀紧贴棘突、椎板分离椎旁肌，充分显露滑脱椎体及下位相邻椎体的棘突、椎板和双侧关节突，切除滑脱椎一侧的椎板及下关节突、下位椎体的部分上椎板及上关节突内缘，清晰显露滑脱椎体和下方椎体两侧关节突与横突交界处的椎弓根入钉点。依次开口，术中透视定位，椎弓根探子探查确定钉道四周为骨组织，置入合适的椎弓根螺钉，保留椎弓根螺钉高度差利于复位。进一步椎管减压并探查显露出口和行走神经根。牵开神经根及硬脊膜，显露椎间盘并摘除髓核。刮除相邻椎体的软骨板，绞刀搅动上下椎体，以松解周围软组织，保留完整终板

下骨质。将双侧连接棒预弯后与椎弓根螺钉安装，边提拉复位滑脱椎体、边适度撑开，以恢复椎间隙高度。C臂透视椎体复位满意，根据融合器试模测试选择大小合适的融合器。将切除的骨组织修剪成骨粒，与3g同种异体骨混合，将约1/3的混合骨粒植入椎间隙前份，再将融合器内填满混合骨粒，向椎间隙前内侧倾斜打入融合器，C臂透视见融合器位置满意、深度合适，松开钉棒系统，适当加压固定，将剩余混合骨粒植入对侧关节突及椎板间隙，充分止血。清点手术器械、耗材。留置引流管，逐层缝合。

典型病例如图19-3-1、图19-3-2所示。

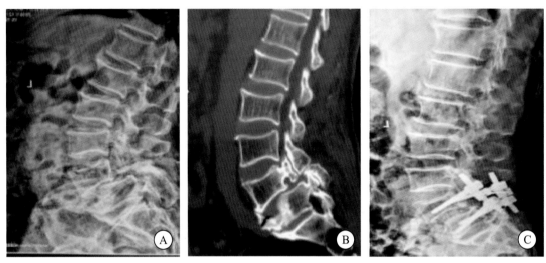

图19-3-1 男性，65岁，L₄Ⅲ°退变性滑脱伴双侧椎弓峡部不连，经后路减压复位、自体骨与同种异体骨植骨融合与钉棒系统内固定术

A. 术前DR；B. 术前CT；C. 术后DR

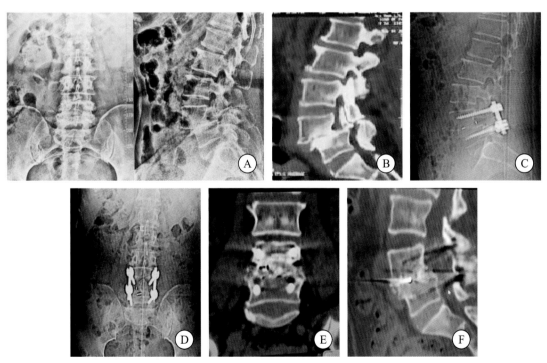

图19-3-2 女性，55岁，L₄Ⅱ°退变性滑脱伴双侧椎弓峡部不连，经后路减压复位、自体骨与同种异体骨植骨融合与钉棒系统内固定术

A. 术前DR；B. 术前CT；C、D. 术后DR；E、F. 术后14个月CT显示植骨愈合

（二）OLIF 中同种异体骨的应用

OLIF 从腹部血管鞘和腰大肌前缘之间的间隙进入，行腰椎椎间融合术以治疗腰椎退变性滑脱，有效地降低了大血管及腰大肌的损伤概率，不破坏腰椎后方结构，通过撑开椎间隙达到复位、间接减压、融合固定的治疗目的。

手术步骤：全麻插管，患者右侧卧位，于腰部下方垫半圆形硅胶垫，形成腰桥，将左侧髋关节屈曲并固定，透视定位责任节段，左侧腰部术区常规消毒。取责任节段椎体水平左侧腰部侧前方做长约 5cm 切口，逐层分离腹外斜肌、腹内斜肌、腹横肌，直视下沿后腹膜间隙向腰大肌分离，显露左侧腰大肌，置入深部拉钩，将腰大肌拉向后方，暴露椎间隙，C 臂透视定位准确，尖

刀切开椎间隙纤维环，髓核钳去除髓核，使用剥离器穿透对侧纤维环，刮匙去除髓核残余组织至上下终板，根据融合器试模测试选择大小合适的融合器，将同种异体骨填满融合器，再用可吸收缝合线横向缠绕捆绑，防止同种异体骨从融合器中漏出，在 C 臂透视下逐渐将融合器打入椎间隙，侧方透视见融合器位于椎间隙中份，正位透视融合器远端达到对侧上下椎弓根外缘连线，再安放侧方固定板（或钉棒系统），上下各拧入 1 枚螺钉，透视见融合器、固定板（或钉棒系统）和螺钉位置良好，拧紧固定板锁片。充分止血，生理盐水冲洗切口。清点手术器械、耗材。留置引流管，逐层缝合。

典型病例如图 19-3-3、图 19-3-4 所示。

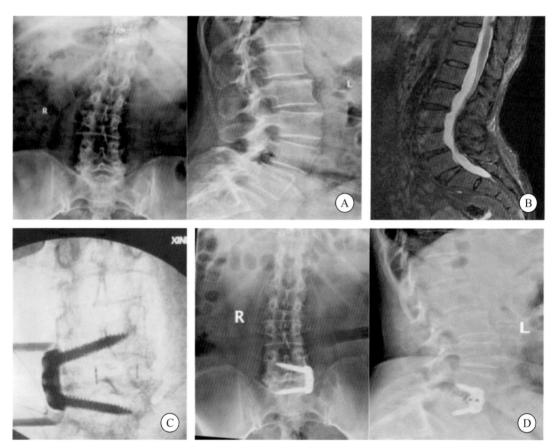

图 19-3-3　女性，70 岁，L₄ Ⅰ°滑脱伴椎管狭窄、腰椎退变性侧弯，经斜外侧入路复位与同种异体骨椎间植骨融合内固定术

A. 术前 DR 正、侧位片；B. 术前 MRI；C. 术中 C 臂透视 X 线片；D. 术后 1 年 DR 正、侧位片显示复位固定融合良好

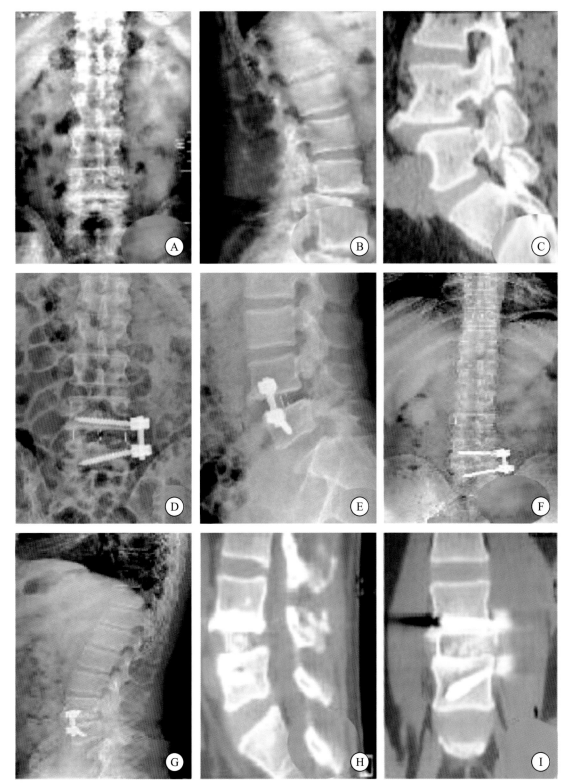

图 19-3-4 男性，52 岁，L₄ 椎体 I °滑脱伴双侧椎弓峡部不连，先经右侧椎间孔镜行椎间盘切除、椎管减压，再经斜外侧入路行复位、椎间同种异体骨植骨融合与侧方钉棒系统内固定术

A、B. 术前 DR 正、侧位片；C. 术前 CT；D、E. 术后第 3 天 DR 正、侧位片；F、G. 术后 4 年 DR 正、侧位片；H、I. 术后 4 年 CT 显示植骨愈合

（黄永红　王传恩　刘斐文　史可测　何伟　吴青松　张茂昌　邓晓楠　万冦）

参考文献

［1］ Donnally III CJ，Hanna A，Varacallo M. Lumbar degenerative disk disease ［M］. StatPearls ［Internet］. Treasure Island （FL）：StatPearls Publishing，2022.

［2］ Li Q，Long X，Shi L，et al. Prevalence and risk factors for cage subsidence after lumbar interbody fusion：a protocol for systematic review and meta－analysis ［J］. Medicine （Baltimore），2021，100 （49）：e28085.

［3］ Scott－Young M，Lee SMS，Nielsen D，et al. Comparison of mid－ to long－term follow－up of patient－reported outcomes measures after single－level lumbar total disc arthroplasty，multi－level lumbar total disc arthroplasty，and the lumbar hybrid procedure for the treatment of degenerative disc disease ［J］. Spine （Phila Pa 1976），2022，47 （5）：377－386.

［4］ Fatoye F，Gebrye T，Odeyemi I. Real－world incidence and prevalence of low back pain using routinely collected data ［J］. Rheumatol Int，2019，39 （4）：619－626.

［5］ Xue YD，Diao WB，Ma C，et al. Lumbar degenerative disease treated by percutaneous endoscopic transforaminal lumbar interbody fusion or minimally invasive surgery－transforaminal lumbar interbody fusion：a case－matched comparative study ［J］. J Orthop Surg Res，2021，16 （1）：696.

［6］ 姚俊杰，齐伟，张馨心，等. 腰椎管狭窄症诊断与治疗的研究进展 ［J］. 实用临床医药杂志，2022，26 （4）：136－140.

［7］ Weiss H，Garcia RM，Hopkins B，et al. A systematic review of complications following minimally invasive spine surgery including transforaminal lumbar interbody fusion ［J］. Curr Rev Musculoskelet Med，2019，12 （3）：328－339.

［8］ 王雅辉，刘正蓬. 不同椎间植骨融合方式治疗单节段腰椎管狭窄症的疗效对比 ［J］. 实用医学杂志，2019，35 （16）：2621－2623.

［9］ Liu X，Zhao XD，Long YW，et al. Facet sagittal orientation：possible role in the pathology of degenerative lumbar spinal stenosis ［J］. Spine，2018，43 （14）：955－958.

［10］ Jarebi M，Awaf A，Lefranc M，et al. A matched comparison of out comes between percutaneous endoscopic lumbar discectomy and open lumbar microdiscectomy for the treatment of lumbar disc herniation：a 2－year retrospective cohort study ［J］. Spine J，2021，21 （1）：114－121.

［11］ Montano N，Stifano V，Papacci F，et al. Minimally invasive decompression in patients with egenerative spondylolisthesis associated with lumbar spinal stenosis. report of a surgical series and review of the literature ［J］. Neurol Neurochir Pol，2018，52 （1）：448－458.

［12］ Cho M－S，Seo E－M. Efficacy and radiographic analysis of oblique lumbar interbody fusion in treating lumbar degenerative spondylolisthesis with sagittal imbalance ［J］. Neurosurg Rev，2021，44 （4）：2181－2189.

［13］ Xu DS，Walker CT，Godzik J，et al. Minimally invasive anterior，lateral，and oblique lumbar interbody fusion：a literature review ［J］. Ann Transl Med，2018，6 （6）：104.

［14］ Saadeh YS，Joseph JR，Smith BW，et al. Comparison of segmental lordosis and global spinopelvic alignment after single－level lateral lumbar interbody fusion or transforaminal lumbar interbody fusion ［J］. World Neurosurg，2019，126：e1374－e1378.

［15］ 方忠，高放，李锋，等. 斜外侧腰椎椎间融合术联合后路导航经皮置钉固定治疗腰椎滑脱症的早期疗效 ［J］. 中华骨科杂志，2017，37 （16）：980－988.

第二十章 Kümmell 病手术治疗中同种异体骨的应用

第一节 Kümmell 病的概述

Kümmell 病指轻微脊柱创伤后迟发的椎体塌陷及进行性脊柱后凸。目前关于 Kümmell 病的发病机制尚不明确，该病的高危因素包括高血压病、糖尿病、酗酒、感染性疾病、长期服用糖皮质激素及代谢性疾病等。许多学者从不同角度提出不同假说来阐述该病的发病机制，归纳总结，可分为以下几种。

一、椎体缺血性骨坏死

微小创伤引起脊柱骨性结构及韧带结构多发性细微损伤、椎体内松质骨骨折及出血，引起椎体缺血性骨坏死，最终形成椎体塌陷。Kümmell 病好发于相对缺血的椎体前柱、上终板下方。椎体前部为相对缺血区，主要因为脊柱椎体营养由主动脉发出，由成对的节段动脉供应，前支供应相应椎体前部，而后支一部分供应该椎体后部，另一部分与邻近上、下各一个椎体的后支动脉形成侧支循环供给营养。椎体缺血性骨坏死的发生机制可能是轻微外伤引起胸腰椎椎体骨小梁微骨折、血管受损，引起营养血管闭塞、供血不足，骨小梁缺血性坏死，导致微骨折不易修复。另外，胸腰椎动力荷载大成为骨不愈合的重要因素，微骨折在反复外力作用下继续加重，最终发展为椎体塌陷。椎体的缺血情况不仅取决于营养血管的分布，创伤也是引起或加重椎体缺血的主要因素。创伤致椎体内骨小梁断裂、局部供血障碍，发生缺血性坏死，继而骨小梁被机体吸收，形成了与终板相平行的裂隙，而裂隙周围应力增

大，再次受轻微外伤即可致椎体再骨折，从而发生缺血−骨折−缺血的循环反应，最终引起椎体塌陷。

二、骨折后椎体内假关节的形成

Kümmell 病好发部位为胸腰段，微小创伤常导致胸腰段发生微骨折，然而胸腰段椎体活动度大，有强大应力荷载，反复的应力使骨折断端产生微动，愈合受阻，最终形成假关节。当创伤、缺血、骨折断端异常活动等影响因素存在时，常可导致骨不愈合，形成假关节，继发椎体塌陷。缺血性坏死的骨小梁被吸收形成裂隙，称为椎体内裂隙征（Intravertebral vacuum cleft，IVC），IVC 即表明有骨不愈合、假关节形成。

三、机械性应力

在哈弗斯系统与骨陷窝−小管系统的论述中，机械性应力传导可使液体流动产生液体剪切应力，机械性应力以及液体剪切应力通过作用于骨细胞信号，利用信号传导机制对成骨细胞及破骨细胞的调节影响骨修复与重塑。创伤致脊柱椎体内微骨折后出现裂隙，液体剪切应力降低，骨细胞感知的液体剪切应力随之降低，继而发出信号使破骨细胞作用增强，抑制成骨细胞，逐渐增大裂隙，液体剪切应力降低更加明显，如此恶性循环，最终导致 IVC 及椎体塌陷。但是，临床上对此学说尚存较大争议。

四、骨质疏松性骨不愈合

骨质疏松（Osteoporosis，OP）是好发于中

老年女性的全身代谢性骨病，以低骨量以及骨组织微结构退变后易发脆性骨折为特征，而椎体骨质疏松性骨不愈合极大可能引起 IVC 及椎体塌陷。OP 患者椎体成骨细胞与骨髓间充质干细胞都大量减少，成骨细胞作用弱于破骨细胞，骨小梁稀疏、变细，间距增大，产生脆性骨折。而骨髓间充质干细胞减少则会引起骨修复能力大大减弱，极易导致再骨折及骨不愈合。研究表明，骨质疏松性骨不愈合可逐渐形成 Kümmell 病。

五、邻近椎间盘积气

Kümmell 病患者椎体的 IVC 有可能源于椎间盘内的积气，椎体成形术后椎体裂隙内填充的骨水泥可经过破裂的终板进入邻近椎间盘。但 Kümmell 病发病机制与邻近椎间盘积气的关系尚存不少争议。

第二节　Kümmell 病的分期与分型

一、分期

（一）Steel 分期

依据 Steel 分期，Kümmell 病分为 5 期。

1. 初始损伤期　损伤的严重程度和类型各异，但 X 线片显示椎体形态正常。

2. 创伤后期　常表现背部损伤区轻微疼痛，但能够工作。

3. 潜伏期　数周至数月的功能正常。

4. 复发期　背部损伤区进行性疼痛加重。

5. 终末期　形成永久的后凸畸形，可能伴有神经根或脊髓的进行性压迫。

（二）Li 分期

依据 Li 分期，Kümmell 病的自然病程由轻到重分为 3 期。

1. Ⅰ期　X 线片显示椎体前柱完整或轻度压缩，即椎体高度丢失≤20%，无 IVC 表现。MRI 显示较小的 IVC，并在 T2 像上呈非均匀的液体信号。临床症状可表现为背痛、胸壁痛或无

症状。

2. Ⅱ期　X 线片显示椎体高度丢失>20%，椎体动态不稳定，但后壁完整。MRI 显示 IVC 为均匀或不均匀的液体信号。临床症状可表现为背痛、胸壁痛、神经根病和后凸畸形。

3. Ⅲ期　X 线片显示椎体不稳定及严重塌陷伴后壁破裂。MRI 显示后移的骨块压迫脊髓，IVC 为均匀或不均匀的液体信号。临床症状可表现为背痛、胸壁痛、神经损伤和后凸畸形。神经损伤由轻到重可表现为肋间神经痛、腰神经根疼痛、脊髓压迫症状及截瘫。

二、分型

（一）张顺聪分型

1. A1 型　可复稳定型，患椎高度恢复明显、后凸畸形矫正≥50%，继发性椎管狭窄解除，且患椎椎体后方骨折块前后径与椎体前后径比值≥1/2，患椎形态相对完整。

2. A2 型　可复不稳定型，患椎复位程度及椎管狭窄解除程度与 A1 型相同，但骨折线多样，患椎椎体后方骨折块前后径与椎体前后径比值<1/2 或骨折块游离。

3. B 型　难复型，过伸位下患椎塌陷矫正<50%，或椎体后缘骨折块复位不明显、继发性椎管狭窄解除不满意。

（二）Mochida 分型

1. 1 型　楔形塌陷，椎体前缘高度与椎体后缘高度比值≤60%。

2. 2 型　凹型塌陷，伴椎体前缘骨赘或硬化改变。

3. 3 型　扁平塌陷。

（三）Patil 分型

1. 1 型　无神经症状，终板完整，无后凸畸形，但患椎轴向不稳定。若 MRI 显示硬膜囊受压≥50%或脊髓前方脑脊液完全闭塞，给予小切口减压、直视下椎体成形术。若硬膜囊受压<50%，则行椎体成形术或椎体后凸成形术。

2. 2 型　有神经症状，根据骨折形态分为 A、B 两个亚型。2A 型，骨折形态类似于 1 型，

后凸畸形<30%，行经双侧椎弓根减压患椎强化后路内固定术；2B 型，骨折形态类似于 1 型，后凸畸形≥30%，行经椎弓根截骨矫形后路内固定术。

3. 3 型　骨折累及或破坏终板，椎间盘椎体交界处显著不稳定及后凸畸形导致神经损伤，行后路椎管减压内固定联合钛笼植骨椎体重建术。

第三节　Kümmell 病的治疗

一、保守治疗

常见的保守治疗有卧床、支具固定、使用镇痛药和抗骨质疏松药物。许多情况下 Kümmell 病患者对保守治疗没有很好的反应，病情很可能逐渐加重，出现脊柱后凸畸形和神经功能损害。

二、微创治疗

经皮穿刺椎体成形术（PVP）和经皮球囊扩张椎体后凸成形术（PKP）已成为 Kümmell 病的主要微创治疗方法。

（一）PVP

骨水泥填充骨折椎体，稳定患椎后，可获得有效的疼痛减轻和满意的临床治疗效果。然而椎体内存在裂隙的患者椎间盘出现渗漏的概率极高，而几乎所有渗漏都发生在与椎体裂隙相通的部位。考虑到高渗漏率与椎体裂隙有关，为了预防骨水泥渗漏，对于椎体骨皮质明显有裂隙者及椎体压缩较明显者，优先选择 PKP。术中应把握好穿刺部位、进针角度及深度，避免穿刺损伤。而且需要掌握注入骨水泥的时机、注入速度及注入量等。

高聚合温度引起周围组织的热坏死和骨折松质骨表面纤维组织的不连接，可阻碍聚甲基丙烯酸甲酯（PMMA）与周围骨小梁的交叉以实现机械互锁。与注射到部分完整骨小梁相比，PMMA 注射到骨折椎体中与周围骨组织的整合能力更低。因此 PMMA 骨水泥在 PVP 中仅仅

是一种没有机械互锁和生物相容性的占用空间的材料，可能造成脱落。另外，前皮质缺损可能增加在负重下 PMMA 骨水泥前移的概率。并且椎体裂隙周围骨壁形成滑膜组织，认为椎体强化术时 PMMA 骨水泥多存在于椎体裂隙中，较难通过滑膜组织渗透至周围骨小梁中，不能维持椎体内稳定性，进而导致椎体塌陷，远期疗效不佳。

Kümmell 病椎体内骨水泥不可吸收，不能被骨组织代替，椎体内可出现异物反应，骨水泥周围被纤维组织包裹，导致骨水泥移动，继发椎体内不稳。PVP 治疗 Kümmell 病不能提供足够的长期稳定，术后应严密观察和随访，一旦检查发现延迟骨水泥迹象，应手术取出移位的骨水泥，进行固定。

（二）PKP

PKP 也常用于 Kümmell 病的治疗，PKP 在治疗 Kümmell 病时在骨水泥渗漏、椎体高度矫正和脊柱后凸畸形矫正方面优于 PVP。然而 Kümmell 病存在椎体内裂隙，在姿势改变后常具有假关节的特征，体位复位后有助于恢复椎体高度，从而矫正脊柱后凸畸形。对于椎体假关节活动范围较小的患者，球囊对椎体高度恢复无明显影响，可能是因为假关节活动范围小，腔壁形成骨坏死和硬化区。因此球囊使用的必要性和有效性大大降低。PKP 通过球囊扩张后注入骨水泥，球囊抽出时易出现椎体回弹，椎体可能再次丢失高度。为了弥补 PKP 的这一个缺陷，临床上研制出能够置于椎体内的骨填充网袋，它能够通过网孔分次缓慢弥散至椎体骨小梁间隙，通过骨水泥与骨组织绞索结合，有效控制骨水泥渗漏，且骨水泥逐渐填充网袋使之膨胀，能够逐步抬高终板，并直接留置于椎体内，骨水泥与椎体高度恢复是同步进行的，不会出现回弹现象，从而改善椎体高度。

三、前路手术

前路手术是最常用的手术类型，这是因为主要的病变、骨折位于脊柱的前部。前路手术减压更彻底，不干扰后方韧带复合体的完整性，较后路手术可以更好地重建脊柱的稳定性。然而前路手术是经胸和腹膜后入路，通常涉及较长的手术

时间，并且可能损伤内部脏器。严重骨质疏松的老年患者可能不能耐受该手术。前路手术经常需要二次手术，可能的原因是椎体主要由松质骨组成，皮质骨非常薄。在老年患者中，前路手术造成的并发症比后路手术多，因为前路手术时，内部脏器不能像后路手术那样保持完整，其中肺炎是最常见的并发症。随着后路手术治疗 Kümmell 病的逐步成熟，以及考虑到老年患者行前路手术时并发症多，术者越来越偏向于选择后路手术。

四、后路手术

神经间接减压的后路手术避免了前路手术对胸腹部脏器功能的影响，保留了节段运动，降低了术后并发症发生率。此外，大多数脊柱外科医生都熟悉后路手术。后路骨水泥强化螺钉固定术具有良好的即刻镇痛效果及稳定性。Kümmell 病患者大多合并骨质疏松，采用后路椎弓根螺钉固定患椎时，术后椎弓根螺钉容易出现松动或拔出，用骨水泥强化椎弓根螺钉是一种克服这种缺陷的方法。骨质疏松的胸腰椎经过 PMMA 强化后，可显著提高骨水泥强化椎弓根螺钉的轴向拔出力和稳定性。同时，裂隙的填补使骨折椎体应力重新分配，骨水泥对于裂隙内可能存在的末梢神经的烧灼可以产生良好的镇痛作用。骨水泥强化椎弓根螺钉往往采取短节段固定，短节段固定有利于脊柱力量传导的改变，而且手术创伤小。尽管短节段固定短期稳定性良好，但骨水泥强化后椎体骨折无愈合可能，随着随访时间增加以及患者骨质疏松程度的加重，固定的失效风险增大。

（一）后路内固定结合 PVP

后路内固定结合 PVP 通过 PVP 提供脊柱前部稳定性，减小后路椎弓根螺钉应力，同时骨水泥强化椎弓根螺钉短节段固定提高患椎长期稳定性。而且手术时间短、出血少，可以很快缓解疼痛，稳定骨折椎体，缩短手术恢复时间。后路内固定结合 PVP 使椎体稳定性得以重建，术后患者症状明显缓解。

（二）后路内固定结合骨移植术

因 PVP 导致骨水泥渗入椎管的风险大，部分术者采用后路内固定结合骨移植术治疗 Kümmell 病患者。椎间隙骨移植不仅有利于恢复椎体高度，而且有利于骨折愈合。椎弓根螺钉固定结合骨移植术与传统的前路手术在疼痛缓解、脊柱后凸畸形矫正和神经功能的改善方面有着相同的治疗效果。钛笼植骨结合短节段固定手术成功率较高、并发症较少。然而，后路清除死骨后植骨难度较大，非直视下清除死骨可能不彻底，故患椎的植骨融合存在不确定性，可能导致远期效果不佳，且对于术者的手术技术要求较高。

（三）椎体截骨减压术

对于有更严重的脊柱后凸畸形或者多个椎体骨折的 Kümmell 病患者，可以采用椎体截骨减压的术式，此术式具有充分减压、矫正后凸畸形、充分融合，以及内固定不易松脱的特点，是治疗 Kümmell 病的一种有效手术方式。后路截骨有减少术后并发症、更可靠的矢状位排列的恢复、联合经椎弓根系统加压等优点。但经椎弓根截骨有损伤脊髓和神经系统风险。临床上在传统椎体截骨减压术的基础上发明了改良后路脊柱切除术，其应用单侧截骨方法截除大部分骨折椎体和邻近椎间盘，保留对侧椎弓根和部分椎体，增加脊柱的稳定性、促进融合率、缩短手术时间、减少对脊髓的干扰、有效避免脊髓和神经系统损伤。

五、前后路联合手术

尽管后路手术可以有效地用于间接减压，但其将骨折椎体后凸重置到脊柱骨折块中的能力是有限的，并且前路手术可以直接椎管减压和前支撑以恢复前柱的稳定性。鉴于两种手术的不同特点，前后路联合手术能 360°观察、直接减压、前后联合固定、前柱重建。然而联合手术的侵入性增加和手术时间延长，这种联合手术的使用在临床上受到限制。对于诊断为 Kümmell 病并伴有严重椎体塌陷、脊柱后凸和神经受压较严重的患者以及严重骨质疏松的患者，则可以考虑这种手术方式。

六、经椎弓根打压植骨手术

Kümmell 病的手术目的在于彻底清除椎体内死骨、恢复椎体高度、矫正脊柱后凸畸形、重建脊柱稳定性。而坚强的内固定只能为脊柱稳定提供临时支撑，脊柱的长期稳定则依赖于骨折椎体的骨性愈合。Kümmell 病后期椎体内的骨缺损腔隙多由纤维组织充填，很难形成骨性愈合，不能恢复椎体骨性结构及其力学性能。因此，单纯复位后前柱力学性能不足容易导致后期椎体再次塌陷、矫形丢失、内固定失败等，减弱了手术疗效。椎体内植入自体或同种异体颗粒骨，组织反应小且易于诱导骨形成、促进骨融合。植骨充分打压后，在维持骨折椎体高度的同时恢复了其内部的骨性结构，从而避免了"蛋壳现象"。并且通过椎弓根向骨折椎体内打压植骨，使骨缺损空腔填塞颗粒骨、增加骨量，从而产生容积效应，可以很好地改善骨折椎体的力学性能，恢复其强度及刚度。并且骨髓里面含有大量的干细胞和成骨相关因子等成分，具有促进骨修复的能力。经患椎椎弓根打压植骨后的椎体和椎间盘强度可基本接近正常水平。椎弓根螺钉内固定的植入为脊柱稳定提供即时的力学支撑，植骨的骨性融合可使骨折椎体实现长久稳定，更好地促进骨性愈合。其优点包括：

（1）手术操作简单，在技术上对术者要求低。

（2）术中无须切除脊柱结构，也无须置入人工椎体进行前路重建，因此能够明显缩短手术时间、减少术中出血。

（3）任何的减压和（或）截骨都会进一步增加脊柱的不稳定性，导致应力集中，增加内固定失败的风险。

（4）打压植骨，在骨髓中增高成骨相关细胞及细胞因子的浓度，能够减少植入骨的免疫排斥

及炎症反应，促进患椎内骨性愈合，从而加快新骨爬行替代。

经椎弓根打压植骨手术的手术要点及注意事项如下。

（1）术前应仔细阅读患者 CT 等影像资料，确保患椎椎弓根的完整性，防止打压植骨时颗粒骨进入椎管。

（2）术中应选择多个穿刺点进行骨髓穿刺，防止同一穿刺点多次抽吸导致骨髓中成骨相关细胞及细胞因子浓度降低。

（3）应用含肝素盐水的注射器抽取骨髓，并在抽取后立刻摇匀，防止骨髓中出现凝血。

（4）术前体位复位、建立通道后用刮匙进行松解撬拨及利用打压的力量恢复椎体高度，而不是利用椎弓根螺钉来复位是非常必要的，术后可以降低椎弓根螺钉应力作用，避免应力集中引起椎弓根螺钉拔出。

（5）术前须先确认患椎椎弓根的完整性，且所建立的患椎椎弓根通道直径应大于 5mm，建立的椎弓根打压通道至少要保障椎弓根四壁的完整性。

（6）术中尽可能用刮匙将椎体内坏死松质骨组织及肉芽组织清理彻底，能听到明显的骨擦音，并看到新鲜的骨面渗血，为后期植骨愈合提供保障。

（7）颗粒骨要修剪成 3mm×3mm 大小，以利于顺利经椎弓根到达椎体。避免在使用直径 4.0mm 的圆棒推进时损伤椎弓根的四壁。

（8）术中打压植骨应采用边植入、边打压的方式，将颗粒骨打压填实，确保足够的植骨量，不留有空腔，提供有力支撑，避免后期椎体塌陷，这也是影响后期骨性愈合的关键因素。

（9）应根据矫形后的情况预弯双侧连接棒，使钛棒和椎弓根螺钉之间不产生应力，避免应力过大导致后期内固定失败。

典型病例如图 20-3-1、图 20-3-2 所示。

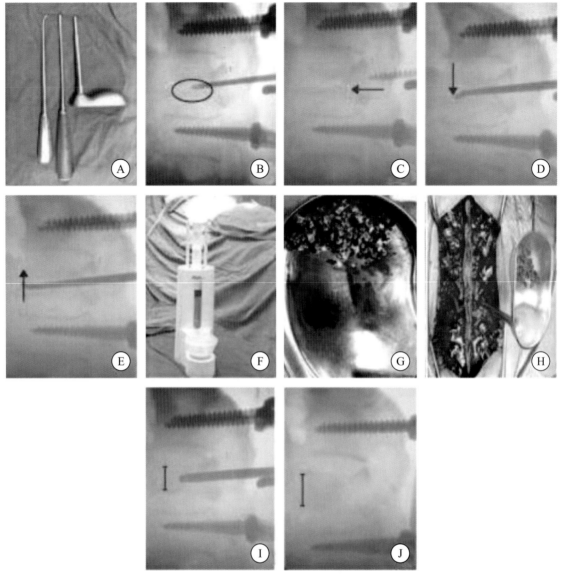

图 20-3-1 女性，79 岁，摔伤致 T₁₁ Kümmell 病

A. 带有限深的植骨漏斗（外径 5.0mm，内径 4.0mm）及 3.0mm 带角度刮匙；B. 经患椎椎弓根进入椎体骨坏死部位，红色区域为椎体压缩骨折后骨坏死部位；C. 利用 5.0mm 椎弓根螺钉经椎弓根扩大植骨通道，红色箭头示椎弓根螺钉进入方向；D、E. 用刮匙清理椎体内坏死松质骨组织及肉芽组织并用刮匙向患椎上、下两个终板方向进行撬拨，红色箭头示撬拨方向；F. 骨生长富集器富集骨髓；G. 与富集骨髓混合后的同种异体颗粒骨；H. 使用直径 4.0mm 的圆棒将 3mm×3mm 的同种异体颗粒骨经椎弓根打压入椎体内；I、J. 打压植骨完成前后透视下可见椎体高度恢复，红色标尺示打压植骨前椎体高度和打压植骨后椎体高度

图片引用于文献：丁超利，张振辉，朱彦谕，等. 经椎弓根打压植入含富集骨髓的同种异体骨联合后路内固定治疗Ⅲ期 Kümmell 病 [J]. 中华创伤杂志，2022，38（2）：116-124.

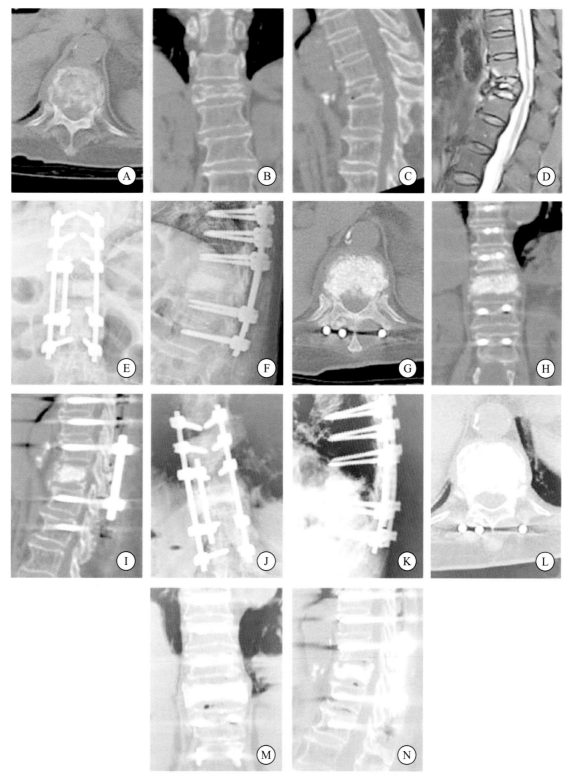

图 20-3-2　女性，79 岁，摔伤致 T₁₁ Kümmell 病

A~C. 术前横断位、冠状位、矢状位 CT 示 T₁₁ IVC，其椎体后缘后凸；D. 术前 MRI 示 T₁₁ 内不均匀信号；E、F. 术后 1 周腰椎 X 线正、侧位片示 T₁₁ 高度恢复；G~I. 术后 1 周横断位、冠状位、矢状位 CT 示 T₁₁ 充分植骨；J、K. 末次随访时腰椎 X 线正、侧位片示有轻微的矫正丢失，但患者无疼痛复发；L~N. 末次随访时横断位、冠状位、矢状位 CT 示患椎内植骨愈合

图片引用于文献：丁超利，张振辉，朱彦谕，等. 经椎弓根打压植入含富集骨髓的同种异体骨联合后路内固定治疗Ⅲ期 Kümmell 病 [J]. 中华创伤杂志，2022，38（2）：116-124.

七、长节段固定与钉道强化

短节段跨患椎椎弓根螺钉内固定（患椎上下两个椎体固定）在临床上应用广泛，但长期随访发现存在内固定失败及矫正丢失等风险。长节段固定虽然手术时间长、出血多，但在后凸矫形和维持脊柱稳定性方面有优势。后路短节段固定使得内固定应力过于集中，加之 Kümmell 病患者多为骨质疏松的老年患者，这就增加了后期螺钉松动、拔出等的发生风险。另外，对于严重骨质疏松的 Kümmell 病患者，采用后路椎弓根螺钉固定时，患椎上下椎体对螺钉的把持不牢固、拧入后极不稳定，因此增加螺钉与骨界面的稳定性显得尤为重要。

长节段固定的优势如下：

（1）固定是术后早期脊柱稳定的主要保障，长节段固定分散钉棒应力，避免应力集中。

（2）椎体内植骨早期尚未形成骨性愈合，前柱支撑不足，长节段固定可提供强力支撑。

（3）患者大多是骨质疏松的老年患者，螺钉把持力较差，长节段固定增加螺钉抗拔出力。

八、后路经肌间隙入路（Wiltse 入路）骨水泥螺钉强化固定联合 SPO 截骨或椎体次全切

有明显或严重后凸畸形的 Ⅲ 期 Kümmell 病患者，除了高龄和重度骨质疏松，往往伴随腰背肌群松散无力，难以维系脊柱矢状位平衡。长期的后凸畸形常导致胸腔及腹腔容积减少，心肺功能及肠道功能下降，患者往往合并较多内科疾病或多器官功能的衰退，对手术创伤及出血耐受差。若进行常规的后路长节段固定及截骨矫形手术，手术时间长、肌肉软组织创伤大、出血多、神经损伤以及后期内固定失效风险高，这对于大多数医生及患者来说都是个艰难的挑战。然而，一旦放弃手术机会，这类患者将很快失去活动能力而进入更严重的恶性循环，最终危及生命，这成为脊柱外科面临的临床现实问题。

近年来，针对这类伴明显或严重后凸畸形的 Ⅲ 期 Kümmell 病患者，采用 Wiltse 入路进行骨水泥螺钉强化固定，联合 SPO 截骨或椎体次全切等技术，取得了较好的临床效果。

典型 Kümmell 病的特点是椎体骨折断端形成假关节（呼吸椎）、椎节不稳，因此不少患者站立位时的胸腰段后凸畸形角度会明显大于平卧位。椎体压缩程度、胸腰段后凸程度、骨质疏松程度，以及体重指数（BMI）和后方肌群力量都是决定内固定长度和截骨方式的重要因素。

对于前柱压缩≤2/3 且中柱压缩≤1/3、后凸畸形较轻（Cobb 角≤30°）、不伴有明显椎管狭窄和神经症状的患者，可根据骨密度情况经 Wiltse 入路行患椎上两个或三个节段、患椎及患椎下两个节段的骨水泥螺钉强化固定，钝性剥离肌肉后用特制的"L"形拉钩显露后凸顶点平面的关节突，用骨刀或超声骨刀进行 SPO 截骨，同法显露融合节段的关节突，采用磨钻或骨刀将关节突去骨皮质化，植入同种异体颗粒骨进行植骨融合，安装预弯好的钛棒，拧入螺帽锁紧，后凸畸形随之矫正。

典型病例如图 20-3-3 所示。

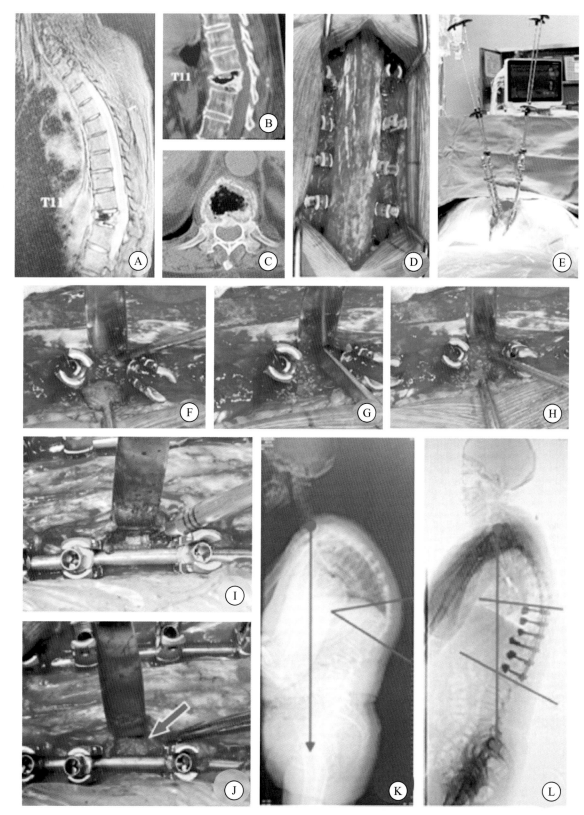

图 20-3-3　女性，71 岁，T$_{11}$ Ⅲ期 Kümmell 病，经 Wiltse 入路骨水泥螺钉强化固定联合同种异体骨截骨矫形术

A~C. 胸椎 MRI 及 CT 显示 T$_{11}$ 为典型Ⅲ期 Kümmell 病表现；D. 经 Wiltse 入路置入骨水泥螺钉；E. 骨水泥螺钉尾部安装骨水泥推注套管，注入骨水泥进行强化固定；F~H. 显露关节突，骨刀进行 SPO 截骨；I、J. 用磨钻对关节突去骨皮质化，制作植骨床，植入同种异体颗粒骨；K、L. 术前全长片显示胸腰段明显后凸畸形，接近矢状位失衡，术后矢状位显示恢复胸腰段正常生理曲度及矢状位平衡对于前柱压缩＞2/3 且中柱压缩＞1/3，即前、中柱均有严重压缩，失去有效力学支持，平卧位后凸畸形较重（Cobb 角 30°～60°），不伴有明显椎管狭窄和神经症状的患者，同样可以首先采用 Wiltse 入路对患椎进行次全切，然后采用同种异体腓骨段进行前路支撑。当然，若已存在明显椎管狭窄和神经症状，需先行常规后正中入路打开椎管、后路减压后再行椎体次全切。采用 Wiltse 入路进行椎体次全切，有几点不同于后正中入路椎体次全切的技术：

（1）保留棘突、椎板、椎弓根等后方结构，从椎弓根的基底部从外向内进行楔形截骨。

（2）保留椎体后壁及中柱结构，避免椎管内操作损伤神经风险，避免对椎体后壁血管丛的损伤，从而减少出血。

（3）保留椎体前壁，避免前方血管及脏器损伤风险。

（4）截骨后以关节突为铰链进行上下撑开，恢复椎间高度，从而矫正后凸畸形，并非以闭合后方结构的方式来减少后凸畸形角度，避免了闭合过程中黄韧带皱褶及椎间盘突出对椎管侵占而造成的神经压迫。

截取合适长度同种异体腓骨段从斜外侧植入上下椎体终板间，安装预弯钛棒并稍作抱紧后从头端依次向尾端逐一锁紧内固定，后凸畸形随之矫正。

典型病例如图 20-3-4 所示。

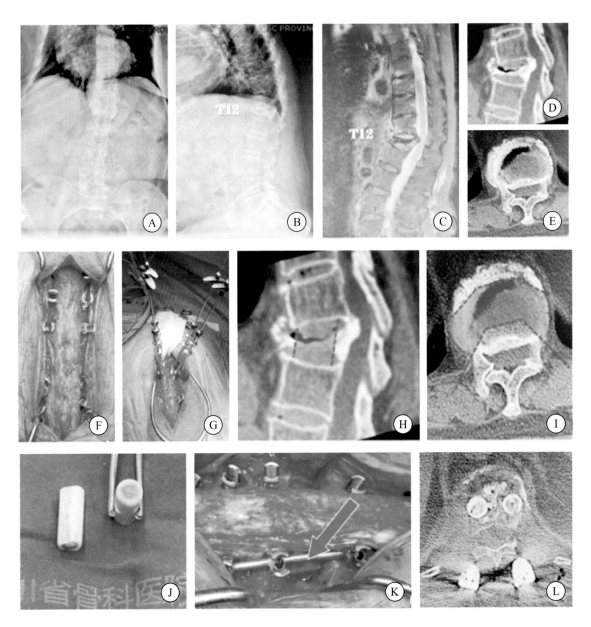

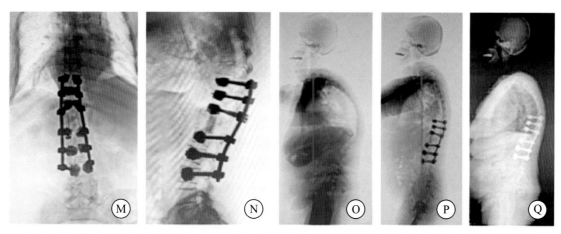

图 20-3-4 女性，77 岁，T₁₂ Ⅲ 期 Kümmell 病，经 Wiltse 入路骨水泥螺钉强化固定联合同种异体骨截骨矫形术

A~E. 腰椎 DR 正、侧位，胸椎 MRI 及 CT 显示 T₁₂ 为Ⅲ期 Kümmell 病表现；F. 经 Wiltse 入路置入骨水泥螺钉；G. 骨水泥螺钉尾部安装骨水泥推注套管，注入骨水泥进行强化固定；H、I. 矢状位及横断位对患椎 T₁₂ 截骨范围的示意；J~L. 截取适合长度的同种异体腓骨段植入截骨后患椎上下椎体之间，周围填塞自体骨及同种异体颗粒骨；M~Q. 术后腰椎 DR 正、侧位及矢状位全长片显示同种异体腓骨段有效支撑，胸腰段后凸畸形得到良好纠正，恢复矢状位平衡

采用 Wiltse 入路进行椎体次全切，尽可能地减少了肌肉的损伤破坏，保留了完整后方结构及力学支撑，既减小了钉棒应力，也利于后方植骨融合；保留了椎体后壁结构，既避免了神经损伤风险，也大大减少了出血；保留了椎体前壁结构，既避免了前方大血管脏器损伤，也利于形成囊袋效应，避免颗粒骨分散游离。因此，该术式是符合微创理念的、能解决临床现实矛盾的、值得推广的新技术。

但是，该技术对术者的操作要求较高，首先是要有清晰的解剖结构理解，对多裂肌与竖脊肌之间的天然间隙要有准确辨认；其次是有限显露，只对需要置钉的"人"字嵴顶点处进行有效显露，不能过多剥离损伤肌肉；再者是对置钉时的头尾倾角度、内外倾角度应熟练掌握，确保置钉的准确率；最后，在整个手术操作过程中始终贯穿轻柔操作、尽量减少对肌肉的牵拉和损伤的理念。因此，该术式的手术操作仍需要一个相对平缓的学习曲线，一台精准熟练操作的 Wiltse 入路骨水泥螺钉强化固定联合截骨矫形手术，在术中出血、肌肉损伤和术后康复等方面是明显优于常规正中后入路的。术后积极的抗骨质疏松治疗，如促骨形成药物（特立帕肽）、钙剂、维生素 D₃ 的联合使用是保证植骨融合和长期疗效的关键要素。

（顾韬 李亭 刘从迪 胡钟舰 胡译丹 张甜甜 胡云洲）

参考文献

[1] 丁超利，张振辉，朱彦谕，等. 经椎弓根打压植入含富集骨髓的同种异体骨联合后路内固定治疗Ⅲ期 Kümmell 病 [J]. 中华创伤杂志，2022，38（2）：116-124.

[2] 拓源，郝定均，葛朝元，等. Kümmell 病的分期、分型与治疗进展 [J]. 中国脊柱脊髓杂志，2017，27（7）：638-642.

[3] 李江笔，那士博，公伟权，等. Kümmell 病的临床治疗进展 [J]. 中国骨伤，2020，33（1）：81-86.

[4] 王绍钱，牛磊，王徽. Kümmell 病的研究新进展 [J]. 中国当代医药，2017，24（31）：12-16.

[5] 张振辉，王庆德，王仲伟，等. 后路长、短节段椎弓根螺钉固定联合经椎弓根打压植骨治疗Ⅲ期 Kümmell 病的疗效比较 [J]. 中华创伤杂志，2021，37（1）：22-29.

[6] 王庆德，梅伟，张振辉，等. 经椎弓根打压植骨联合后路长节段固定治疗Ⅲ期 Kümmell 病 [J]. 中国脊柱脊髓杂志，2018，28（6）：522-528.

[7] Formica M，Basso M，Cavagnaro L，et al. Kümmell disease：illustrative case for definition criteria [J]. Spine J，2016，16（10）：e707-e708.

[8] Huang YJ，Peng MX，He SQ，et al. Clinical efficacy of percutaneous kyphoplasty at the hyperextension position for the treatment of osteoporotic Kümmell disease [J]. Clin Spine Surg，2016，29（4）：161-166.

[9] Hoppe S，Wangler S，Aghayev E，et al. Reduction of cement leakage by sequential PMMA application in

a vertebroplasty model [J]. Eur Spine J, 2016, 25 (11): 3450-3455.

[10] Lim J, Choi SW, Youm JY, et al. Posttraumatic delayed vertebral collapse: Kummell's disease [J]. J Korean Neurosurg Soc, 2018, 61 (1): 1-9.

[11] Zhang JN, Fan Y, He X, et al. Is percutaneous kyphoplasty the better choice for minimally invasive treatment of neurologically intact osteoporotic Kümmell's disease? a comparison of two minimally invasive procedures [J]. Int Orthop, 2018, 42 (6): 1321-1326.

[12] Liu FJ, Chen ZZ, Lou C, et al. Anterior reconstruction versus posterior osteotomy in treating Kümmell's disease with neurological deficits: a systematic review [J]. Acta Orthop Traumatol Turc, 2018, 52 (4): 283-288.

[13] Huang YS, Hao DJ, Wang XD, et al. Long-segment or bone cement-augmented short-segment fixation for Kummell disease with neurologic deficits? a comparative cohort study [J]. World Neurosurg, 2018, 116: e1079-e1086.

[14] Di HX, Liu FY, Yang SD, et al. Short-segment fixation with a cement-augmented pedicle screw for Kummell disease: case report [J]. Medicine (Baltimore), 2017, 96 (50): e8617.

[15] Becker S, Chavanne A, Spitaler R, et al. Assessment of different screw augmentation techniques and screw designs in osteoporotic spines [J]. Eur Spine J, 2008, 17 (11): 1462-1469.

第二十一章 脊柱畸形手术治疗中同种异体骨的应用

第一节 脊柱畸形的概述

脊柱畸形是指脊柱在冠状位或矢状位上偏离正常位置，形态上出现异常表现。脊柱侧向弯曲超过10°为临床脊柱侧弯畸形，脊柱胸段后凸超过50°为后凸畸形。颈段和腰段生理性前凸消失或任何程度的后凸均为不正常，胸椎正常后凸消失和腰椎前凸加大也均为不正常。

成人脊柱畸形与青少年脊柱畸形差异较大。成年患者往往伴有疼痛和神经症状，而青少年一般没有这些症状。成人的侧弯较为僵硬，而青少年则更具有柔韧性。脊柱畸形矫正手术是一个非常复杂的过程，伴有很高的手术期和围术期并发症发生率。成功治疗的目的就是在矢状位和冠状位达到满意的平衡。

如果发生以下情况则需要进行相应治疗。

（一）进展中的脊柱畸形

在骨骼发育成熟以前，观察到患者有畸形进展或预期将发展为严重畸形，就应适时采取措施。

（二）严重的脊柱畸形

脊柱侧弯超过40°或脊柱后凸超过60°即为手术指征。

（三）伴发合并症的脊柱畸形

疼痛和心肺功能下降等均是矫形治疗的适应证。

第二节 脊柱侧弯畸形手术治疗中同种异体骨的应用

一、脊柱侧弯畸形的病因病理

根据其病因，脊柱侧弯畸形可以分为先天性和继发性。具体可分为以下几种：特发性侧弯畸形，最为多见，病因不明，初发于生长期；神经肌肉病性侧弯畸形，各种病因致肌肉瘫痪均可能引起，又称瘫痪性侧弯；先天性侧弯畸形，为椎骨的发育障碍如半椎体或分节障碍所致；退变性侧弯畸形，由肌肉劳损、躯干失衡、小关节病变和椎间盘退变等因素导致。

二、脊柱侧弯畸形的分型

（一）青少年脊柱侧弯畸形 Lenke 分型

根据患者的 X 线片，脊柱可分为 3 个部分：上胸椎（$T_{1\sim3}$）、主胸椎（$T_{3\sim12}$）、胸腰段/腰椎（$T_{12}\sim L_4$）。侧弯部分可分为主要弯曲和次要弯曲，次要弯曲可以是结构性弯曲或非结构性弯曲。结构性弯曲指 X 线冠状位片上向凸侧弯曲躯体后 Cobb 角≥25°和（或）胸后凸（$T_{2\sim5}$）及胸腰段后凸（$T_{10}\sim L_2$）Cobb 角≥20°的弯曲。因此，Lenke 系统有 6 种弯曲类型。

腰椎修正型由腰部弯曲顶端与冠状位骶正中垂直线的位置关系所决定：冠状位骶正中垂直线位于腰部弯曲顶端椎体椎弓根之间为 A 型，冠状位骶正中垂直线位于腰部弯曲顶端凹侧椎弓根边缘与椎体（或椎间盘）凹侧边缘之间为 B 型，冠状位骶正中垂直线位于腰部弯曲顶端椎体（或椎间盘）凹侧边缘以内为 C 型。

胸椎矢状位修正型由 $T_{5\sim12}$ 的矢状位后凸角度决定：<10°为"—"，10°~40°为"N"，>40°为"+"。

最后的综合分型是将弯曲类型（1~6）、腰椎修正型（A、B、C）与胸椎矢状位修正型（—、N、+）结合在一起。

（二）成人退变性脊柱侧弯畸形 Lenke-Silva分型

Lenke 与 Silva 根据临床症状、体征及影像学特征等 7 项指标将成人退变性脊柱侧弯畸形分为 6 级，并为各级推荐了相应的手术治疗方案：1 级，单纯减压；2 级，减压与短节段后路固定融合；3 级，减压与侧弯器械矫形；4 级，减压与前后方器械融合；5 级，胸椎固定及融合的延伸；6 级，包含对特定畸形的截骨矫形。

三、脊柱侧弯畸形的诊断

（一）临床表现

青少年脊柱侧弯畸形通常无症状，但可伴双肩不对称、骨盆不对称、腿长度不一致、胸壁或乳房不对称、背部不对称、单侧肩胛骨突出，还可能表现为脊柱侧弯的顶点疼痛。严重的脊柱侧弯畸形患者的心肺功能受到损害时，可能出现呼吸短促和活动早期疲劳，可通过肺功能测试来验证。成人退变性脊柱侧弯畸形常伴随神经根性症状和椎管狭窄症状。

体格检查：前屈试验，观察背部是否对称，腰部是否存在旋转畸形。注意双肩是否等高。在 C_7 棘突置铅垂线，测量臀部裂缝至铅垂线距离。还需进行详细的神经系统检查，包括肌力、感觉、生理与病理反射、直腿抬高试验等。

（二）辅助检查

（1）站立脊柱全长正、侧位 X 线片测量 Cobb 角≥10°即可诊断为脊柱侧弯畸形，也可测量冠状位的垂直轴距（CVA）和矢状位垂直轴距（SVA），以及相关骨盆参数。拍摄仰卧位下左右侧屈位 X 线片，评估脊柱局部畸形的柔韧性。

（2）CT 可清楚显示椎体横断位的结构，能精确测量椎体旋转角度、椎体的深度、椎弓的宽度，为手术提供所需的数据。

（3）MRI 可清楚显示脊柱横断位、冠状位、矢状位图像，尤其可清晰显示脊髓的解剖和病理改变，如脊髓纵裂和脊髓肿瘤。

（4）肺功能评估：肺活量的减少量与侧弯的严重程度相关。

（5）电生理检查：了解脊柱侧弯畸形患者有无并存的神经、肌肉系统障碍。

四、脊柱侧弯畸形的手术治疗

（一）适应证

（1）支具治疗无效。

（2）脊柱明显失衡，Cobb 角≥40°，严重影响生活质量。

（3）引起并发症如胸廓畸形，导致呼吸困难等。

（4）进展中的畸形。

（二）手术方法

1. 经后路脊柱矫形融合术　患者全身麻醉后取俯卧位，采用正中连线做切口，逐层分离后剥离双侧椎旁肌肉，显露侧弯的脊柱。根据术前影像学资料确定侧弯顶椎的位置，置入椎弓根螺钉 4~6 枚。如有半椎体畸形，后方的椎板和椎弓根予以切除、行半椎体切除。上下端椎放置椎弓根螺钉，将预弯好的钛棒置入钉槽中，在顶椎融合节段内行凹侧棒旋转撑开、凸侧棒加压去旋转畸形。将手术融合范围内的棘突切除，椎板和关节突去皮质骨，将自体骨和同种异体骨剪碎，行椎板上植骨。冲洗止血，清点手术器械、耗材。留置引流管，逐层缝合。

典型病例如图 21-2-1~图 21-2-5 所示。

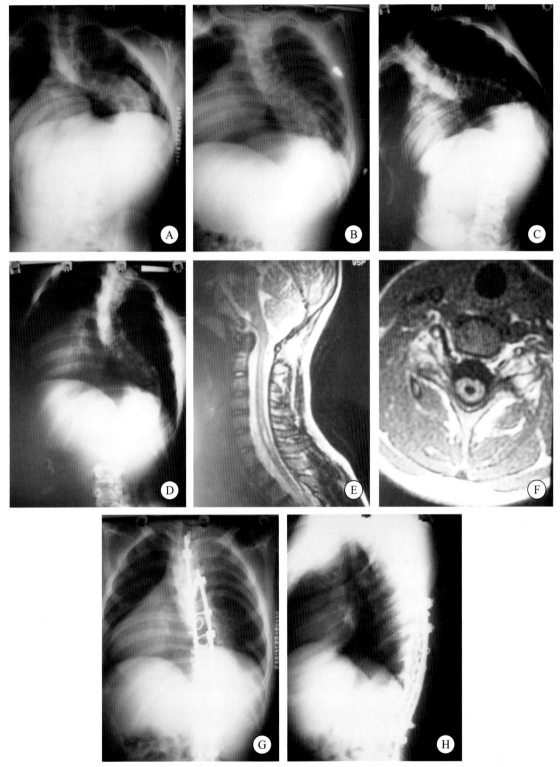

图 21-2-1　男性，14 岁，1A+型脊柱侧弯畸形，经胸入路行 $T_{7\sim12}$ 椎间盘软骨板切除松解、自体肋骨椎体间
植骨术，经后路行左侧 $T_3\sim L_3$ 分段凹侧撑开、侧弯矫形 Trifix 系统与椎板下钢丝（$T_{7\sim12}$）内固定、
凸侧加压、胸廓矫形与同种异体骨 $T_3\sim L_3$ 后路植骨融合术

　　A~D. 术前脊柱 DR 正位、侧位和侧屈位全长片显示严重脊柱侧弯畸形，以 T_{10} 为中心，端椎为 $T_7\sim L_1$，Cobb
角 117°，Risser 二度，旋转Ⅳ级，后凸畸形；E、F. MRI 显示有小脑扁桃体下栓及颈脊髓空洞；G、H. 术后 Cobb
角 25°

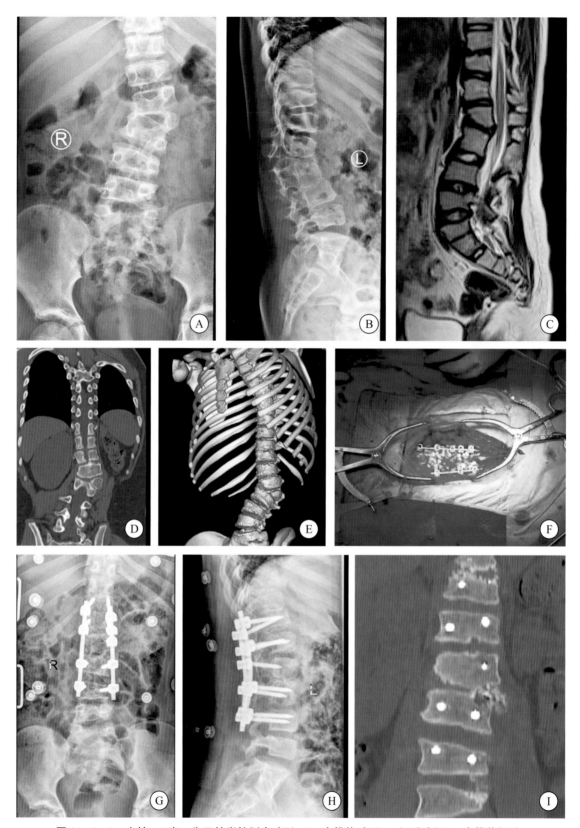

图 21－2－2　女性，9 岁，先天性脊柱侧弯畸形（L₃ 半椎体畸形），经后路行 L₃ 半椎体切除、
脊柱矫形、同种异体骨植骨融合与 T₁₂～L₅ 钉棒系统内固定术

A、B. 术前 DR 脊柱正、侧位片；C～E. 术前 MRI、CT 及三维重建；F. 术中图像；G～I. 术后复查腰椎 DR
正、侧位片和 CT，显示半椎体切除、间隙填塞同种异体骨

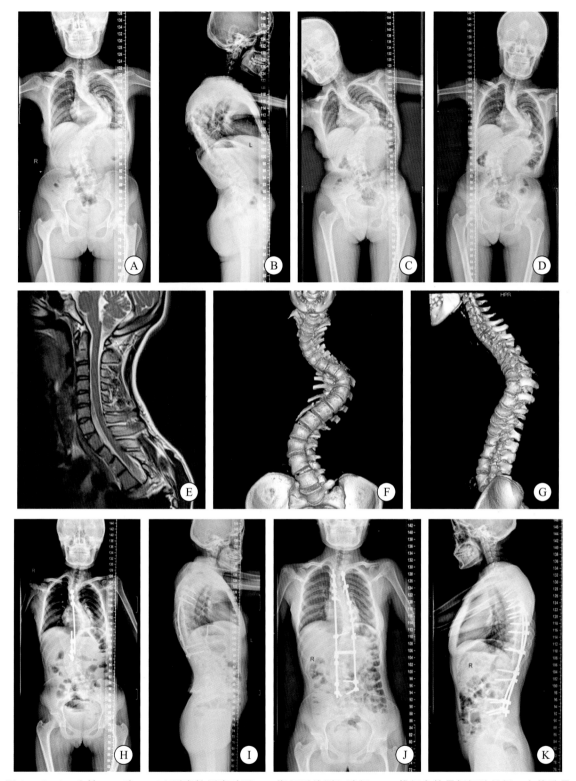

图 21-2-3　女性，17 岁，4C+型脊柱侧弯畸形，一期经后外侧入路行 $T_{6\sim11}$ 椎间盘软骨板切除松解、自体肋骨
椎体间植骨术，经后路行左侧 $T_4\sim L_2$ 分段凹侧撑开内固定术；二期经后路行 $T_3\sim L_5$ 钉棒系统内固定、
凸侧加压、胸廓矫形、同种异体骨和自体骨植骨融合术

A~D. 术前 DR 脊柱全长正位、侧位和侧屈位片显示严重脊柱侧弯畸形，主弯以 T_9 为中心，端椎为 $T_{7\sim11}$，
Cobb 角 87°，旋转Ⅳ级，后凸畸形，上胸弯 Cobb 角 44°，下腰弯 Cobb 角 71°；E. MRI 显示无小脑扁桃体下栓及颈脊
髓空洞；F、G. CT 三维重建显示脊柱三维形态；H、I. 一期术后主胸弯 Cobb 角 68°；J、K：二期术后上胸弯 Cobb
角 42°，主胸弯 Cobb 角 48°，下腰弯 Cobb 角 26°

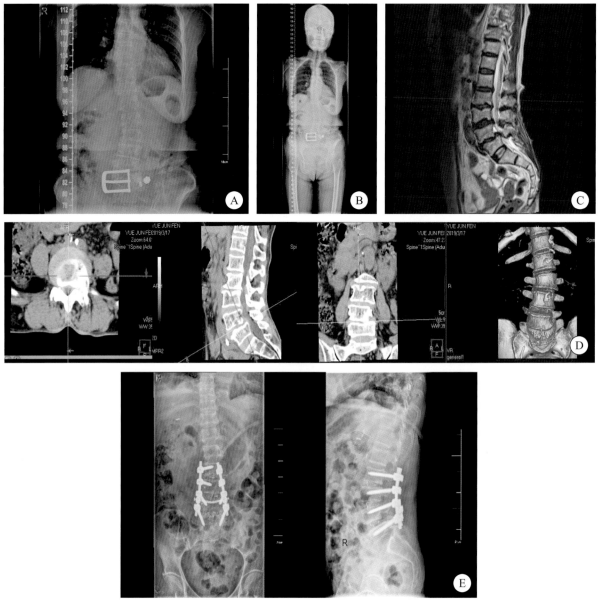

图 21-2-4　女性，68 岁，退变性腰椎侧弯畸形，椎体滑脱复位、椎管减压、Cage 置入、
同种异体骨植骨融合与钉棒系统内固定术

　　A、B. 术前 DR 脊柱正位及全长片；C. 术前 MRI；D. 术前 CT 及三维重建；E. 术后 1 个月复查腰椎 DR 正、侧位片

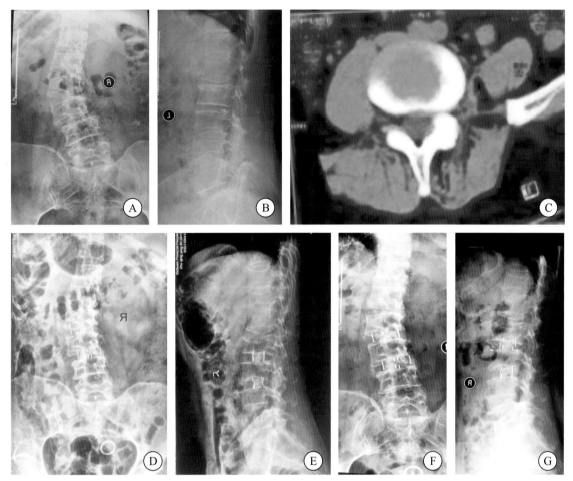

图 21-2-5　女性，59 岁，退变性腰椎侧弯畸形，经斜外侧入路行 L~3~5~椎间盘切除、Cage 置入、
同种异体植骨融合与腰椎侧弯矫形术

A、B. 术前 DR 显示 L~1~5~侧弯 Cobb 角 26°，腰椎前凸角 24°；C. 术前 CT 显示 L~5~ 左侧椎间孔区狭窄；D、E. 术后复查腰椎 X 线片显示腰椎侧弯 Cobb 角 15°，腰椎前凸角 26°；F、G. 术后 4 个月复查 X 线片显示腰椎侧弯 Cobb 角 13°，腰椎前凸角 32°

2. 经前路脊柱矫形融合术　患者全身麻醉后取凸侧在上的侧卧位。经胸切口处理胸段侧弯，肾切口处理腰段侧弯。经第 10 或 11 肋切除开胸，经腹膜后入路或胸膜外、腹膜后入路处理胸腰段侧弯。妥善结扎处理椎体节段血管，分离显露椎体、椎间盘凸侧与前面，直至凹侧能扪及对侧肋骨头。切除椎间盘的纤维环，髓核与上、下软骨板，应注意切开对侧纤维环，并小心切除本侧纤维环后部，切除上、下椎体的后角皮质。按各椎体旋转程度的不同于其侧方中位或偏后置入椎体螺钉，横行经过椎体并以刚穿过对侧皮质为佳，安放预弯的连接棒与钉棒固锁装置，然后矫形、固锁。应先旋棒矫正椎体的旋转畸形，后行纵行加压矫正侧弯。在椎体间植入剪成米粒状的骨粒（自体骨和同种异体骨）。在腰段以腰大肌覆盖内固定，在胸段需严密缝合椎旁的壁层胸膜，如内固定覆盖不满意可取筋膜片修补。冲洗止血，清点手术器械、耗材。常规安放胸腔闭式引流或腹膜后引流管，逐层缝合。

典型病例如图 21-2-6 所示。

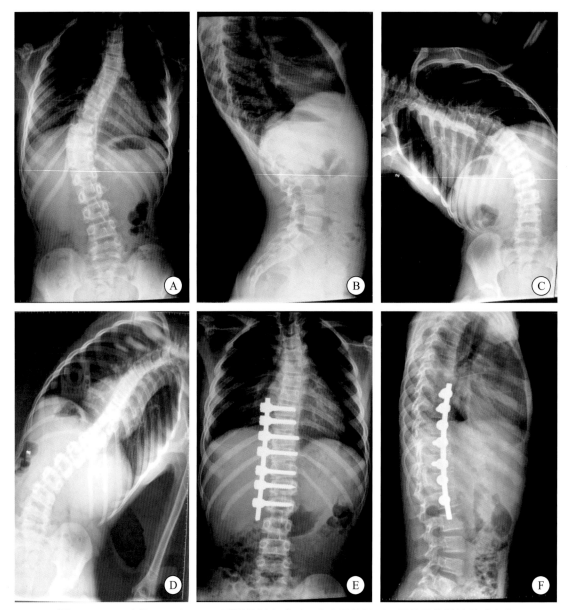

图 21-2-6 女性，11 岁，1CN 型脊柱侧弯畸形，前路脊柱矫形、同种异体骨植骨融合术

A~D. 术前站立位脊柱全长片测得主胸弯 61°，腰椎冠状位修正型为 C 型，胸椎矢状位修正型为 C 型；E、F. 前路 T_6~L_1 的脊柱融合术使腰椎冠状位矫正到 0°，恢复了矢状位的正常结构

第三节　脊柱后凸畸形手术治疗中同种异体骨的应用

正常人的胸段脊柱有生理性后凸，后凸 Cobb 角常为 20°~40°，而各种原因造成脊柱后凸角大于 50°时则为后凸畸形。

一、脊柱后凸畸形的病因病理

（一）先天性

先天性椎体和椎旁肌异常、融合缺损和分割异常可能导致进行性后凸畸形。如果不进行手术干预，畸形将逐渐进展。

（二）继发性

（1）强直性脊柱炎属于一组血清阴性脊柱关

节病，它主要影响脊柱和髋关节，导致进行性骨融合、椎间盘骨化、关节变窄、骨质疏松和脊柱融合。脊柱融合从腰椎水平开始，从胸椎进展到颈椎。整个脊柱就像一根长长的骨头，容易骨折。进一步发展可能导致致残性脊柱后凸畸形。

（2）如果治疗不当，胸腰椎骨折和脱位可能导致创伤性后凸畸形。创伤性后凸畸形可被认为是一种长期并发症，可导致功能和生活质量的进一步恶化。

（3）引起脊柱后凸畸形的常见感染是肺结核，或所谓的波特病。此外，其他感染、原发性或医源性脊柱关节炎，也可能引起慢性脊柱后凸。

（4）退行性疾病，尤其是腰椎退行性疾病，可能改变矢状位平衡，导致所谓的扁平背畸形，有时还会出现明显的后凸畸形面。

二、脊柱后凸畸形的诊断

（一）临床表现

（1）疼痛：通常出现在后凸畸形对应区域，疼痛随活动的增加而加重，休息可缓解。而强直性脊柱炎表现为炎性背痛，伴晨僵，活动后反而减轻或消失。

（2）进行性后凸畸形。

（3）神经损害：主要原因是脊髓受到前方的压迫。

（4）心肺功能障碍：患者呼吸急促，有心悸、胸闷等症状，且可能出现胸部疼痛、胸部挤压感等。

（5）外观：患者多为佝偻状，不能直立，由于颈椎受累不能抬头和后仰，在脊柱后凸状态下，不能直视前方，因脊柱后凸导致原有重力平衡状态受到破坏，患者容易跌倒。且患者多身材矮小，时有关节肿胀。脊柱呈角状或弓状后凸，棘突隆起连成较高的峰样骨嵴。

体格检查深浅感觉，注意有无感觉分离、感觉障碍；检查肌力与括约肌功能、生理反射及病理反射，注意有无生理反射减退、消失，能否引出病理反射；必要时可做诱发电位检查，以确定神经损害程度。

（二）辅助检查

拍摄患者全长 X 线站立位、侧位片，评估矢状位力线。脊柱矢状位平衡状况不仅仅要参考矢状位中垂线（SVA）评估结果，还要参考重要的骨盆参数，包括骨盆入射角（PI）、骨盆倾斜角（PT）以及骶骨倾斜角（SS）等。通过侧位片可直观看到脊椎椎体的变化，通过对移行椎体的测量，可得到脊柱后凸的角度（Cobb 角）。若患者骨密度存在异常，也可通过 X 线片观察出来。对于骨质疏松严重的患者，不宜大量截骨。

全长 CT 矢状位重建可用于观察后凸部位畸形或病变的椎体结构，能够初步判断截骨矫形及固定、融合范围。

MRI 可用于观察后凸节段脊髓和神经情况，脊髓有无压迫或畸形，是否合并椎间盘突出等。

三、脊柱后凸畸形的手术治疗

脊柱后凸畸形的手术治疗主要是通过截骨达到矫形的目的。术后希望矢状位脊柱骨盆参数达到 SVA 小于 50mm、PT 小于 20°、PI 与腰椎前凸匹配在 9°以内。手术治疗多采用脊柱截骨术，包括 Smith-Petersen 截骨术（SPO）、椎间隙前方张开截骨术、经后路椎弓根椎体楔形切除闭合截骨术（PSO）、经后路全脊椎切除后凸畸形矫正术（VCR）。

（一）适应证

（1）进行性神经功能缺损。
（2）不稳定引起的持续性疼痛。
（3）严重的后凸畸形。
（4）保守治疗无效的腰背痛。

（二）手术方法

以后凸顶部椎体为中心做后正中切口，切开皮肤、腰骶筋膜，沿棘突骨膜下剥离双侧竖脊肌至双侧横突。经 C 臂透视定位截骨椎体，相应上下 2~3 个椎体置入双侧椎弓根螺钉。高速磨钻或骨刀辅助下，多节段截骨矫形，截除多节段椎板，可选用椎板横形截骨术或椎板"V"形截骨术，常用椎板截骨宽度为 8~12mm。对于角状后凸和椎体前柱柔韧性差的矫形，行 PSO 经椎弓根截骨，显露预截骨的横突，并切除横突。沿椎弓根外缘行骨膜下剥离显露椎体两侧，直到椎体前方。根据术前测量的截骨范围，咬除相应的椎板、棘突和小关节，显露硬脊膜和神经根。沿椎弓根上下缘行楔形截骨。截骨完毕后调节弓形架角度，两侧交替换钛棒，逐渐闭合截骨平面。矫形完毕后，术中行唤醒试验。如对于僵硬型复杂角状脊柱后凸，行 VCR，即切除顶椎部位的棘突、椎板、横突和近端肋骨头（胸椎）、椎弓根后部，暴露此段的脊髓及相应神经根。在胸椎可离断单侧神经根，防止对脊髓的牵拉。一

侧安放临时棒，从另一侧沿椎弓根外侧壁骨膜下剥离至椎体前方。沿椎弓根向下切除该侧的椎弓根、椎体及上下邻近的椎间盘组织，安放临时棒。松开对侧临时棒，同样方法切除椎体和上下椎间盘组织，安放临时棒。间隙过大可植入填充同种异体骨和自体松质骨的钛笼。将临时棒换成预弯成生理弧度的固定棒，矫形后加压，探查脊髓和神经根无受压，拧紧螺帽，安放横连接。融合节段后方椎板/横突去皮质，小关节去软骨面，自体骨加同种异体骨植骨融合。清点手术器械、耗材。留置引流管，逐层缝合。

典型病例如图 21-3-1~图 21-3-4 所示。

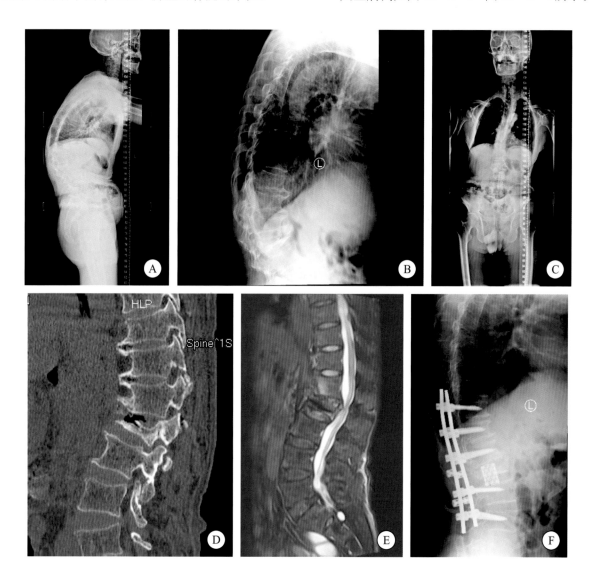

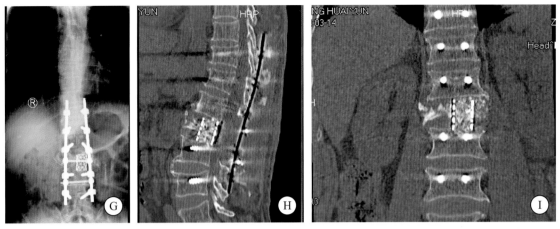

图 21-3-1　男性，63 岁，脊柱后凸畸形伴不全瘫痪，经后路 L₂ 次全切除、脊柱后凸矫形、L₁～₃ 钛笼置入、自体骨及同种异体骨植骨融合与钉棒系统内固定术

A～C. 术前脊柱全长 DR 正、侧位片；D、E. 术前 CT 及 MRI；F、G. 术后腰椎 DR 正、侧位片；H、I. 术后 CT，显示钛笼内及左侧有大量的自体骨及同种异体骨

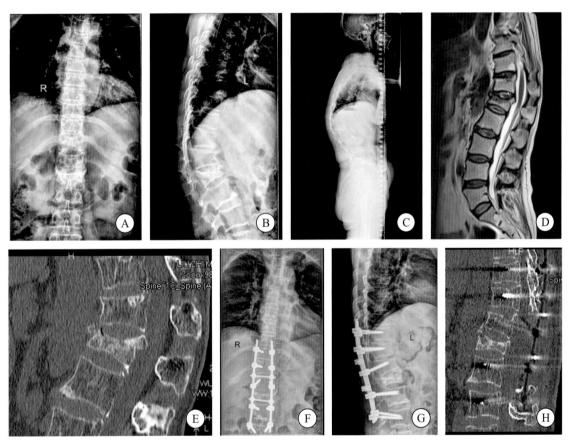

图 21-3-2　女性，56 岁，L₁ 骨折伴脊柱后凸畸形，后凸 Cobb 角 45°，经后路 L₁ 楔形截骨矫形、同种异体骨植骨融合与钉棒系统内固定术

A～C. 术前脊柱全长 DR 正、侧位片；D、E. 术前 MRI 和 CT；F～H. 术后复查腰椎 DR 正、侧位片和 CT，显示术后 Cobb 角 9°

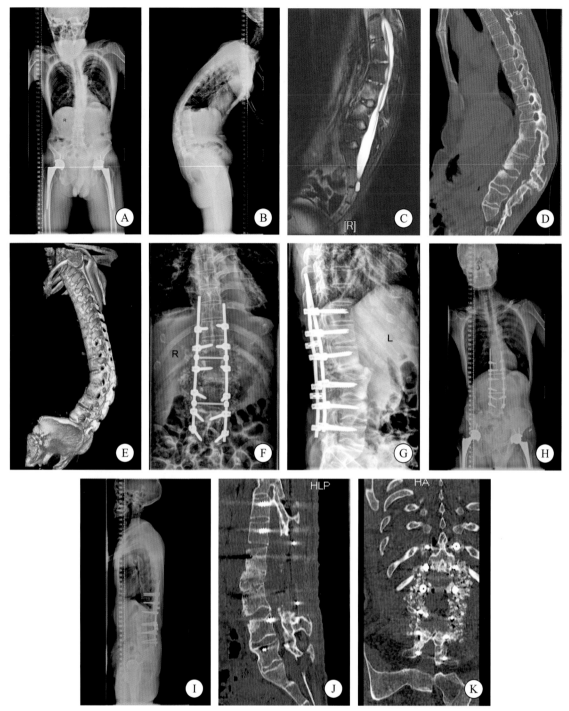

图 21-3-3 男性，41 岁，强直性脊柱炎、脊柱后凸畸形，顶椎区 L_2 单节段经椎弓根椎体截骨矫形与同种异体骨植骨融合术

A、B. 术前脊柱全长 DR 正、侧位片，术前后凸 Cobb 角 55°；C~E. 术前 MRI、CT 及三维重建；F~I. 术后复查腰椎和脊柱全长 DR 正、侧位片；J、K. 术后 CT 显示后外侧大量同种异体骨，术后 Cobb 角 0°

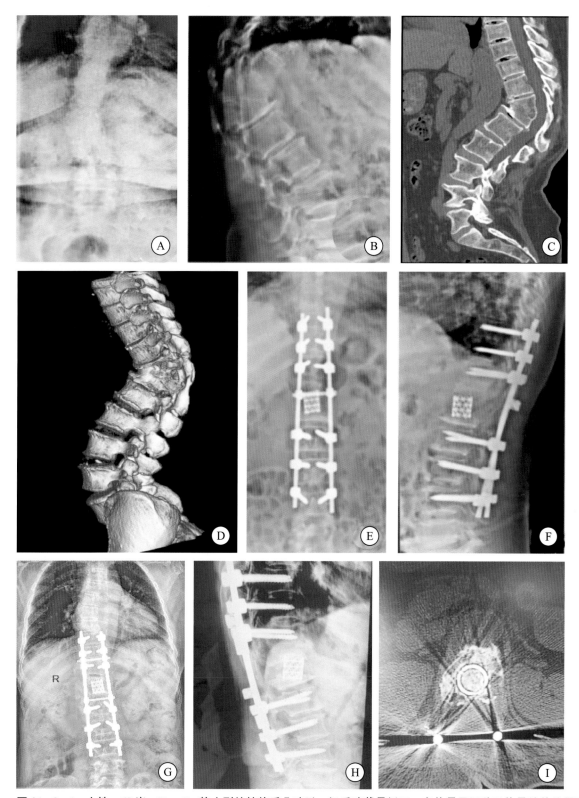

图 21-3-4　女性，68 岁，T$_{12}$～L$_1$ 静止型结核伴后凸畸形，经后路截骨矫正、自体骨及同种异体骨钛笼植骨融合、椎弓根螺钉内固定术

A、B. 术前 DR 正、侧位片；C、D. 术前 CT 三维重建；E、F. 术后 DR 正、侧位片；G、H. 术后 1.5 年 DR 正、侧位片；I. 术后 1.5 年 CT 显示植骨融合良好

（俞阳　朱轩灏　李亭　刘希麟　胡豇　李宁涛　何伟）

参考文献

[1] Murphy RF，Mooney JF. Complications following spine fusion for adolescent idiopathic scoliosis [J]. Curr Rev Musculoskelet Med，2016，9（4）：462－469.

[2] Vavruch L，Brink RC，Malmqvist M，et al. Surgical outcomes of anterior versus posterior fusion in lenke type 1 adolescent idiopathic scoliosis [J]. Spine（Phila Pa 1976），2019，44（14）：E823－E832.

[3] Beauchamp EC，Anderson RCE，Vitale MG. Modern surgical management of early onset and adolescent idiopathic scoliosis [J]. Neurosurgery，2019，84（2）：291－304.

[4] Goh TS，Shin JK，Youn MS，et al. Surgical versus nonsurgical treatment of lumbar degenerative kyphosis [J]. Eur Spine J，2017，26（8）：2153－2159.

[5] Wimmer C，Siam AE，Pfandlsteiner T. Operative Behandlung von skoliosen：präoperative planung，intra－operatives monitoring und post－operatives management［Operative treatment of scoliosis：preoperative planning，intraoperative monitoring，and postoperative management］[J]. Orthopade，2015，44（11）：859－868.

[6] 滕沙格，陈哲，范佳俊，等. 同种异体骨植骨临床应用与研究进展 [J]. 浙江中西医结合杂志，2020，30（5）：433－437.

[7] 张翼飞，孙毅，潘海乐. 脊柱后凸畸形的研究进展 [J]. 医学综述，2016，22（8）：1519－1522.

[8] Yaman O，Dalbayrak S. Kyphosis and review of the literature [J]. Turk Neurosurg，2014，24（4）：455－465.

[9] Loughenbury PR，Tsirikos AI. Scheuermanns kyphosis：diagnosis，presentation and treatment [J]. Orthop Trauma，2017，31（6）：388－394.

[10] Kado DM，Miller－Martinez D，Lui LY，et al. Hyperkyphosis，kyphosis progression，and risk of non－spine fractures in older community dwelling women：the Study of Osteoporotic Fractures（SOF）[J]. J Bone Miner Res，2014，29（10）：2210－2216.

[11] Roghani T，Zavieh MK，Manshadi FD，et al. Age－related hyperkyphosis：update of its potential causes and clinical impacts－narrative review [J]. Aging Clin Exp Res，2017，29（4）：567－577.

[12] Diebo B，Liu S，Lafage V，et al. Osteotomies in the treatment of spinal deformities：indications，classification，and surgical planning [J]. Eur J Orthop Surg Traumatol，2014，24 Suppl 1：S11－S20.

第二十二章　先天性胫骨假关节手术治疗中同种异体骨的应用

第一节　先天性胫骨假关节的概述

一、定义

先天性胫骨假关节（Congenital pseudarthrosis of the tibia，CPT）是发育异常导致的胫骨畸形，表现为胫骨成角畸形、囊肿或髓腔狭窄等，最终形成不能愈合的假关节。

二、流行病学

先天性胫骨假关节是一种罕见疾病，发病率为 1/250000～1/140000，该病以骨折难愈合、螺钉钢板固定等手术失败率高、常需多次手术为特点，术后假关节持续不愈合，是小儿骨科较难治疗的疾病之一。

三、病理机制

（一）大体病理解剖学特点

（1）胫骨向前外侧弯曲，易发生骨折和形成假关节。

（2）胫骨中段类似沙漏样收缩改变。

（3）胫骨的囊性改变。

（4）骨质硬化侵犯相应胫骨骨干。

（5）先累及腓骨，后累及或不累及胫骨。

（6）骨内神经纤维瘤或神经鞘瘤。

（二）微观病理解剖学特点

（1）病灶部位的血管异常是先天性胫骨假关节的重要改变，也是假关节形成的重要原因。

（2）先天性胫骨假关节病灶部位局部微环境可能损害骨髓间充质干细胞的成骨分化能力，从而影响假关节的愈合。

（3）病灶处存在神经纤维瘤组织，但目前具体关系尚不清楚。

四、发病机制

（一）NF1 基因的缺失或失活

NF1 基因的缺失或失活容易导致神经纤维瘤，并且在先天性胫骨假关节患者的假关节组织中可以检测到 NF1 基因的缺失或失活，所以神经纤维瘤病是最早提出来可能导致先天性胫骨假关节的因素，先天性胫骨假关节患者躯干皮肤常常有咖啡色斑块等神经纤维瘤病的表现。先天性胫骨假关节与 1 型神经纤维瘤病存在某种关联。研究发现，先天性胫骨假关节患者是 1 型神经纤维瘤病突变基因的携带者，1 型神经纤维瘤病是一种神经鞘来源的良性肿瘤，由不同数量的施万细胞、神经周围细胞和成纤维细胞组成。并且先天性胫骨假关节的形成机制可能是神经纤维瘤样组织在骨髓腔和骨膜及骨的四周形成，破坏了胫骨中下 1/3 的骨质，压迫了胫前动脉对局部骨质的血供，从而导致慢性骨萎缩。轻微的损伤也会导致骨质的破坏，最终形成先天性胫骨假关节。

先天性胫骨假关节形成的原因除了神经纤维瘤病对胫骨的侵蚀作用，良性间叶瘤、纤维瘤也同样可以侵犯局部骨膜，造成假关节。

（二）成骨与破骨功能的失衡

骨的代谢异常导致了骨膜的发育出现异常。先天性胫骨假关节中骨髓间充质干细胞成骨功能低下，破骨细胞活性增加，这在本病的发生和复发中起着至关重要的作用。白细胞介素－1具有促进骨质吸收的作用，白细胞介素－6与多种疾病的骨质吸收有关，肿瘤坏死因子－α是体内外具有多项功能的细胞因子，在调节细胞免疫和炎症等方面均发挥作用。此外，肿瘤坏死因子－α也可促进骨质的吸收，并且白细胞介素－1可促进其表达，促使骨膜的异常增厚、成纤维细胞的过度增殖、大量肌成纤维细胞的出现，使胫骨局部缺血，最终导致先天性胫骨假关节的形成。并且先天性胫骨假关节患者体内血管内皮生长因子和血清转化生长因子浓度变化较大。血清转化生长因子水平失衡、破骨细胞活化，导致骨组织修复能力低下，而成骨细胞、前体细胞和间充质干细胞分化过度。血清转化生长因子可终止成骨细胞的活化和胶原合成，并伴随着活性骨重建。骨保护素又叫破骨细胞抑制因子，属于肿瘤坏死因子受体家族。核因子－κB受体活化因子属于Ⅰ型跨膜蛋白，也是肿瘤坏死因子家族成员之一。两者主要由成骨细胞分泌，参与骨的抑制和促进骨吸收，该细胞因子在先天性胫骨假关节患者体内异常表达。核因子－κB受体活化因子、骨保护素的失衡可能是导致儿童先天性胫骨假关节出现胫骨不愈合和骨吸收的原因之一，说明抑制骨的吸收和促进骨的吸收的细胞因子在先天性胫骨假关节患者的骨膜中的表达具有明显差异，提示先天性胫骨假关节的发病中有成骨细胞分泌的细胞因子参与。

（三）神经肽

神经肽参与骨代谢调节的机制是研究先天性胫骨假关节的热点。神经肽广泛存在于人体神经组织，是参与神经系统功能活动的内源性活性物质。肽能神经通过释放神经肽类物质参与骨代谢活动，在骨折愈合过程中亦发挥着调节作用。神经肽可通过调节血管活性而影响局部骨血流量，亦可与成骨细胞和破骨细胞胞浆中相应的受体结合，直接调节骨代谢。降钙素基因相关肽、P物质、神经肽Y和血管活性肠肽的生物学特性都

对先天性胫骨假关节病变部分有不同程度的影响。血管活性肠肽存在于中枢和周围神经系统中，两者可通过其受体发挥免疫调节作用，影响局部骨血流量。先天性胫骨假关节的骨膜已失去正常结构，内含大量高分化的成纤维细胞和增生的胶原纤维，排列紊乱。细胞无病理性核分裂及核坏死，血管较少，且管壁增厚、管腔狭窄。降钙素基因相关肽是人类用分子生物学方法发现的第一个活性多肽，降钙素基因相关肽、血管活性肠肽在先天性胫骨假关节的骨膜中较正常骨组织的表达减弱。这种异常表达降低了局部骨血流量，并且通过其对成骨细胞和破骨细胞的作用使局部骨吸收作用增强，破坏了正常的骨代谢平衡，影响骨折愈合，促进了假关节的形成。所以，先天性胫骨假关节不仅仅存在骨膜的病理改变，同时存在病变部位骨生长障碍。

（四）骨膜的环形缩窄

骨膜的环形缩窄指胫骨骨膜周围的结缔组织增生，形成了一个环状物，阻断了局部骨质的血供，从而导致局部骨质营养不良，最终导致病理性骨折。先天性胫骨假关节的主要病理基础为成纤维细胞过度增殖，同时存在部分肌成纤维细胞并伴有一些细胞因子的异常表达，导致先天性胫骨假关节骨膜异常增厚，进而形成环形缩窄，侵袭和压迫胫骨及周围组织，最终导致先天性胫骨假关节的形成。胫骨局部的致密纤维结缔组织导致的骨膜环形缩窄提示术者在手术治疗先天性胫骨假关节时，要将假关节周围的致密纤维结缔组织彻底清除，以免复发。

五、诊断

（一）体格检查

患者出生时可见胫骨向前外侧弯曲或胫骨骨不连，有一些患者出生时胫骨无特殊体征，随着年龄增长，下地行走时胫骨可无明显诱因发生骨折，按常规骨折处理后出现骨折断端硬化，形成不愈合的假关节。先天性胫骨假关节患者中有 $40\%\sim80\%$ 合并 NF1 基因的失活或缺失，最显著的表现为躯干皮肤有散在的大小不一的咖啡色斑块。

（二）影像学检查

主要根据胫骨正、侧位 X 线检查，标准的 X 线正、侧位片可见胫骨弯曲及髓腔狭窄，严重时可表现为胫骨不连续。骨皮质连续在假关节的凹面骨皮质增厚、髓腔狭窄，在凹面的顶端可见囊性病变，畸形逐渐发展直至骨皮质断裂形成横形骨折。胫骨细小硬化伴随髓腔部分甚至完全闭塞，腓骨也经常受累。随着假关节发展，胫骨一端变薄或者另一端变得宽厚。

第二节　先天性胫骨假关节的手术治疗

目前治疗先天性胫骨假关节的手术方式有很多，国内常用的方法主要包括骨膜移植、弹性髓内针联合植骨、髓内针联合伊氏架（Ilizavor 外固定支架）、包裹式自体髂骨混合同种异体骨植骨。近几年来出现了 Masquelet 手术、Burnei 手术、三合一骨融合术、四合一骨融合术等新的治疗方案。另外，有学者报道手术联合人重组骨形态发生蛋白－7（rhBMP－7）及双膦酸盐也获得了不错的假关节愈合率。

一、骨膜移植

手术由两组同时进行的手术组成。第 1 组彻底清除假关节周围的纤维组织和硬化的骨质，直至露出正常骨组织和骨髓腔，于胫骨远近端各开一方槽备用，随后显露并游离相应节段的胫前动、静脉。第 2 组游离健侧腓骨备用，根据受区血管管径及处理后情况，决定血管蒂部长度。然后两组人员合并，将游离的腓骨嵌入已备好的胫骨方槽内，远近端分别用钢板固定。最后在显微镜下将健侧腓骨血管蒂的动、静脉与受区的胫前动、静脉进行端对端式无张力吻合。如果健侧截骨较多，超过健侧腓骨下 1/3，则用松质骨螺钉将腓骨下端固定于胫骨上，以免影响健侧踝关节活动。

二、弹性髓内针联合植骨

以假关节为中心做胫骨前外侧弧行切口，于骨膜下显露假关节及两端正常骨骼。先切除假关节周围异常的纤维组织和瘢痕组织，直至显露周围正常的肌肉。然后逐渐切除假关节两端硬化、髓腔消失的骨骼组织，用较粗的克氏针钻通髓腔。依据患肢骨组织的缺损程度，取自体髂骨块置于骨间，弹性髓内针固定；或根据患肢短缩程度，予胫骨"Z"形延长；或做胫骨近端截骨骨块倒置嵌叉。同时根据缺损组织大小取髂骨移植。

三、髓内针联合伊氏架

在小腿前侧假关节骨突位置做纵行切口，逐层分离，显露假关节病灶，切除假关节周围异常纤维样软组织及骨膜。显露骨折断端，利用骨刀或摆锯截断假关节病灶中异常硬化的骨组织直至血运丰富的部位。然后沿髂嵴的体表部位做弧行切口，逐层分离显露髂嵴的皮质骨。利用尖刀劈裂髂嵴的皮质骨，将内侧皮质骨向外侧翻转，显露深层松质骨，用骨刀和刮匙取适量的松质骨。将松质骨植入假关节骨质缺损部位。随后从胫骨近端不累及近端生长板的位置置入髓内针，穿过假关节位置到胫骨远端干骺端，确保髓内针尾端不累及远端生长板，将近端的针尾留在骨皮质外。安装伊氏架，通常在假关节近端和远端分别安装 2 个环，每个环以胫骨为中心，用1 枚半钉和 2 枚交叉克氏针固定。利用伊氏架对病灶进行加压以促进骨愈合。

四、包裹式自体髂骨混合同种异体骨植骨

切除已对合假关节两端松脆的软骨及纤维组织，保留假关节两端虽有硬化但髓腔仍有血运的骨端，尽可能保留胫骨的长度。术中同时调整伊氏架胫骨假关节远、近端环进行加压，使断端接触，再进行包裹式植骨。植骨材料为自体髂骨混合同种异体骨。

五、Masquelet 手术

手术分为两个阶段。第一阶段为根治性切除病灶和骨水泥填充骨缺损区，经足踝髓内针固定重建胫骨；第二阶段（第6~8周）为去除骨水泥，保留骨水泥周围诱导膜，诱导膜内植骨并缝合。

六、Burnei 手术

手术的简要步骤是首先切除胫骨假关节，在胫骨中央轴植入同种异体骨并用弹性髓内针固定，然后将自体骨或同种异体肋骨以2~3cm间隔做不完全切断，用克氏针塑形，移植肋骨并置于胫骨内外侧缘，克氏针应插入胫骨干骺端，最后填充同种异体骨或植骨替代物，行环形加压。此方法的原理是通过使用自体骨、同种异体骨和植骨替代物创造一个最佳诱导成骨的环境。

七、三合一骨融合术

纵行切开髂骨，骨膜下显露髂骨外板，取合适大小髂骨外板皮质骨，并取足量松质骨待用，保留髂骨内板完整。腓骨近端截骨，骨膜下显露腓骨近端，横行截断。胫骨假关节及病变组织切除、经足踝内固定。袖袋状彻底切除胫骨假关节周围增厚的骨膜病变组织至正常骨膜厚度处，选择合适大小髓内针，固定胫骨假关节远近端及跟骨、距骨。在胫骨假关节平面水平沿骨间膜分离、骨膜下显露腓骨，保持骨膜连续性，用持骨钳使腓骨与胫骨假关节处靠拢。使用伊氏架加压，使胫骨假关节与腓骨融合，用可编织缝合自体髂骨包裹胫骨假关节远、近端和完整的腓骨。当松质骨不够时，可选用部分自体髂骨与同种异体骨混合植骨，植骨后放置明胶海绵以限制细小的骨粒移位。

八、四合一骨融合术

所谓四合一骨融合术，即精细而完整地切除假关节硬化部分和纤维错构瘤组织之后，再造胫

骨和腓骨髓腔。使用宽大的自体骨植骨是该手术的重要部分。一般从髂骨内板取骨，使用伊氏架加压。胫腓骨后侧用矩形皮质骨、胫腓骨之间用大量松质骨填充。当松质骨不够时，可选用部分自体髂骨与同种异体骨混合植骨。同样前侧也用一块皮质骨，然后以缝线打结。胫骨远、近端和腓骨远、近端放置在一起。

第三节 先天性胫骨假关节手术治疗中同种异体骨的应用

一、一期骨搬运与二期包裹式植骨术

一期行胫骨骨搬运术，使用伊氏架完成手术。分别在骨缺损远端安装1个全环、近端安装2个全环，环的平面分别和远近端骺板平面平行。近端2个环之间先用延长杆连接，再用4根连接杆和远端环连接。因假关节和骨缺损位置均位于胫骨中下段，故选择胫骨近端作为延长部位。透视下确定截骨完全后将延长杆回缩至初始位置。术后第3天开始行胫骨延长，骨痂延长速度为每日0.5mm，分三次完成。鼓励患者下地扶拐行走，观察有无疼痛、下肢麻木等，并予及时处理。每2周复查1次X线片，如胫骨延长段成骨良好（X线片下骨痂形态为纺锤形或四边形），则继续按原计划延长；如胫骨延长段愈合欠佳、骨痂稀疏，则停止延长，直至骨痂生长良好后继续延长。患者在延长过程中加强膝、踝关节功能锻炼，配合使用胫骨延长辅助支具，以预防膝关节挛缩和踝关节挛缩。待X线片显示胫骨假关节断端对合后，行二期胫骨假关节切除、胫骨髓内棒固定、包裹式植骨术。切除已对合假关节两端松脆的软骨及纤维组织，保留假关节两端虽有硬化但髓腔仍有血运的部分，尽可能保留胫骨的长度。术中同时调整伊氏架胫骨假关节远近端环进行加压，使断端接触，再进行包裹式植骨。植骨材料为自体髂骨混合同种异体骨。

典型病例如图22-3-1所示。

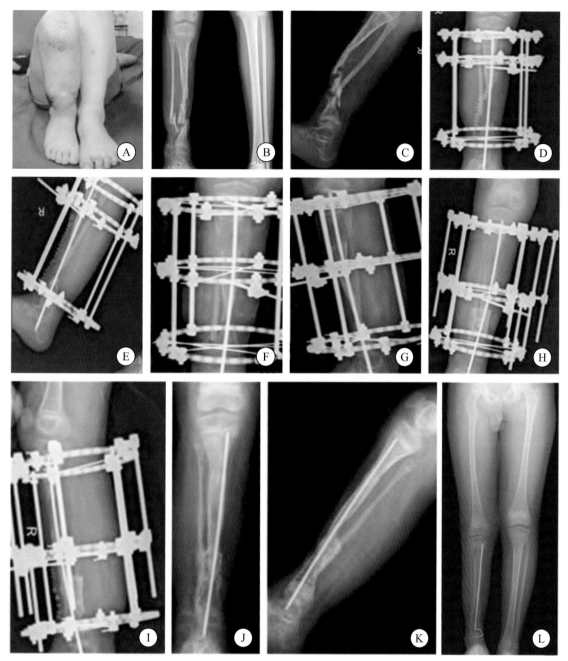

图 22-3-1　男性，10 岁 1 个月，右侧先天性胫骨假关节

A. 右下肢短缩成角畸形；B、C. 术前 X 线片显示右侧胫骨假关节及死骨形成；D、E. 一期行胫骨死骨摘除、髓内棒内固定、胫骨近端延长术；F、G. 术后 135 天，胫骨假关节断端对位；H、I. 二期行胫骨假关节包裹式植骨术，可见被移植的同种异体骨；J、K. 拆除外固定装置后 2 个月，X 线片显示胫骨延长段和假关节骨性愈合；L. 二期术后 5 年随访，胫骨假关节及延长段愈合良好，未再发生骨折，右下肢短缩 4cm

图片引用于文献：雷霆，朱光辉，梅海波，等. 一期骨搬运及二期包裹式植骨术治疗儿童先天性胫骨假关节手术后大段骨缺损的疗效探讨［J］. 临床小儿外科杂志，2022，21（4）：336-340.

二、三合一与四合一骨融合术

三合一与四合一骨融合术大致相同，典型病例如图 22-3-2、图 22-3-3 所示。

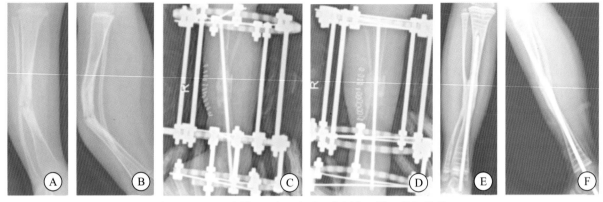

图 22-3-2　女性，2 岁 6 个月，右侧先天性胫骨假关节

A、B. 术前 X 线正、侧位片显示腓骨完整；C、D. 三合一骨融合术后 1 周 X 线正、侧位片显示胫骨假关节处植骨紧密；E、F. 术后 25 个月正、侧位 X 线片显示胫骨假关节愈合区域横截面积增大

图片引用于文献：伍江雁，梅海波，刘尧喜，等. 三合一骨融合术在儿童先天性胫骨假关节联合手术中的应用[J]. 中华小儿外科杂志，2017，38（9）：691-697.

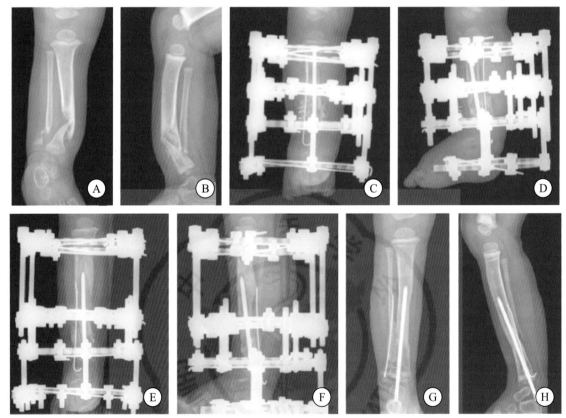

图 22-3-3　男性，1 岁 3 个月，先天性胫腓骨假关节

A、B. 术前右小腿 X 线正、侧位片显示胫腓骨假关节；C、D. 四合一骨融合术后 1 周 X 线正、侧位片显示胫腓骨假关节处植骨紧密；E、F. 术后 4 个月 X 线正、侧位片显示胫腓骨假关节愈合良好；G、H. 术后 1 年 X 线正、侧位片显示胫腓骨假关节水平胫腓骨融合

图片引用于文献：刘尧喜，梅海波，刘昆，等. 四合一骨融合术在儿童先天性胫骨假关节联合手术中的应用[J]. 中华骨科杂志，2016，36（12）：770-777.

三、钢板结合同种异体骨植骨术

受累胫骨通过前内侧切口暴露，并广泛切除受累胫骨段的骨膜，包括所有的病变组织。采用标准方式切除腓骨，通过外侧入路进行游离或带蒂移植。取带血管蒂腓骨植入胫骨缺损段的髓内。扩髓，在髓内固定带血管蒂腓骨后，当使用游离腓骨时进行微血管吻合。同种异体骨以适当长度植入胫骨近端和远端之间的间隙。在同种异体骨上切一个垂直的槽，使其可以放置在腓骨周围，将带血管蒂腓骨留在槽中。用大的钢板固定同种异体骨以保持稳定。手术切口闭合后，将小腿打石膏6周。6周后使用行走支具，直到随访时观察到植入巩固。

典型病例如图22-3-4所示。

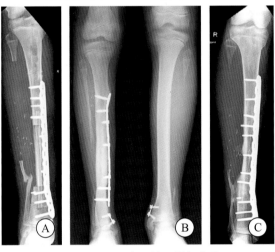

图 22-3-4　先天性胫骨假关节

A. 同种异体骨植骨、钢板螺钉内固定术后图像；B. 在胫骨远端安装含有8孔的钢板，以便纠正踝外翻；C. 同种异体骨与胫骨远端吻合口、残端腓骨发生融合

图片引用于文献：Van Den Heuvel SCM, Winters HAH, Ultee KH, et al. Combined massive allograft and intramedullary vascularized fibula transfer: the Capanna technique for treatment of congenital pseudarthrosis of the tibia [J]. Acta Orthop, 2020, 91 (5)：605-610.

（李亭　肖霖　胡钟舰　廖文鳌
胡译丹　张甜甜　胡云洲）

参考文献

[1] 苏耀辉,周明旺，吉星，等. 先天性胫骨假关节发病机制研究进展 [J]. 中医临床研究，2021，13 (34)：118-120.

[2] Yang J, An JX, Liu XL, et al. Next generation sequencing identified a novel multi exon deletion of the nf1 gene in a Chinese pedigree with neurofibromatosis type 1 [J]. Balkan J Med Genet，2018，21 (2)：45-48.

[3] 郑晖，梅海波. 先天性胫骨假关节病理及发病机制的研究进展 [J]. 中华小儿外科杂志，2021，42 (2)：187-192.

[4] Kesireddy N, Kheireldin RK, Lu A, et al. Current treatment of congenital pseudarthrosis of the tibia：a systematic review and meta-analysis [J]. J Pediatr Orthop B，2018，27 (6)：541-550.

[5] Paley D. Congenital pseudarthrosis of the tibia：biological and biomechanical considerations to achieve union and prevent refracture [J]. J Child Orthop，2019，13 (2)：120-133.

[6] Vykhovanets EP, Luneva SN, Nakoskina NV, et al. Concentration of several osteotropic growth factors, markers of osteogenesis and biologically active molecules in the blood serum of patients with congenital pseudarthrosis of tibia during orthopaedic treatment with combined technologies [J]. Biomed Khim，2018，64 (6)：525-533.

[7] Eisenberg KA, Vuillermin CB. Management of congenital pseudoarthrosis of the tibia and fibula [J]. Curr Rev Musculoskelet Med，2019，12 (3)：356-368.

[8] Shannon CE, Huser AJ, Paley D. Cross-union surgery for congenital pseudarthrosis of the tibia [J]. Children (Basel)，2021，8 (7)：547.

[9] El-Rosasy MA. Congenital pseudarthrosis of the tibia：the outcome of a pathology-oriented classification system and treatment protocol [J]. J Pediatr Orthop B，2020，29 (4)：337-347.

[10] 雷霆,朱光辉，梅海波，等. 一期骨搬运及二期包裹式植骨术治疗儿童先天性胫骨假关节手术后大段骨缺损的疗效探讨 [J]. 临床小儿外科杂志，2022，21 (4)：336-340.

[11] Wu H, Shen J, Liu L, et al. Vasoactive intestinal peptide-induced tolerogenic dendritic cells attenuated arthritis in experimental collagen-induced arthritic mice [J]. Int J Rheum Dis，2019，22 (7)：1255-1262.

[12] 伍江雁，梅海波，刘尧喜，等. 三合一骨融合术

在儿童先天性胫骨假关节联合手术中的应用 [J].
中华小儿外科杂志, 2017, 38 (9): 691-697.

[13] Hu XK, Li AP, Liu K, et al. Efficacy comparison of 3 kinds of distal tibial hemiepiphyseal implants in the treatment of postoperative ankle valgus of congenital pseudarthrosis of the tibia [J]. J Pediatr Orthop, 2022, 42 (5): e441-e447.

[14] 刘尧喜, 梅海波, 刘昆, 等. 四合一骨融合术在儿童先天性胫骨假关节联合手术中的应用 [J]. 中华骨科杂志, 2016, 36 (12): 770-777.

[15] Soldado F, Barrera-Ochoa S, Romero-Larrauri P, et al. Congenital pseudarthrosis of the tibia: rate of and time to bone union following contralateral vascularized periosteal tibial graft transplantation [J]. Microsurgery, 2022, 42 (4): 326-332.

[16] Van Den Heuvel SCM, Winters HAH, Ultee KH, et al. Combined massive allograft and intramedullary vascularized fibula transfer: the Capanna technique for treatment of congenital pseudarthrosis of the tibia [J]. Acta Orthop, 2020, 91 (5): 605-610.

第二十三章 股骨头坏死手术治疗中同种异体骨的应用

第一节 股骨头坏死的概述

一、病因

股骨头坏死（Osteonecrosis of femoral head，ONFH）指由于各种病因导致股骨头血供受损或中断，继而发生骨髓成分及骨细胞死亡、软骨下骨折、关节面塌陷等一系列病理改变，从而导致髋关节疼痛、功能障碍。临床表现：早期症状不典型，髋部可出现隐痛、胀痛。病情进展快，数月后即可发生股骨头塌陷，此时疼痛加剧、肢体短缩。病程超过两年者，往往关节活动受限明显、行走困难。偶尔疼痛会放射至膝关节，晚期可继发下腰椎骨关节炎。

股骨头坏死高发于 20～60 岁的人群，致残率极高，其发病机制仍未完全清楚，病因包括髋部创伤因素及酗酒、激素等非创伤因素。Yamaguchi 等人在福冈县研究了 1244 位非创伤性股骨头坏死患者，研究表明非创伤性股骨头坏死的平均发病率为 2.51 例每 100000 人每年。

二、病理

股骨头坏死Ⅰ期 MRI 可见股骨头骨髓水肿、压力增高；Ⅱ期可见股骨头内密度改变，骨硬化线，囊性变，骨小梁稀疏紊乱；Ⅲ期可见新月征，股骨头塌陷变扁；Ⅳ期 X 线片显示股骨头变扁，关节间隙变窄，髋臼出现硬化、囊性变和骨赘。

股骨头标本以变形为主，关节面粗糙、凹凸不平，骺软骨板厚薄不均或断裂、分离、脱落。剖面骨质实变，呈暗红或杂色，失去正常蜂窝结构。组织学改变分 3 个层次，即软骨退行性改变、死骨成分增加和间质反应性增生。病变进展期不同，损害程度各有不同，使得病变组织结构复杂多样，相互交织。病变不仅能破坏正常组织结构，亦可破坏关节、累及周围滑膜组织。

三、分期与分型

（一）分期

目前多用 2019 年国际骨循环研究协会（Association Research Circulation Osseous，ARCO）分期系统升级版（表 23-1-1）。

表 23-1-1 股骨头坏死 ARCO 分期系统升级版（2019 版）

分期	影像所见	正位影像表现	分期表现
I	X 线片正常，MRI 有异常	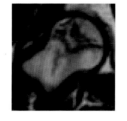	MRI 上可见坏死区域周围低信号带病变，骨扫描可见一冷区，X 线片无异常改变
II	X 线片、CT 均有异常	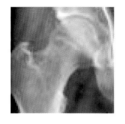	X 线片或 CT 可见骨硬化、局部骨质疏松或囊性变，但无证据显示软骨下骨折、坏死部分骨折和（或）股骨头关节面变平
Ⅲa（早期）		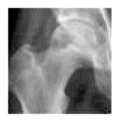	X 线片或 CT 可见软骨下骨折、坏死部分骨折和（或）股骨头关节面变平，股骨头塌陷≤2mm
Ⅲb（晚期）	X 线片或 CT 显示软骨下骨折	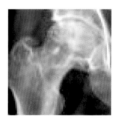	X 线片或 CT 可见软骨下骨折、坏死部分骨折和（或）股骨头关节面变平，股骨头塌陷＞2mm
Ⅳ	X 线片显示骨关节炎	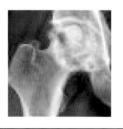	X 线片可见髋关节骨关节炎伴关节间隙狭窄，髋臼改变及破坏

（二）分型

选用 MRI 冠状位 T1WI 或 CT 扫描冠状位重建图像，选择正中层面，确定坏死部位。依圆韧带前缘及后缘划线将此平面分成三柱：内侧柱，占 30％；中央柱，占 40％；外侧柱，占 30％。

中国分型（中日友好医院分型）依坏死灶占据三柱情况进行分型：M 型，坏死灶占据内侧柱；C 型，坏死灶占据中央柱、内侧柱；L 型，坏死灶占据外侧柱。依坏死灶占据外侧柱状态，L 型又分为三种亚型：L1 型，坏死灶占据部分外侧柱，尚有部分外侧柱存留；L2 型，坏死灶占据全部外侧柱，部分占据中央柱，内侧柱未受累；L3 型，坏死灶占据整个股骨头（图 23-1-1）。

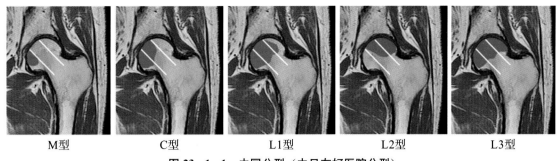

| M型 | C型 | L1型 | L2型 | L3型 |

图 23-1-1 中国分型（中日友好医院分型）

四、诊断

股骨头坏死的诊断主要通过患者的既往史、临床表现及影像学检查（髋关节 X 线正位片、蛙式片，髋关节 CT 及髋关节 MRI）。

（一）既往史

患者既往有髋关节损伤病史，如股骨颈骨折、髋关节脱位等外伤史，长期大量饮酒以及使用大剂量激素等累及髋关节的生活史。

（二）临床表现

患者出现髋部及腹股沟区疼痛及酸痛的表现，可呈间歇性发作，晚期可出现髋关节僵硬及活动受限。体格检查可发现患者患肢活动度降低，"4" 字试验阳性等异常改变。

（三）影像学检查

1. X 线检查 髋关节正位和蛙式位是诊断股骨头坏死的基本体位，通常在早期表现为骨硬化、囊性变及 "新月征"，坏死区域与正常区域之间往往可见硬化征象等。晚期股骨头因塌陷失去原有球面结构，呈现退行性关节炎表现。

2. CT 检查 CT 扫描征象通常可见股骨头 "星芒征" 缺失，负重区骨小梁缺失断裂，骨硬化带包绕囊性变区，软骨下骨折，坏死骨与修复骨交错存在等征象。

3. MRI 检查 MRI 对股骨头坏死具有较高的灵敏度，表现为 T1WI 局限性软骨下线样低信号或 T2WI "双线征"。

五、治疗

（一）非手术治疗

积极治疗原发疾病；减少和避免负重；药物治疗。文献报道较多的非手术治疗方法有冲击波、高压氧治疗，使用活血、化瘀、通络的中药，如冠心宁注射液或丹参酮 II A 磺酸钠注射液、注射用尿激酶等经粗隆外侧穿刺股骨头注射。

（二）手术治疗

1. 髓芯减压术 适用于早期的股骨头缺血性坏死，ARCO I ~ II 期。

2. 粗通道髓芯减压打压植骨术 其包括不带血管和带血管蒂两种方式，不带血管的植骨术适用于 ARCO II、IIIa/b 期的患者，带血管蒂的植骨术还可以用于 ARCO IIIc 期的患者。

3. 粗通道髓芯减压钽棒/骨替代材料植入术 适用于 ARCO I、II 期股骨头坏死且坏死区域不能超过关节面 30% 的患者，对 ARCO III 期及以上的股骨头坏死以及全身病理状态导致的股骨头坏死不适宜应用。

4. 带血运自体骨移植术 适用于 DSA、MRI 提示血运表现为动脉缺血（ARCO II b 期~III b 期）的患者。

5. 全髋关节置换术 股骨头塌陷较重，晚期动脉闭塞表现（ARCO III c 期、IV 期），出现关节功能严重丧失或中度以上疼痛，应选择全髋关节置换术。

第二节　股骨头坏死手术治疗中同种异体骨的应用

一、粗通道髓芯减压、同种异体松质骨打压植骨与腓骨段支撑术

全身麻醉后，患者仰卧于牵引床，常规消毒、铺巾，C臂定位，大粗隆外侧顶点下2～3cm处透视下打入定位克氏针。以克氏针为中心，纵行切开皮肤，软组织套筒保护下，用空心钻沿着克氏针钻入股骨头软骨下骨。用单向或双向铰刀、刮匙等进行病灶区域坏死骨刮除，生理盐水冲洗。植骨套管置入刮除区域，将同种异体松质骨剪成骨粒，通过植骨套管植入，并用专用打压器将骨粒打实，直至填满刮除区域。置入测量尺，测量刮除区域与股骨外侧皮质之间的距离，将制备好的类圆柱状同种异体腓骨段按照测量的距离进行截取，沿通道将同种异体腓骨段植入。C臂透视确认位置良好后，生理盐水充分冲洗手术切口，留置引流管，并逐层缝合。

典型病例如图23-2-1～图23-2-6所示。

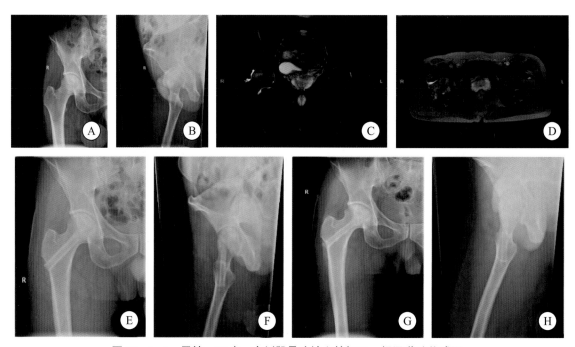

**图23-2-1　男性，55岁，右侧股骨头缺血性坏死，粗通道髓芯减压、
同种异体松质骨打压植骨与腓骨段支撑术**
A、B. 术前DR；C、D. 术前MRI；E、F. 术后1天DR；G、H. 术后3年DR显示股骨头形态良好

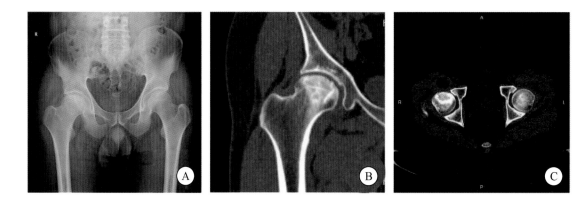

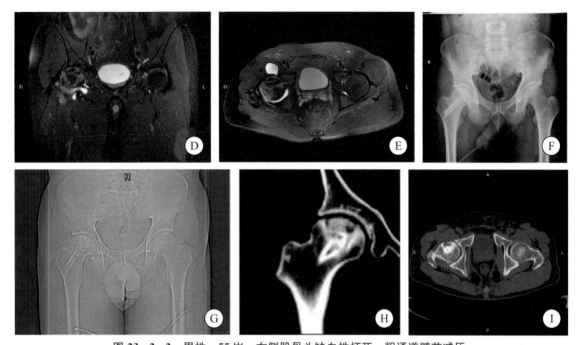

图 23-2-2　男性，55 岁，右侧股骨头缺血性坏死，粗通道髓芯减压、
同种异体松质骨打压植骨与腓骨段支撑术

A. 术前 DR；B、C. 术前 CT；D、E. 术前 MRI；F. 术后 1 天 DR；G~I. 术后 1 年 8 个月 CT

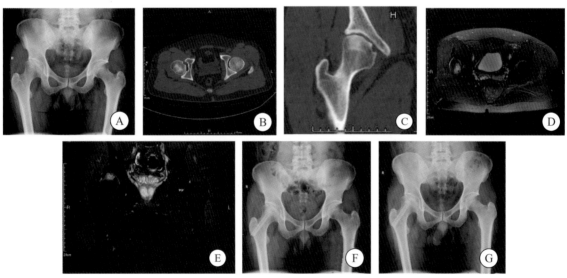

图 23-2-3　男性，34 岁，右侧扁平髋伴股骨头坏死，粗通道髓芯减压、
同种异体松质骨打压植骨与腓骨段支撑术

A. 术前 DR；B、C. 术前 CT；D、E. 术前 MRI；F. 术后 1 天 DR；G. 术后 9 个月 DR

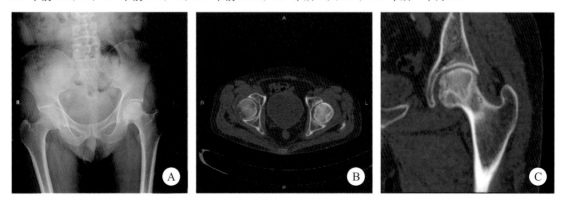

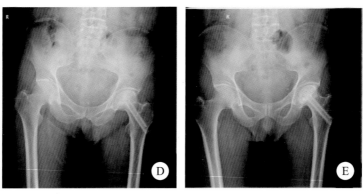

图 23-2-4　男性，55 岁，双侧股骨头缺血性坏死，左侧股骨头粗通道髓芯减压、
同种异体松质骨打压植骨与腓骨段支撑术，右侧股骨头钻孔减压与药物注射术

A. 术前 DR；B、C. 术前 CT；D. 术后 1 天 DR；E. 术后 1 年 DR

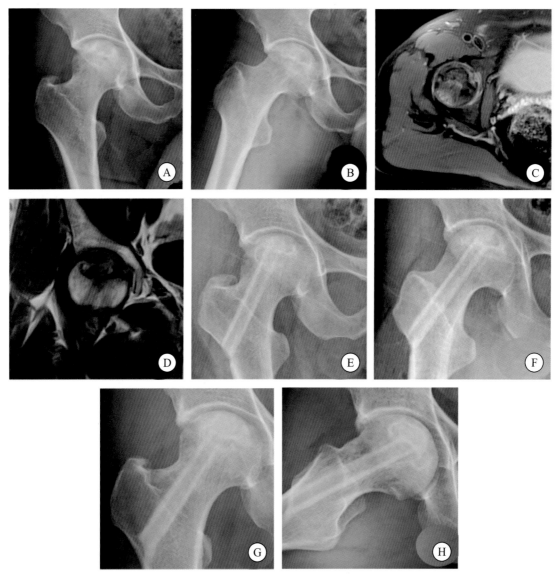

图 23-2-5　男性，51 岁，右侧股骨头坏死，粗通道髓芯减压、同种异体松质骨打压植骨与腓骨段支撑术

A、B. 术前 DR；C、D. 术前 MRI；E、F. 术后 1 天 DR；G、H. 术后 3 年 2 个月 DR 显示股骨头形态良好

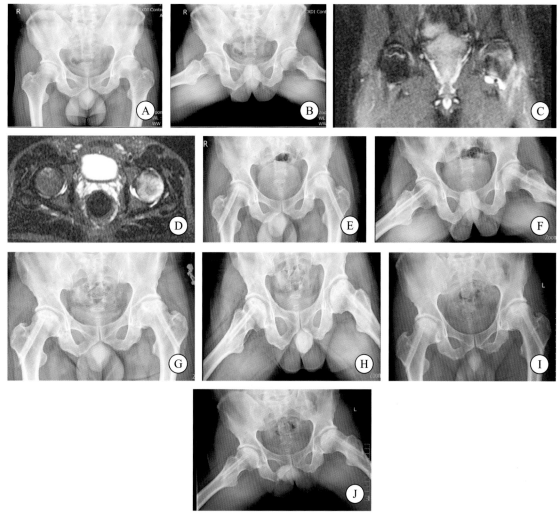

图 23-2-6　男性，45 岁，双侧股骨头坏死（左侧 ARCO Ⅱ c 期，右侧 ARCO Ⅱ b 期），
双侧股骨头钻孔减压、同种异体松质骨打压植骨与腓骨段支撑术

A、B. 术前 X 线片；C、D. 术前 MRI；E、F. 术后 1 天 X 线片；G、H. 术后 2 年 X 线片；I、J. 术后 5 年 X 线片显示股骨头形态良好，患者未诉双髋疼痛，无跛行，步态正常

二、粗通道髓芯减压、同种异体松质骨打压植骨与生物陶瓷条支撑术

采用全身或硬膜外麻醉，患者仰卧位，术侧垫枕，髋部常规消毒、铺巾，术肢小腿以下无菌包裹，以便拍摄髋部蛙位片。进针方向应为耻骨联合至髂前上棘的中点与股骨大粗隆下 2cm 的连线，针尾压低 30°向股骨颈中央打入 3.0mm 导针至软骨下约 5mm，透视观察导针位置，进针点应在股骨小粗隆平行线以上，过低易破坏应力集中区，从而引发股骨粗隆下骨折。以导针为中心做纵行切口约 2cm，逐层切开皮肤及皮下组织直至骨面的全层切口至骨，沿导针转入保护器套筒保护软组织。沿导针转入 10cm 的空芯钻至骨软骨下 5mm，形成骨道。将潜行刮刀送至骨道底部，推压下顺时旋动控刀柄逐步展开刀片，随后顺时转动旋刀柄刮除死骨。透视确认达标后，收拢刀片撤出刮刀。将植骨器插至骨道底部后回撤 3cm 左右，打开锁件拔出推杆，用生理盐水加压冲除骨腔内的死骨屑。通过植骨器分批植入准备好的同种异体松质颗粒骨，反复充分打实，透视无误后沿植骨器植入 β-磷酸三钙人工骨棒，长约 8cm，透视正位、蛙位片无异常后拔出植骨器，缝合切口。

典型病例如图 23-2-7～图 23-2-9 所示。

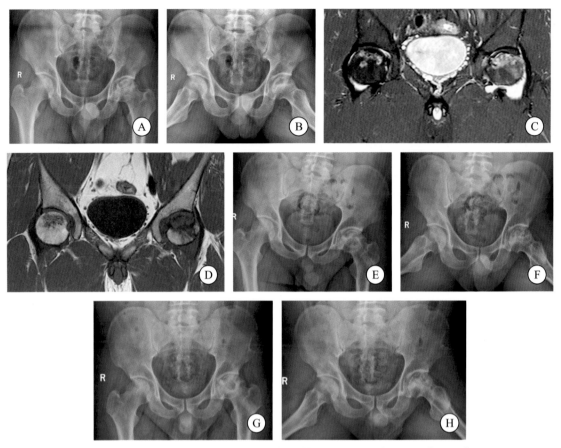

图 23-2-7 男性，32 岁，双侧股骨头缺血性坏死，左侧粗隆间粗通道髓芯减压、
同种异体松质骨打压植骨与生物陶瓷条支撑术

A、B. 术前 DR；C、D. 术前 MRI；E、F. 术后 1 天 DR；G、H. 术后 14 个月，显示植入区骨密度增加、新骨
生成，患者症状明显好转

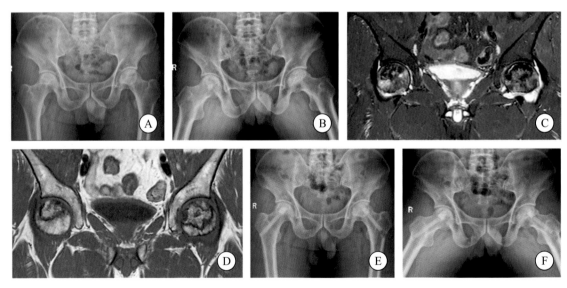

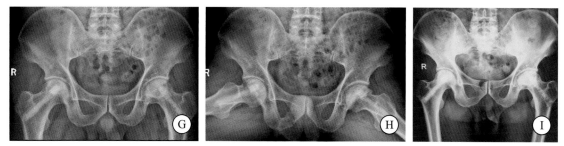

图 23-2-8 男性，49 岁，双侧股骨头缺血性坏死，双侧粗隆间粗通道髓芯减压、
同种异体松质骨打压植骨与生物陶瓷条支撑术

A、B. 术前 DR；C、D. 术前 MRI；E、F. 术后 1 天 DR；G、H. 术后 6 个月 DR；I. 术后 24 个月 DR，显示植入区骨密度增加、大量新骨生成，恢复良好

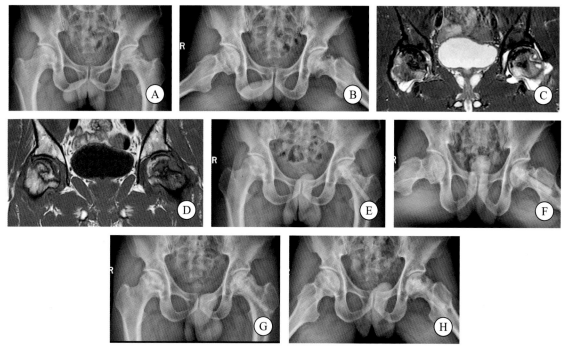

图 23-2-9 男性，35 岁，双侧股骨头缺血性坏死，左侧粗隆间粗通道髓芯减压、
同种异体松质骨打压植骨与生物陶瓷条支撑术

A、B. 术前 DR；C、D. 术前 MRI；E、F. 术后 1 天 DR；G、H. 术后 12 个月 DR，显示植入区骨密度增加、新骨生成，恢复良好

（黄勇 蒋雷鸣 冯均伟 毕梦娜 万仲贤 何伟 孙伟 朱江伟 刘从迪）

参考文献

[1] Petek D，Hannouche D，Suva D. Osteonecrosis of the femoral head：pathophysiology and current concepts of treatment [J]. Efort Open Rev，2019，4 (3)：85-97.

[2] 张驰，吕浩源，章晓云，等. 股骨头坏死不同保髋手术后髋关节功能的网状 Meta 分析 [J]. 中国组织工程研究，2019，23 (16)：2585-2593.

[3] 李健，孟涛，石辉，等. 冲击波联合高压氧治疗股骨头坏死的临床疗效观察 [J]. 中华物理医学与康复杂志，2018，40 (5)：378-379.

[4] 周毅，杨世鹏，赵智慧，等. 川骨片对家兔激素性股骨头缺血性坏死 ERK1/2、JNK，p38 磷酸化蛋白的影响 [J]. 广州中医药大学学报，2019，36 (11)：1808-1813.

[5] 王政春. 基于有限元分析探讨冠心宁注射液髋关节腔灌注治疗股骨头坏死的临床疗效 [D]. 哈尔滨：黑龙江中医药大学，2021.

[6] 王培旭，杨旭，孙伟，等. 无症状股骨头坏死的预后及治疗 [J]. 中华骨与关节外科杂志，2022，15 (6)：475-480.

[7] 郭晓忠，岳聚安，李兵. 导航技术在股骨头坏死减压植骨中的应用研究 [J]. 中华骨与关节外科杂志，2022，15（6）：411-416.

[8] 王荣田，李泰贤，薛志鹏，等. 中药动脉灌注治疗非创伤性股骨头坏死患者近期疗效观察 [J]. 介入放射学杂志，2021，30（2）：158-163.

[9] 姚征，董永辉，李真，等. 粗通道髓芯减压联合同种异体骨植入术治疗激素性与酒精性股骨头坏死的疗效分析 [J]. 中华实用诊断与治疗杂志，2020，34（12）：1217-1219.

[10] 魏秋实，何晓铭，何伟，等. 非手术保髋治疗 ARCO Ⅱ 期股骨头坏死的临床疗效及影响因素分析 [J]. 中华骨与关节外科杂志，2022，15（6）：424-430.

[11] 徐鑫，孙伟，吴鑫杰，等. 打压植骨与髓芯减压治疗 ARCO Ⅱ期非创伤性股骨头坏死的疗效对比 [J]. 中华骨与关节外科杂志，2022，15（6）：404-410.

[12] 郭晓忠. 早期股骨头坏死的相关研究：任重道远 [J]. 中华骨与关节外科杂志，2022，15（6）：401-403.

[13] 黄程军，王富友，彭阳，等. 减压联合钽棒置入治疗股骨头坏死的中长期疗效 [J]. 中国矫形外科杂志，2020，28（13）：1166-1170.

第二十四章 种植牙引导骨再生中同种异体骨的应用

第一节 引导骨再生的概述

一、引导骨再生的定义

引导骨再生（GBR）是一种通过使用屏障膜达到骨再生目的的治疗技术。该技术的理念是创造一个相对封闭的空间来促进骨再生。起初醋酸纤维素薄膜被实验性地用于神经和肌腱的再生。另有研究报道，在犬的股骨区域制作去皮质的骨缺损，笼状物置入后其下有新骨形成。动物研究发现，通过使用醋酸纤维素和多孔滤膜，肋骨、桡骨和股骨的骨再生能力增强。在兔的颌骨缺损、鼠的颌骨缺损处使用屏障膜，也得到了很好的骨再生效果。以上实验为骨再生提供了有利证据，即通过隔离软组织进入骨缺损区域，骨再生能力会明显增强。

在研究的早期，多数研究者认为屏障膜的作用是保护血凝块，而不是为骨原细胞提供隔离的空间进行增殖。随后有研究者提出了引导组织再生（GTR）的原理。根据这一原理，在缺损区域植入具有再生缺损组织能力的细胞即可实现某种特定组织的再生。GBR 技术源自 GTR 原理，GBR 技术将屏障膜放置在骨表面，以便封闭隔离骨再生的位点，防止软组织长入。此外，屏障膜形成并维持了一个相对封闭的空间，从而为骨原细胞提供了生长环境。GBR 技术在垂直向和水平向骨缺损区域均可促进骨再生。

根据以上叙述，GBR 需具备的三要素如下：

（1）屏障膜防止肌肉牵拉引起血凝块不稳定。

（2）生物材料提高血凝块稳定性，并防止屏障膜塌陷。

（3）能提供有血管支持、有活力的邻近骨组织。

二、骨缺损特点

骨缺损的特点和三维形态会影响骨再生的效果。根据维持空间的能力，我们将骨缺损分成两种：能自行维持空间的骨缺损和不能自行维持空间的骨缺损。例如，无损坏的拔牙后的牙槽窝可以通过外周骨壁很好地保护血凝块，更有利于骨再生。相反，平坦的骨缺损，如无牙颌区或者开放的骨缺损，发生骨再生是相对困难的。

鉴于以上考量，进行 GBR 的骨缺损可以分为垂直向骨缺损和水平向骨缺损，其中垂直向骨缺损对维持血凝块的稳定是更困难的。

1. 骨下缺损 指皮质骨被保留的四壁骨缺损。该骨缺损更有利于血凝块的稳定，因此是有利型骨缺损。

2. 水平向骨缺损 根据 Leonardo Vanden Bogaerde 的分类，可有以下两种类型。

（1）封闭型骨缺损：指种植体周围的骨壁被很好地保留。

（2）开放型骨缺损：指种植体周围至少一个骨壁丧失。

3. 垂直向骨缺损 常见于上下颌的后牙区，这就要求进行骨增量以便种植体植入。

三、屏障膜

屏障膜的功能是保护血凝块，避免肌肉牵拉影响血管生成。屏障膜必须满足以下要求：

（1）良好的生物相容性，避免免疫排斥等反应。

（2）选择性渗透，以便实现分子交换。

（3）足够的机械性能，以便维护血凝块的稳定性。

（4）使用便利，塑形方便。

临床上将屏障膜分为不可吸收膜和可吸收膜两种类型。

（1）不可吸收膜：不可吸收膜的研究最普遍，其中一种代表类型由膨胀的聚四氟乙烯制成，聚四氟乙烯可以允许分子扩散并可充当细胞的屏障。另外，它具有理想的刚性，便于操作。这种膜分为两部分：能够保护生物材料的内层、多孔的允许软组织生长的外层。有些类型的内层是钛，可以优化其维持空间的能力。这种膜的缺点是需要二次手术将其取出，而且容易暴露，增加感染的风险。一旦暴露即需要及时取出。不可吸收膜的另一种代表类型是钛膜。钛膜在自体骨移植的应用中效果很理想。有文献报道，钛膜暴露后，外层组织会再形成上皮，并不会造成风险。

（2）可吸收膜：为了克服不可吸收膜需要二次手术取出这一主要的不足，可吸收膜应运而生。而且文献报道可吸收膜发生暴露的风险更小。但是，吸收速率根据各自特征存在差异，是不可预见的。胶原膜来自动物组织，应用最广泛，一般4~8周吸收。这种膜最主要的优点是直接参与血凝块形成，并具有趋化性。目前，已研制出一些具有更高抗降解性的交联胶原膜，这种膜可以实现可预期的骨再生。

四、同种异体骨

同种异体骨移植指在同一生物物种内，从一个供体取骨应用于另一个受体。在整形外科，一个供体到另一个受体骨移植的应用已经超过120年。同种异体骨通常储存在骨组织库中，可以以新鲜冷冻骨（FFB）、同种异体冻干骨（FDBA）或同种异体脱矿冻干骨（DFDBA）等形式使用。因FFB具有免疫原性和传播疾病的高风险，很少应用于GBR治疗程序，而FDBA及DFDBA的冻干过程可以降低其免疫原性，潜在改善了临床效果。现在常用于临床的是源自皮质骨或松质骨的块状或颗粒状的同种异体骨。已经证实FDBA和DFDBA具有生物相容性和含有骨诱导分子，如BMPs。脱矿的同种异体骨可暴露更多的BMPs，增加了即刻骨诱导的潜能。但是，FDBA在脱矿过程中会丧失部分机械稳定性，因而对于本身不能包含充填材料的骨缺损，DFDBA应与能够维持空间的材料联合应用。不同批次的DFDBA含有的BMPs浓度大不相同，因而骨诱导性能也可能相应不同。

典型病例如图24-1-1所示。

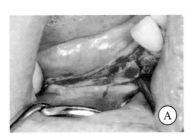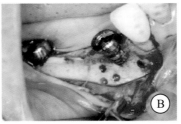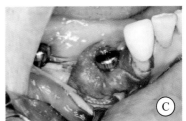
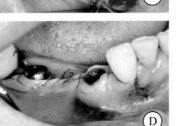

图24-1-1 女性，62岁，44~46牙缺失
A. 牙龈翻瓣；B. 植入种植体；C. 植入同种异体骨及盖膜；D. 缝合

一项针对小型猪下颌骨的对比性实验将同种异体骨与自体骨（阳性对照组）及血凝块（阴性对照组）进行对比，组织学证实同种异体骨会减缓新骨形成，DFDBA具有骨引导性。因此，

FFB、FDBA 和 DFDBA 含有骨诱导分子无可争议。

第二节 同种异体骨在拔牙位点处理中的应用

一、牙槽嵴保存的概述

拔牙窝愈合不理想可能导致软硬组织量不足，影响种植体的植入，或使最终种植修复的美学效果欠佳，从而影响修复治疗的成功率。临床医生在种植修复时不仅要恢复功能，也要追求美学，使修复体与邻牙和软组织达到视觉和谐。足够的软硬组织量是种植修复获得美学成功的重要因素之一。因此，充分了解拔牙窝愈合特点和愈合过程中骨吸收导致的轮廓改变，并掌握弥补技术，对于治疗方案的制订十分重要。为减少拔牙后骨吸收，人们已经提出了几种牙槽嵴保存技术。简要来说，牙槽嵴保存是指在拔牙时进行的干预方式，目的是尽量减少牙槽嵴的吸收，同时使拔牙窝内的牙槽骨再生最大化。

1. 牙槽嵴保存的适应证

（1）当不能进行即刻种植时，拔牙位点的软硬组织量维持。

（2）简化治疗程序：维持足够的软硬组织量，以降低延期种植难度。

2. 牙槽嵴保存的禁忌证 头颈部曾接受放疗或静脉注射双膦酸盐的患者。

二、即刻种植的概述

种植被越来越广泛地应用于单牙或多牙缺失的修复。传统方法是在已经完全愈合的牙槽嵴中植入种植体，这一原则被证实是高度可靠的。目前关于拔牙后种植的理想时机在文献中已有广泛讨论，且不同种植时机的优缺点也已明确。按种植时机不同种植可分为 3 类：

（1）1 型或即刻种植，拔牙的同时植入种植体。

（2）2 型或早期种植，拔牙窝愈合早期（4～8 周）植入种植体。

（3）3 型或延期种植，拔牙窝完全愈合后（3～6 个月）植入种植体。

多年来，人们一直在努力简化种植的临床程序、缩短种植的治疗周期。因此，在新鲜的拔牙窝中植入种植体（即刻种植）成为研究的重点之一。即刻种植可以减少手术次数、缩短治疗时间、减少并发症，同时也降低了患者的经济负担，已被证实是可靠的治疗方式。但该治疗方式具有一定的挑战性，并且要求操作者必须具备相应的手术经验。该治疗方式的难点涉及种植体准确的三维位置获取、种植体的初期稳定性维持及拔牙后骨壁改建时期的处理。因此，即刻种植中有几个关键因素会影响最终的临床效果。

即刻种植应避免翻瓣，以减少颊侧骨板的吸收。骨板应尽可能保持完整，同时种植体应在拔牙窝准确位置植入。即刻种植无法避免发生牙槽嵴的吸收，种植体与拔牙窝骨壁之间的间隙建议填充骨替代材料。这些操作有利于减少拔牙后牙槽骨的吸收。维持水平向和垂直向骨量。保存种植体周围的骨高度和宽度对美学区即刻种植十分重要，上颌前牙区唇侧骨板通常很薄，拔牙后容易快速吸收。基于这一考虑，在种植体周围间隙进行骨增量非常必要。

即刻种植适应证：

（1）拔牙后软硬组织量充足。

（2）骨板完整。

（3）拔牙窝根方存在骨组织。

即刻种植禁忌证：

（1）颜面部软硬组织缺损。

（2）急性感染累及软组织。

三、牙槽嵴保存的手术操作

局部麻醉后微创拔牙，避免翻瓣或损伤软组织。尽可能减少对周围骨组织的损伤，可使用牙周膜分离器将牙根与牙周膜分离。必要时，进行分根处理有助于微创拔牙，更重要的是要保存颊侧骨板。

典型病例如图 24-2-1 所示。

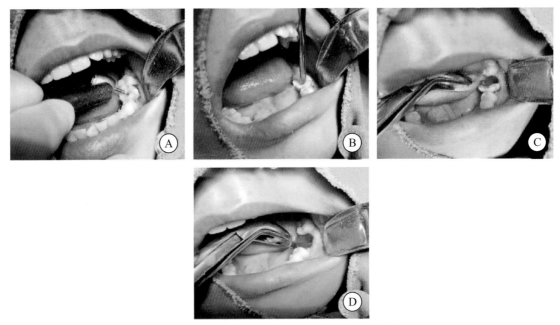

图 24-2-1　女性，32 岁，36 根尖囊肿，分根拔牙
A. 涡轮机分冠分根；B. 微创牙挺分根；C. 牙钳拔除远中冠根；D. 牙钳拔除近中冠根

拔牙后应立即刮除拔牙窝内的肉芽组织，随后用同种异体骨填充拔牙窝至骨缘，并轻轻压实。随后，修剪胶原膜并完全覆盖拔牙窝。仅需分离少许软组织，无需附加切口。胶原膜不暴露或直接暴露于口腔，并用缝线固定。6~9 个月后完成骨改建，行后续种植修复。

典型病例如图 24-2-2 所示。

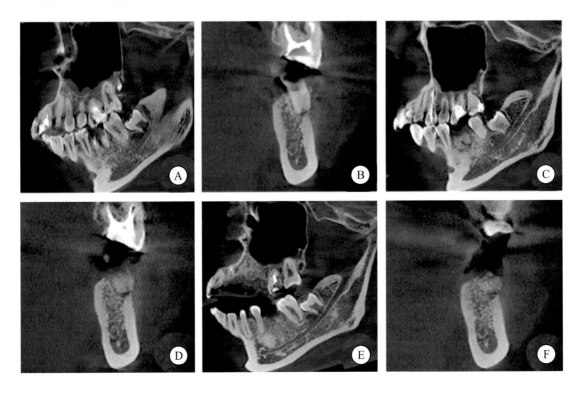

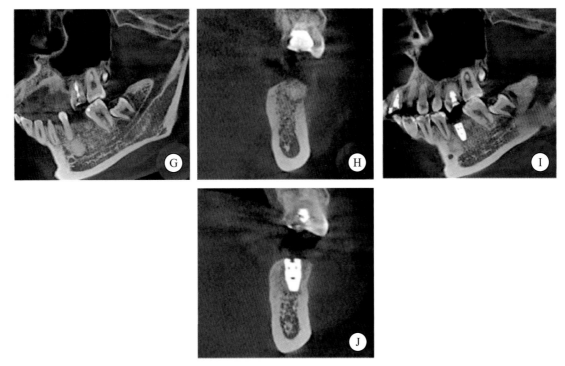

图 24-2-2 女性,19 岁,36 残根,拔牙后行牙槽嵴保存及种植

A. 拔牙前 CT 矢状位;B. 拔牙前 CT 冠状位;C. 牙槽嵴保存 CT 矢状位;D. 牙槽嵴保存 CT 冠状位;E. 牙槽嵴保存 3 个月后 CT 矢状位;F. 牙槽嵴保存 3 个月后 CT 冠状位;G. 牙槽嵴保存 6 个月后 CT 矢状位;H. 牙槽嵴保存 6 个月后 CT 冠状位;I. 种植后 CT 矢状位;J. 种植后 CT 冠状位

四、即刻种植的手术操作

充足的软硬组织量可增加美学成功的可能性。保留颊侧骨板容易获得更佳的美学效果。其中软组织量充足且质地良好,能显著降低颊侧牙龈退缩的风险。种植体应置于拔牙窝腭侧骨壁,种植体平台应达到颊侧骨板高度,并且种植体不应占满拔牙窝。基于不同拔牙窝形态,种植体周围的水平向缺损一般至少 2mm。先用同种异体骨填充骨缺隙,随后用胶原膜稳定种植体或胶原膜表面覆盖富血小板纤维蛋白(Platelet-rich fibrin,PRF),严密缝合。

典型病例如图 24-2-3 所示。

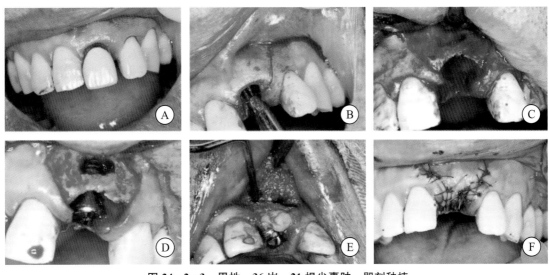

图 24-2-3 男性,36 岁,21 根尖囊肿,即刻种植

A. 拔牙前;B. 拔牙后;C. 翻瓣及囊肿刮除后;D. 植入种植体;E. 植骨胶原膜加 PRF;F. 缝合

大多数患者需要在美学区进行临时修复，临床上有两种临时修复方式。

（1）活动临时修复：愈合期间应避免对组织或种植体产生任何机械压力。

（2）固定临时修复：应与邻牙相连，从而有助于软组织塑形，为最终修复提供指导。

第三节　同种异体骨在上颌窦骨增量中的应用

一、背景

根据1996年共识会议声明，种植修复中使用上颌窦骨增量技术解决上颌后牙区骨量不足已被证明是一种普遍可行的方法。这项技术从上颌窦底部将黏膜分离提升，以获得可容纳植骨材料的空间。Tatum最先报道了改良Caldwell Luei法的上颌窦底提升术。随着相关技术的发展，手术术式和生物材料都有了长足进步。最初的上颌窦底提升术内容包括上颌窦前外侧壁开窗、剥离上颌窦底黏膜，然后在黏膜和上颌窦底间放置骨移植物。经过6个月以上的愈合期后植入种植体。条件允许时可同期植入种植体，即种植体植入与上颌窦底提升术同期进行，以缩短治疗时间、减少手术次数。用于上颌窦底提升术的骨替代物或移植物组合多种多样，包括自体骨、同种异体骨、异种骨和异种合成骨。尽管上颌窦底提升术后的新生骨量与种植体的存留率并不成正

比，但它仍是准确评价和比较移植物或骨替代材料成骨潜能的指标。

二、上颌窦骨增量的术前评估、适应证和禁忌证

上颌窦是最大的鼻旁窦，呈锥体形，不同个体间大小差异明显，成人上颌窦平均大小为35mm×35mm、高度为25mm。上颌窦气化程度与年龄、牙齿缺失和剩余牙槽高度相关。其前外侧壁由包含神经血管束的薄层皮质骨构成，下壁可能存在骨性分隔，或骨内壁在后上部存在自然开口。实施上颌窦骨增量前应进行详细的患者评估，以明确上颌窦的局部解剖特征和可能存在的个体差异。仔细评估患者的病史，排除与耳鼻喉相关的禁忌证（表24-3-1）。此外，所有计划接受该手术的患者都应该进行CT检查，了解窦口-鼻道复合体（OMC）情况。OMC引流是保证上颌窦通气和行使功能的必要条件。术前应结合临床检查和影像学检查判断是否存在影响上颌窦通气和内环境稳定的因素。因此，计划接受上颌窦骨增量的患者，如果有上颌窦异常的病史或影像学表现，应先进行耳鼻喉科检查，包括鼻内镜和上颌窦的放射学检查。

耳鼻喉科检查用于：

（1）诊断可逆或不可逆的上颌窦骨增量的禁忌证。

（2）确认经耳鼻喉治疗后治愈。

上颌窦骨增量的禁忌证与适应证见表24-3-1。

表 24-3-1　上颌窦骨增量的禁忌证与适应证

禁忌证		适应证		
系统性和局部绝对禁忌证	相对禁忌证：初始条件改变或再评估通过可以重新纳入	经牙槽嵴顶入路适应证	侧壁开窗适应证	侧壁开窗结合牙槽嵴重建适应证
(1) 任何上颌后牙区种植手术的禁忌证 (2) 鼻-鼻窦复合体解剖结构的永久性和不可纠正损伤，可能严重损害正常稳态（如创伤后、手术后、放疗等） (3) 存在炎症或感染，包括由于相关的全身疾病（如囊性纤维化、Kartagener 综合征、Young 综合征、Wegener 肉芽肿病、结节病等）导致无法治愈的复发性或慢性鼻窦炎 (4) 涉及上颌窦和（或）邻近解剖结构的良性和恶性肿瘤	(1) 吸烟习惯 (2) 使用双膦酸盐类药物 (3) 有限的上颌窦引流通路解剖结构损伤（如鼻中隔偏斜、中鼻甲反常弯曲、中鼻甲气化等） (4) 炎症感染过程（如急性病毒性或细菌性鼻窦炎、非侵袭性霉菌性鼻窦炎、受上述解剖学改变条件之一影响的复发性和慢性鼻窦炎、过敏性鼻窦炎、鼻息肉等） (5) 筛窦异物 (6) 口腔窦瘘（无复发） (7) 良性鼻窦肿瘤，切除后可以恢复鼻窦内稳态，不损害黏液-纤毛传输系统（如黏液囊肿等）	(1) Chiapasco A 型牙槽骨萎缩 (2) 经牙槽嵴顶入路角度理想 (3) 颊腭向宽度不足 (4) 单一位点（优于侧壁开窗） (5) 非远端位点（优于侧壁开窗）	(1) Chiapasco C 型牙槽骨萎缩 (2) 经牙槽嵴顶入路不理想 (3) 相关鼻窦气化 (4) 多个相邻位点（优于经牙槽嵴顶入路） (5) 远端位点（优于经牙槽嵴顶入路）	Chiapasco B、D、E、F、G、H 型牙槽骨萎缩

三、经牙槽嵴顶入路上颌窦底提升术

需要少量垂直向骨增量时，经牙槽嵴顶入路上颌窦底提升术优于侧壁开窗，因为其手术范围小且并发症风险低。这种微创的上颌窦底提升术最初由 Tatum 提出，几年后 Summers 对该技术进行了改进，之后又经历了多次改良。与侧壁开窗技术的主要区别在于其使用水压法或骨凿经牙槽顶提升上颌窦黏膜，然后将种植体直接植入预备的位点。虽然经牙槽嵴顶入路创伤较小，其仍具有一些缺点：骨增量小于侧壁开窗，并且剩余

牙槽高度需≥3mm（颊腭向牙槽嵴宽度充足）。近几年有研究经过大量临床实践发明了"小幅震颤敲击内提"，成功在牙槽嵴高度约 1mm 时完成上颌窦提升 10mm，并同期种植，极大地扩大了该术式的适应证，并减小了患者的手术创伤。水压法经牙槽嵴顶入路手术过程详见图 24-3-1。该病例缺牙分别为 15、16 和 17。15 和 17 种植，并进行固定种植支持桥修复。术前、术后6 个月和 1 年影像显示 15、17 区域的种植体周围区域骨化，种植体周围区域的骨形成高于术前水平，表明有骨质形成。

典型病例如图 24-3-1 所示。

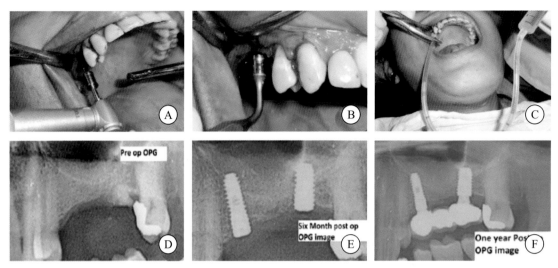

图 24-3-1　男性，50 岁，16 缺失，右侧上颌窦外提升加种植

A. 用带止停环的钻针备洞；B. 测量深度；C. 水压法提升上颌窦黏膜；D. 术前影像；E. 术后 6 个月影像；F. 术后 1 年影像

图片引用于文献：Manekar VS. Graftless crestal hydraulic sinus lift with simultaneous implant insertion [J]. Natl J Maxillofac Surg, 2020，11 (2)：213-218.

四、侧壁开窗上颌窦底提升术

上颌窦底提升术允许将种植体同期或延期植入剩余牙槽高度不足（＜3mm）、曾认为不适宜种植的位点。侧壁开窗可以用传统的涡轮器械（截骨术）或替代工具进行骨成形，当窦壁厚度＞2mm 时，可以结合使用骨成形术和截骨术。

当上颌窦内存在分隔时，侧壁开窗时应考虑解剖结构，分别开两个窗。开窗位置必须依照临床需要设计。应尽可能地在开窗下缘和牙槽顶之间保留至少 3mm 的骨高度，以保持原始上颌窦壁解剖形态，防止组织瓣塌陷进入上颌窦。术前判读窦壁上的骨内动脉十分关键，应通过分离（使用超声骨刀）或避免在该血管附近截骨（上截骨线位于动脉下方）来保存它。

截骨开窗法（保留骨块）：上颌窦入路切口通常近牙槽嵴顶，使创口边缘与植骨术区保持一定的距离。通常附加近远中垂直切口，便于翻起黏骨膜瓣，暴露上颌窦前外侧壁。翻起上颌窦外侧壁的软组织后，可以通过表面突起分辨上颌窦的外形和解剖结构。全层翻瓣后，暴露上颌窦前外侧壁，使用球形超声探头、金刚砂球钻或工具盒专用器械进行截骨术，骨窗留在原位。探头应持续滑动，避免暴力，避免黏膜穿孔。开窗后用车针扫除截骨线上的尖锐边缘十分重要。

骨成形开窗法（移除骨块）：全层翻瓣后，暴露上颌窦前外侧壁，用超声骨刀或工具盒专用器械进行骨成形术，磨除骨窗直至完全暴露黏膜。过程中收集的骨屑可与同种异体骨混合用于上颌窦内植骨。

上颌窦黏膜剥离：暴露上颌窦黏膜后，可以使用特制的钝性超声骨刀或工具盒专用器械逐步将黏膜从上颌窦内壁分离出来。这一过程从距骨壁约 2mm 处开始，应快速连续进行，避免热损伤。

上颌窦黏膜提升：使用手用器械提升上颌窦黏膜，从骨窗上部开始，然后剥离近远中黏膜和上方黏膜，最后剥离底部黏膜。剥离顺序十分重要，先分离近远中和上方黏膜可以降低上颌窦底提升时膜撕裂的风险。上颌窦黏膜提升后，可以通过观察膜随呼吸的移动来判断其完整性。此时，如果剩余牙槽高度能够满足种植体同期植入，可以使用专用种植钻或超声骨刀完成窝洞预备。

上颌窦植骨：用同种异体骨进行上颌窦骨增量，从近远中黏膜开始。应格外小心，避免骨粉压得过紧，应使颗粒之间有足够的血运重建。

典型病例如图 24-3-2 所示。

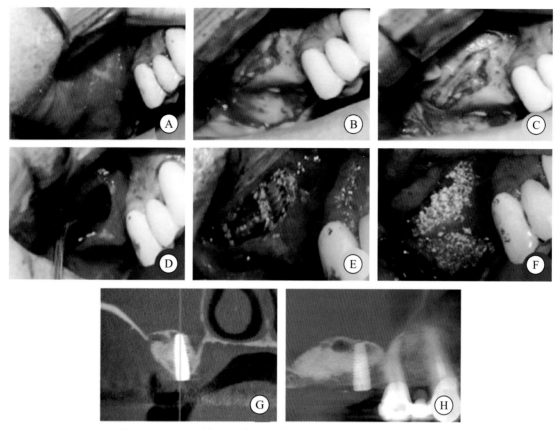

图 24-3-2 男性，50 岁，16 缺失，右侧上颌窦外提升加种植

A. 切口设计；B. 骨窗；C. 保护上颌窦外侧壁血管；D. 剥离提升黏膜；E. 植入同种异体骨和种植体；F. 外侧壁及牙槽嵴骨增量；G. 术后 CT 冠状位；H. 术后 CT 矢状位

图片引用于文献：Nica DF，Gabor AG，Duma V－F，et al. Sinus lift and implant insertion on 3D－printed polymeric maxillary models：ex vivo training for in vivo surgical procedures ［J］. J Clin Med，2021，10（20）：4718.

（姜健 陈希霖）

参考文献

［1］ Nica DF，Gabor AG，Duma V－F，et al. Sinus lift and implant insertion on 3D － printed polymeric maxillary models：ex vivo training for in vivo surgical procedures ［J］. J Clin Med，2021，10（20）：4718.

［2］ Manekar VS. Graftless crestal hydraulic sinus lift with simultaneous implant insertion ［J］. Natl J Maxillofac Surg，2020，11（2）：213－218.

［3］ Ogawa T，Sitalaksmi RM，Miyashita M，et al. Effectiveness of the socket shield technique in dental implant：a systematic review ［J］. J Prosthodont Res，2022，66（1）：12－18.

［4］ Li S，Gao M，Zhou M，et al. Bone augmentation with autologous tooth shell in the esthetic zone for dental implant restoration：a pilot study ［J］. Int J Implant Dent，2021，7（1）：108.

［5］ Wu D，Zhou L，Lin J，et al. Immediate implant placement in anterior teeth with grafting material of autogenous tooth bone vs xenogenic bone ［J］. BMC Oral Health，2019，19（1）：266.

［6］ Slagter KW，Raghoebar GM，Hentenaar DFM，et al. Immediate placement of single implants with or without immediate provisionalization in the maxillary aesthetic region：a 5－year comparative study ［J］. J Clin Periodontol，2021，48（2）：272－283.

［7］ Sekar S，Suthanthiran T，Thangavelu A，et al. Clinical and radiological evaluation of delayed and early loading of single－tooth implant placement：a 6－month，prospective，randomized，follow － up clinical study ［J］. J Pharm Bioallied Sci，2019，11（Suppl 2）：S278－S284.

［8］ Attia S，Schaper E，Schaaf H，et al. Evaluation of implant success in patients with dental aplasia ［J］.

Biomed Res Int，2019，2019：1680158.

[9] Ihde S，Sipic O. Functional and esthetic indication for dental implant treatment and immediate loading (2) case report and considerations：typical attitudes of dentists（and their unions）toward tooth extractions and the prevention of early，effective，and helpful dental implant treatment in the european

union [J]. Ann Maxillofac Surg，2019，9（2）：470 −474.

[10] Chen HD，Wang W，Gu XH. Three−dimensional alveolar bone assessment of mandibular molars for immediate implant placement：a virtual implant placement study [J]. BMC Oral Health，2021，21（1）：478.

第二十五章　寰枢椎脱位手术治疗中同种异体骨的应用

寰枢椎脱位（Atlanto-axial dislocation）指先天畸形、创伤、类风湿关节炎、感染和手术等各种原因导致的寰枢关节对合关系异常，稳定性受损，脊髓、神经压迫的一系列临床病理改变。

第一节　寰枢椎脱位的诊断与治疗

一、诊断依据

寰枢椎脱位的诊断主要依据病史，包括先天性发育畸形、类风湿关节炎、外伤等。此外，还应结合临床表现特点，以及影像学检查。关于寰枢椎脱位的诊断标准，目前并未统一。多数学者认可的诊断要点：①临床症状及体征；②脊髓功能障碍的表现；③影像学测量寰齿间隙≥5mm、寰枢椎管储备间隙≤14mm或侧块分离≥6.9mm。

（一）临床表现

1. 症状

（1）枕颈部疼痛、颈部活动受限及斜颈等。

（2）颈延髓损害的表现：四肢麻木、无力、肌肉萎缩、持物不稳、行走困难，严重者肢体瘫痪、呼吸困难，危及生命。

（3）眩晕、耳鸣、视物模糊、胸闷、心悸和血压升高等，椎动脉供血不足的症状。

2. 体征

（1）斜颈或短颈畸形、C_2 棘突隆起。

（2）颈部活动受限，屈伸或旋转障碍，颈肌紧张，枕颈或乳突下区域压痛。

（3）四肢肌张力增高，肌力降低，肌萎缩，病理征阳性等高位脊髓损伤体征。

（4）可有节段性分离性感觉障碍，即痛觉、温度觉丧失，而触觉相对保留等。

（二）影像学检查

1. X 线检查　寰枢椎脱位 X 线检查的主要指标包括寰齿间隙（Atlas - dens interval，ADI）、寰枢椎管储备间隙（Space available of the spinal cord，SAC）、寰枢椎不稳定指数（Instability index，II）和齿突与侧块间距。

（1）ADI：颈椎侧位片测量寰椎前弓后缘至齿突前缘的距离。一般认为 ADI 成人大于 3mm，儿童大于 5mm 有寰枢椎脱位。

（2）SAC：即颈椎侧位片测量枢椎齿突后缘与寰椎后弓前缘之间的距离。有学者认为成人 SAC 为 14mm 以下时会发生脊髓受压症状，15~17mm 者有脊髓受压可能，18mm 及以上时不产生脊髓受压的症状。Steel 等将寰椎矢状位 X 线片时寰椎椎管内径（3cm）分为 3 等份，齿突和脊髓各占 1/3，其余 1/3 为安全储备空间。

（3）II：颈椎过屈位测量枢椎椎体后缘至寰椎后弓前缘距离为最小径 B，颈椎过伸位侧位片上测量上述距离为最大径 A，II=（A-B）/A×100%。如果 II 大于 30% 提示有脊髓压迫。II 反映 SAC 在颈椎屈伸时的变化率，是判断寰枢椎不稳的指标。

（4）齿突与侧块间距：上颈椎开口位 X 线片上测量寰椎两侧块内缘与齿突两侧缘的距离。

2. CT 检查　可以进行横断位、矢状位及任意方向斜切位成像，能清楚显示寰枢椎骨性结构的形态变化及脱位程度，还可以进行三维重建。颈部 CTA 检查还可以清楚显示椎动脉走行情况；这是术前诊断、手术方案设计和术后评估的重要依据。

3. MRI 检查　比 CT 具有更好的软组织分辨率，可更清楚地观察脊髓受压的形态、位置、程度、范围及脊髓信号改变，是否伴有脊髓空洞等。寰枢椎脱位和上颈椎发育畸形常常可以引起脑干脊髓角的异常。

二、治疗方法

（一）非手术治疗

1. 适应证　①手法和牵引能达到满意的复位效果；②仅有颈枕部疼痛，无椎体束征和寰枢椎不稳者；③颈椎 MRI 检查脊髓信号正常，无脊髓空洞者。

2. 非手术治疗方法

（1）牵引疗法：①Glisson 枕颌带牵引适用于儿童，也可试用于成人的急性脱位或轻度慢性脱位；②陈旧性脱位和严重慢性脱位的成人或 10 岁以上的少年则可使用颅骨牵引，采用 Crutchfield 颅骨牵引弓或者 Halo 头环牵引器进行持续牵引。

（2）外固定疗法：颈托、头颈胸石膏或 Halo-vest 架等颈部制动措施是上颈椎外科基本的治疗方法。①寰枢椎脱位经手法或牵引复位后 2～4 周，若去除牵引，寰枢椎没有发生再脱位，可以选择颈托或头颈胸背心继续固定 8～10 周；②若去除牵引后 $C_{1\sim2}$ 还在脱位，则要用 Halo-vest 架牵引维持 $C_{1\sim2}$ 于复位状态 8～10 周，直至寰枢椎骨性融合和周围软组织修复。

（二）手术治疗

1. 适应证

（1）寰枢椎脱位患者有颈枕部疼痛、脊髓神经功能障碍。

（2）患者虽无脊髓神经功能障碍，但持续颈部疼痛不减轻，有交感神经症状（如头晕、视物模糊），低头时症状加重。

（3）非手术治疗过程中 ADI 增大，也应积极手术治疗。

（4）寰枢椎脱位，II 为 25%～40% 的年轻患者为相对手术适应证。II 在 40% 以上者，多在随访过程中发生慢性脊髓病症状，为减少致残，须手术治疗。

（5）颈椎 MRI 提示局部脊髓信号改变，伴有脊髓空洞者。

（6）寰枢椎脱位患者因先天性寰枕融合、感染、结核、强直性脊柱炎和严重损伤造成寰枕关节破坏，其中关节功能丧失是选择枕颈固定融合术式的适应证。

2. 手术治疗方法

（1）复位减压：寰枢椎脱位从形态上看，是寰椎和枢椎发生相对位移，两节段椎管的"错位"，导致交界处椎管前后径及横截面积减小。椎管中的脊髓受压，同时还使头颅和寰椎重心前移，偏离身体力线，形成"鹅颈"畸形。如果通过手术的方法将寰枢椎复位，既能使两节段的椎管"对齐"，使椎管中的受压脊髓得到减压，也能使前移的头颅和寰椎重心恢复到身体力线上，有效矫正"鹅颈"畸形。

原位切除致压物减压：结核、强直性脊柱炎、类风湿关节炎和严重的 $C_{1\sim2}$ 创伤性骨折等因素导致寰枢关节破坏，三维 CT 显示 $C_{1\sim2}$ 关节突关节已骨性融合，可行经口腔（鼻腔）切除脊髓前方的齿突或经后路切除寰椎后弓及枕骨大孔后缘减压，原位固定融合。

（2）复位固定：寰枢椎脱位是由 $C_{1\sim2}$ 之间的稳定结构破坏所引起，在脱位得以复位后，必须重建 $C_{1\sim2}$ 的稳定性，以保证脊髓不再受压。临床上最常采用的是 C_1 侧块螺钉与 C_2 椎管弓根螺钉内固定术，或者枕枢内固定术。寰枢或枕枢内固定术可使患者的头颈部旋转功能障碍。因此，要严格掌握手术指征。

（3）植骨融合：寰枢椎是脊柱活动度大、活动形式复杂的部位，寰枢椎脱位治疗的远期疗效好坏取决于植骨融合能否保持住手术复位和内固定后颈椎的稳定性。若必须选择植骨融合，尽可能多地保留颈椎的运动节段。

1）常用植骨方法：①在 $C_{1\sim2}$ 后弓之间植入骨块，并用钢丝固定在 $C_{1\sim2}$ 后弓；②将 $C_{1\sim2}$ 后弓后表面去皮质化，然后用颗粒状的松质骨做表面植骨。

2）植骨技术要点：①要充分显露植骨床，磨钻及咬骨钳处理 $C_{1\sim2}$ 后弓和椎板的皮质骨；②寰枢椎植骨量不大，骨性融合质量要求高，建议选用自体髂骨，在植骨床和自体髂骨接触面之间填充松质骨颗粒，提高植骨融合率。

第二节　寰枢椎脱位手术治疗中同种异体骨的应用

一、经后路 $C_{1\sim2}$ 侧块关节螺钉固定融合术（Magerl 手术）

气管插管全身麻醉后，患者俯卧位，行术中颅骨牵引，头端抬高 $20°\sim25°$，使得寰枢关节呈屈曲位。自枕骨粗隆到 C_3 棘突后做正中切口，切开皮下与项韧带。骨膜下剥离暴露 $C_{1\sim3}$ 及两侧侧块关节，切断枢椎椎板与侧块交界处上下缘的黄韧带，该交界线为椎管外侧壁，也是枢椎峡部的内侧边界。以此边界向外 $2\sim3mm$ 与枢椎侧块下缘之上 $2\sim3mm$ 处为螺钉的进钉点，进钉朝向寰椎前结节。手术全过程在 C 臂透视下完成，钉道应该经过枢椎峡部、椎弓根，进入枢椎侧块，并经过寰椎侧块上关节面皮质骨下。钻孔后，将 1.5mm 克氏针穿入骨孔，确定无误后置入 3.5mm 的螺钉。左右各置入一枚螺钉固定后，在 $C_{1\sim2}$ 后弓和椎板之间植骨。

二、经后路 $C_{1\sim2}$ 椎弓根螺钉固定术

麻醉、体位和显露操作与其他寰枢椎后路手术相同。要求充分显露 $C_{1\sim2}$ 两侧侧块关节的背侧，手术必须在 C 臂透视及监视下操作。

（1）寰椎椎弓根螺钉的置入：进钉点位于寰椎后弓旁开中线 20mm、后弓下缘上 $2\sim3mm$ 的交点，对于儿童患者或寰椎后弓厚度小于 4mm 的患者，可显露寰椎后弓，直视下置钉。用神经剥离子分离和探测 C_1 侧块的内侧缘和后弓下方侧块的背侧，然后确定进钉点。用磨钻磨去少许骨皮质后，直接制备钉道，或用手锥钻入，进钉方向为向头侧 $5°\sim10°$。向寰椎前弓中部 $10°$ $\sim15°$。

（2）枢椎椎弓根螺钉的置入：C_2 上关节突下方 $5\sim6mm$，峡部内侧面的外侧 $5\sim6mm$ 的交点为进钉点。进钉方向为向头侧 $20°\sim25°$、向内倾 $15°$ $\sim20°$，沿枢椎椎弓根钻入椎体，深度 $26\sim28mm$。

（3）安装连接棒，复位固定。根据寰枢椎脱位的情况，预弯连接棒，复位固定寰枢椎。

（4）植骨：可选用自体髂骨块、自体髂骨颗粒骨或同种异体骨植骨。

典型病例如图 25-2-1 所示。

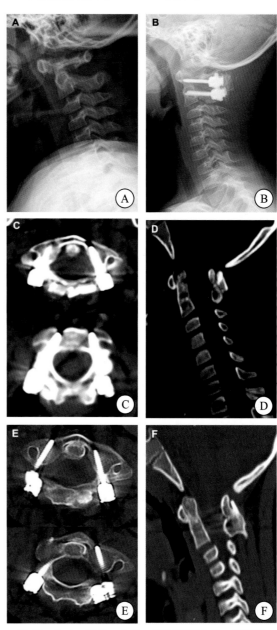

图 25-2-1　男性，5 岁，齿突游离小骨，寰枢椎脱位，经后路 $C_{1\sim2}$ 椎弓根螺钉内固定与同种异体骨植骨融合术

A. 术前 X 线片；B. 术后 X 线片；C、D. 术后 3 个月 CT；E、F. 术后 9 个月 CT 显示同种异体骨植骨块与寰椎后弓及枢椎棘突椎板充分融合

图片引用于文献：Zhang Y-H, Shen L, Shao J, et al. Structural allograft versus autograft for instrumented atlantoaxial fusions in pediatric patients: radiologic and clinical outcomes in series of 32 patients [J]. World Neurosurg, 2017, 105: 549-556.

三、枕颈固定融合术

手术方法：麻醉和体位同前，做后正中切口，显露枕骨后侧面与枕大孔后缘、寰椎与枢椎椎弓，两侧达到侧块关节外侧边缘。按照前述方法置入枢椎椎弓根螺钉。选用枕骨板，根据枕骨的形态，预弯至与枕骨贴服。中线部位置入 2～

3 枚枕骨椎弓根螺钉锁紧固定。根据复位需要，预弯连接棒，一端先锁紧固定于 C_2 螺钉，然后按压连接棒的另一端，至枕骨板的螺钉槽内，锁紧固定，完成复位、固定。部分患者可以通过经后路松解双侧侧块关节，在关节间隙内置入椎间融合器的方法进一步纠正颅底凹陷及寰枢椎脱位，同时进一步提高枕颈骨性融合的概率。

典型病例如图 25-2-2、图 25-2-3 所示。

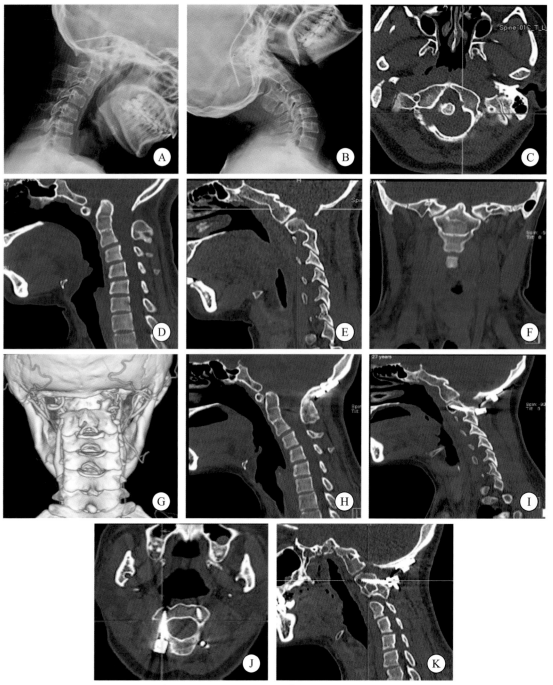

图 25-2-2　女性，26 岁，寰枢椎脱位，颅底凹陷，寰椎枕化、$C_{2\sim3}$ 分节不全畸形，枕颈固定融合术

A、B. 术前 X 线片；C～F. 术前 CT；G. 术前 CTA；H～K. 术后 1 年 CT 显示寰枢椎复位满意，双侧 C_2 椎弓根螺钉位置满意，后方枕枢间同种异体骨植骨，实现结实的骨性融合

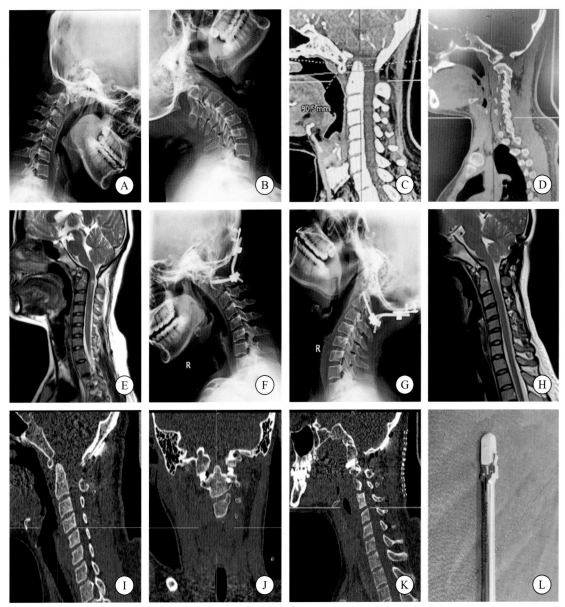

图 25-2-3　女性，37 岁，寰枢椎脱位，颅底凹陷，寰椎枕化，枕颈固定融合术

A、B. 术前 X 线片；C、D. 术前 CT；E. 术前 MRI；F、G. 术后 X 线片；H. 术后 MRI；I~K. 术后 CT 显示寰枢椎复位满意；L. 同种异体皮质骨块定制化生产的寰枢侧块关节间融合器及其夹持工具

四、齿突切除术

齿突切除术主要适用于骨性融合的寰枢椎脱位，预期无法经过单纯后路甚至前路松解后路复位固定实现寰枢关节复位的患者。

（一）手术方法

用复方氯己定漱口，术前行头颅颈椎 CT 神经导航薄层扫描。全身麻醉下，患者仰卧位，Mayfield 头架固定头颅，接导航架，术中注册。

Davis 开口器撑开后，以 C 臂透视定位或以手指触摸寰椎前结节，或者在导航引导下，中线纵行切开咽后壁黏膜，撑开咽后壁软组织和黏膜下黏膜。显露寰枢椎前方，向两侧显露至双侧侧块关节内缘。导航引导下，高速磨钻磨除寰椎前弓、齿突及枢椎椎体的一部分，直至见后纵韧带向前膨出，表明减压满意。如果后纵韧带因瘢痕或钙化未向前膨出，需小心切除后纵韧带。分两层缝合咽后壁软组织和黏膜。

（二）注意事项

（1）齿突切除术仅适用于骨性融合的寰枢椎脱位，或者无寰枢椎脱位的颅底凹陷患者。如术后稳定性受到破坏，需一期行寰枢或枕枢固定融合术。

（2）减压不充分是影响本术式效果的主要原因，因此最好在导航引导下，或者在 C 臂透视下完成，确保双侧减压充分。

（3）部分患者伴有严重的扁平颅底，经口手术困难，可行经鼻内镜下齿突切除术。

（4）硬膜破损、脑脊液漏是严重的并发症，手术应该在显微镜下完成，仔细保护硬膜，降低脑脊液漏的风险。

五、前路寰枢椎复位内固定术

（一）手术方法

基本方法同齿突切除术，同时需要准备寰枢椎前路手术专用内固定钉板系统。全身麻醉下，患者仰卧位，Davis 开口器撑开后，以 C 臂透视定位或以手指触摸寰椎前结节定位，中线纵行切开咽后壁黏膜，撑开咽后壁黏膜下软组织和黏膜。显露寰枢椎前方，向两侧显露至双侧侧块关节外缘，切除关节之间的韧带、肌肉、挛缩的瘢痕等软组织，以神经剥离子或小骨刀插入关节囊内，撬拨关节间隙，充分松解侧方关节至齿突下移，寰枢关节完全复位，在关节间隙植入自体髂骨块，以 TARP 钢板等行经后路 $C_{1\sim2}$ 固定融合术。反复冲洗后分两层缝合咽后壁黏膜下软组织和黏膜。

（二）注意事项

（1）由于本术式为经口入路，系Ⅱ类切口，术中使用专用内固定钉板系统，因此感染的风险大大增加，需特别注意感染的防治。

（2）本术式目前仅在少数单位开展，手术难度较大，学习曲线陡峭。

六、前路松解后路复位固定术

适用于难复性寰枢椎脱位的患者。虽然 CT

上未见骨性融合，但是经颅骨牵引不能复位，其主要原因是寰枢前方有阻碍复位的肌肉、韧带、关节囊和挛缩瘢痕等。采用经口前路彻底松解阻碍复位的软组织，再一期行后路 $C_{1\sim2}$ 复位固定或枕枢复位固定。

（一）手术方法

以复方氯己定漱口，全身麻醉下，患者仰卧位，持续颅骨牵引下，后正中线纵行切开咽后壁黏膜，用开口器撑开咽后壁黏膜下软组织和黏膜。显露寰枢椎前方，向两侧充分显露双侧侧块关节，切除关节之间的韧带、肌肉、挛缩的瘢痕等软组织，以神经剥离子或小骨刀插入关节囊内，撬拨关节间隙，关节间隙的宽度达到 5mm 左右、C 臂透视见寰枢脱位基本纠正时，表明松解满意。必要时，需要以磨钻磨除部分寰椎前弓或者部分齿状突尖部。分两层缝合咽后壁黏膜下软组织和黏膜。患者转为俯卧位，颅骨牵引下做后正中直形切口，显露寰枢椎后方，必要时显露枕骨鳞部。行寰枢或枕枢内固定，并采用自体骨或同种异体骨行植骨融合。术后安置胃管，鼻饲流质饮食。给予抗生素预防感染。患者轴线翻身，起床时戴颈托制动颈部。

（二）注意事项

（1）由于术前颅骨牵引时，患者常无法耐受，颈部肌肉收缩的抵抗导致牵引效果差。因此，应该在全身麻醉后行大重量颅骨牵引（1/5 体重），来判断是否需要行前路松解术。如果牵引后寰枢侧块关节间隙小于 5mm、寰枢椎脱位纠正小于 50%，多需行前路松解才能实现满意复位。

（2）前路松解完成后，行后路复位固定时，尽量避免从后方处理侧块关节间隙，以避免前后手术切口相同，增加感染的风险。前路松解术为Ⅱ类切口，后路复位固定术为Ⅰ类切口。

典型病例如图 25－2－4 所示。

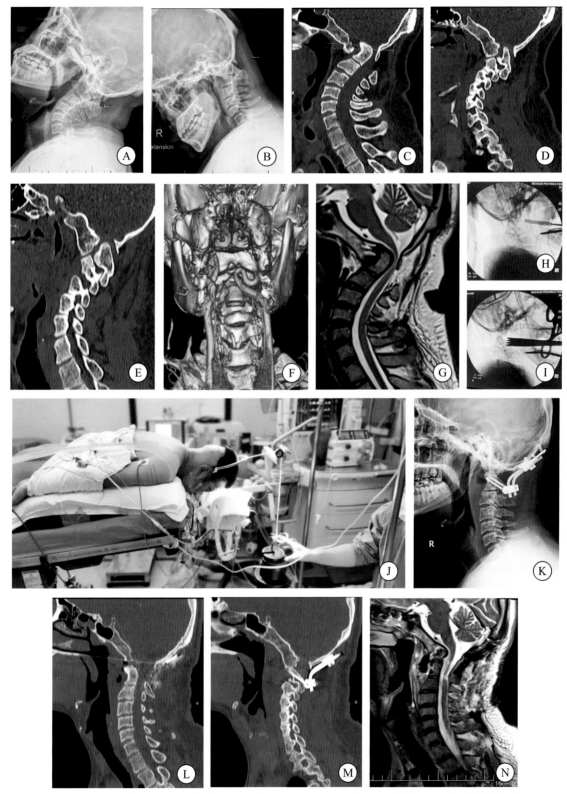

图 25-2-4 男性，31 岁，寰枢椎脱位，颅底凹陷，寰枕融合畸形，前路经口寰枢关节松解术，
后路寰枢椎复位、钉棒系统内固定与枕枢植骨融合术

A、B. 术前 X 线片；C~E. 术前 CT；F. 术前 CTA；G. 术前 MRI；H、I. 术中 C 臂透视；J. 术中颅骨牵引；
K. 术后 X 线片；L、M. 术后 CT；N. 术后 MRI 显示脊髓减压满意由于寰枢关节的骨性融合是远期疗效和手术效果的关键，临床上多采用自体髂骨块或自体髂骨颗粒骨行寰枢及枕枢植骨融合，而较少使用同种异体骨。有研究对比了采用同种异体骨和自体骨行寰枢植骨融合的植骨融合率。18例患者行同种异体骨植骨，术后1年植骨融合率为94%（17/18）；14例行自体骨植骨，植骨融合率为100%（14/14）。尽管同种异体骨植骨组的融合时间比自体骨植骨组长3个月，但两组1年后植骨融合率无统计学差异。一项Meta分析对比了应用自体骨和同种异体骨植骨的寰枢椎植骨融合率。自体骨植骨组共纳入13项研究共652个病例，同种异体骨植骨组纳入7项研究共60个例。自体骨植骨组植骨融合率为99.7%（642/644），而同种异体骨植骨组为100.0%（59/59），两组之间无统计学差异。枕枢植骨融合术中使用同种异体骨作为唯一的植骨材料的病例较少，因此对于其远期的植骨融合率缺乏相关的文献报道。综上，同种异体骨在寰枢椎脱位的外科治疗中有一定程度的应用，取得了较好的疗效。

（刘进平　王在春　陈隆益）

参考文献

[1] 谭明生.上颈椎外科学［M］.北京：人民卫生出版社，2010.

[2] 菅凤增.寰枢椎脱位与颅颈交界区畸形菅凤增2018观点［M］.北京：科学技术文献出版社，2008.

[3] Elliott RE，Morsi A，Frempong-Boadu A，et al. Is allograft sufficient for posterior atlantoaxial instrumented fusions with screw and rod constructs? A structured review of literature ［J］. World Neurosurg，2012，78（3-4）：326-338.

[4] Zhang Y-H，Shen L，Shao J，et al. Structural allograft versus autograft for instrumented atlantoaxial fusions in pediatric patients：radiologic and clinical outcomes in series of 32 patients ［J］. World Neurosurg，2017，105：549-556.

[5] Zhu J，Wu J，Luo KY，et al. Intraarticular bone grafting in atlantoaxial facet joints via a posterior approach：nonstructural or structural-a minimum 24-month follow-up ［J］. J Orthop Surg Res，2021，16（1）：524.

[6] Zhou X，Li SK，Liu H，et al. Comparison of two bone grafting techniques applied during posterior c1-c2 screw-rod fixation and fusion for treating reducible atlantoaxial dislocation ［J］. World Neurosurg，2020，143：e253-e260.

[7] Wang SL，Wang C，Yan M，et al. Novel surgical classification and treatment strategy for atlantoaxial dislocations ［J］. Spine (Phila Pa 1976)，2013，38（21）：E1348-E1356.

[8] Tan MS，Gong L，Yi P，et al. New classification and its value evaluation for atlantoaxial dislocation ［J］. Orthop Surg，2020，12（4）：1199-1204.

[9] Duan WR，Chou D，Jiang BW，et al. Posterior revision surgery using an intraarticular distraction technique with cage grafting to treat atlantoaxial dislocation associated with basilar invagination ［J］. J Neurosurg Spine，2019，1-9.

第二十六章　鼻整形中同种异体肋软骨的应用

同种异体肋软骨（Irradiated homologous costal cartilage，IHCC）在鼻整形中的应用已有数十年历史。此类移植物源于同一种属其他个体，无需从患者自身切取，可避免供区损伤，且供应量充足。自20世纪40年代被使用于面部整形以来，IHCC的处理技术不断进步、使用指征不断细化、并发症逐渐减少。近年来，关于IHCC用于整形外科的临床报道大量涌现，我国主要将其应用于鼻部结构整形及鼻翼基底填充。

随着IHCC在鼻整形中应用越来越广泛，其安全性和生物相容性已得到广泛验证，其临床应用效果，手术后感染、吸收、变形、外露等并发症已成为学者们共同的关注点。如何更好地利用这一鼻整形替代材料，建立一套完整的材料制备、运输、使用等标准流程以为患者提供更安全、有效的治疗，便成了医生亟待解决的事宜。

IHCC在鼻整形专业领域的应用涉及软骨的雕刻技术、术中适宜的移植物形态、规范的临床随访和自体肋软骨对比分析等，目前还需要进行更大样本乃至多中心的临床应用和经验总结，以期为IHCC在鼻整形中的应用提供更多可靠临床证据。

第一节　同种异体肋软骨在鼻整形中的应用

一、适应证与禁忌证

（一）适应证

（1）初次鼻整形，不能接受取自体软骨及使用人造惰性材料。

（2）二次鼻整形修复，已没有充足自体软骨可供使用。

（3）经胸部CT检查发现自体肋软骨钙化，无法行自体肋软骨隆鼻。

（4）严重鼻畸形，需要大量且具有支撑力的软骨。

（5）担心留疤、术后疼痛而不愿意使用自体软骨。

（6）想缩短恢复时间而不愿意使用自体软骨。

（7）追求时尚、追求自然，主动尝试IHCC隆鼻。

（8）线雕隆鼻术后。

（二）禁忌证

（1）感染性鼻整形术后。

（2）严重挛缩鼻、鼻中隔黏膜缺失及高度张力。

（3）合并其他严重疾病及精神异常。

二、临床使用方法及建议

（1）术前从冰箱取出IHCC自然解冻30分钟，无菌打开外包装。

（2）将IHCC放入500mL添加80mg庆大霉素的无菌生理盐水中，浸泡30分钟。

（3）10♯刀片剥除所有软骨膜，以避免记忆效应引起后期变形。当IHCC体量大时，最好沿长轴一分为二。雕刻时应尽量使双侧完全对称。雕刻完成后放置最少20分钟，观察其有无变形。如有变形，用另一半IHCC重新雕刻。植入前记录植入体长度及体积。IHCC根据手术需要切成适宜形状以备用（图26-1-1）。

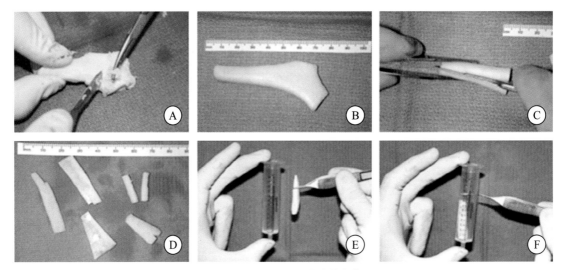

图 26-1-1　IHCC 移植前准备

A. 去除软骨膜；B. 去除软骨膜后；C. 沿长轴切开软骨；D. 切取不同形态备用；E. 雕刻好的鼻梁移植物；F. 将移植物浸泡在无菌生理盐水中

图片引用于文献：Kridel RW, Ashoori F, Liu ES, et al. Long-term use and follow-up of irradiated homologous costal cartilage grafts in the nose [J]. Arch Facial Plast Surg, 2009, 11 (6)：378-394.

（4）建议用开放鼻整形技术，采用全暴露法入路，常用经典 Goodman 切口，剥离出合适的植入腔隙。术中应先充分游离上外侧软骨与下外侧软骨之间的筋膜连接组织及卷轴区，再充分游离外侧脚之间的韧带，打断内侧脚连接韧带，剥离鼻中隔黏膜，暴露鼻中隔尾侧端，鼻中隔两侧可充分剥离到梨骨，靠近鼻嵴处可将移植物形态进行修整。根据手术具体情况，选择应用不同类型支撑型移植物来延长、抬高，或同时延长和抬高鼻尖，再根据患者需求和实际鼻部解剖特征选择不同类型修饰型移植物，比如鼻尖 onlay、帽状移植物、鼻翼缘轮廓移植物、外侧脚盖板移植物等，在鼻尖修饰型移植物表面移植或不移植筋膜组织，移植筋膜组织的目的是减少远期软骨显形（图 26-1-2）。

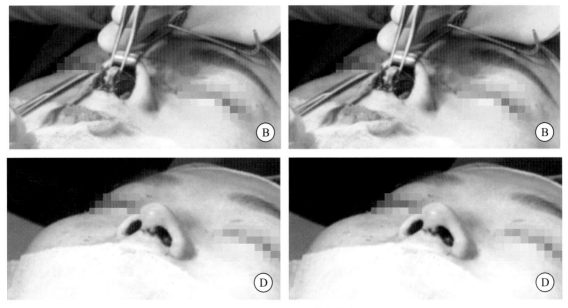

图 26-1-2　IHCC 手术中的应用

A. 缝合固定支撑型移植物于鼻中隔两侧；B. 穿隆对称缝合，去除多余软骨；C. 移植鼻尖修饰型移植物；D. 缝合关闭切口

（5）鼻背植入移植物后，用 6-0 可吸收线环缝并垂直进针，以防移动。

（6）鼻小柱部分切口用 7-0 尼龙线缝合，鼻前庭部分切口用 6-0 可吸收线缝合。

（7）胶布包扎，热塑鼻夹板加压包扎，减少出血、避免无效腔。

为预防感染，患者术前 12 小时口服 500mg 头孢氨苄，术后 2 次/天，持续 1 周。如对此药过敏，可改用盐酸克林霉素或盐酸环丙沙星。

三、常用移植物形状总结

IHCC 作为移植物时形状主要分支撑型移植物和修饰型移植物。

支撑型移植物有鼻中隔延伸移植物（Septum extension graft，SEG）和鼻小柱支撑移植物（又称 Strut），前者可分为Ⅰ、Ⅱ、Ⅲ三型，其中Ⅲ型应用最为广泛。主要作用为支撑内侧脚和调整鼻尖形状，同时可辅助下推鼻翼缘改善鼻翼缘退缩等问题。Ⅰ型主要作用为延长鼻尖，Ⅱ型和Ⅲ型可同时延长和抬高鼻尖，Strut 以抬高鼻尖为主。所有的移植物都基于一个稳固的鼻中隔尾侧端的存在，区别在于沿鼻中隔固定时位置不同（图 26-1-3～图 26-1-7）。

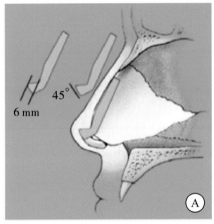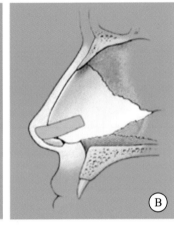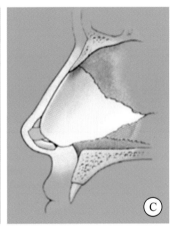

图 26-1-3 SEG 分型

A. Ⅰ型 SEG，功能类似于一对在上外侧软骨和鼻中隔连接处的撑开移植物；B. Ⅱ型 SEG，由一对条板形移植物构成，其斜行延伸越过鼻中隔尾部和背侧构成"L"形支撑的顶角，移植物被放置于上外侧软骨和鼻中隔连接下方，与 SEG 不同之处在于其不影响内鼻阀或中鼻拱的宽度；C. Ⅲ型 SEG，是一个直接延伸移植物，移植物被直接固定于鼻中隔前角

图片引用于文献：Rohrich RJ，Adams WP，Ahmad J，et al. Dallas rhinoplasty nasal surgery by the masters [M]. 3rd ed. Boca Raton：Taylor & Francis Group，2014.

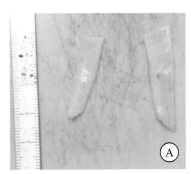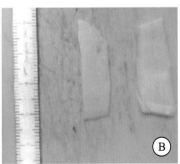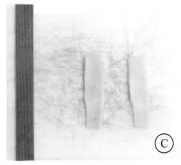

图 26-1-4 不同 SEG

A. Ⅰ型 SEG；B. Ⅱ型 SEG；C. Ⅲ型 SEG

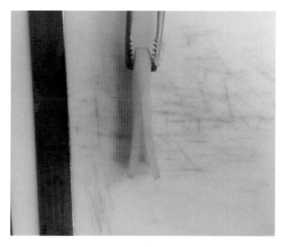

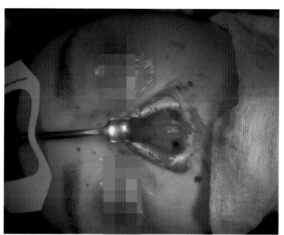

图 26-1-5　埃菲尔铁塔状 SEG

图 26-1-6　SEG 应用术中照片

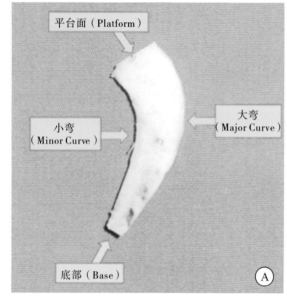

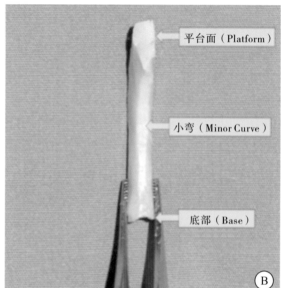

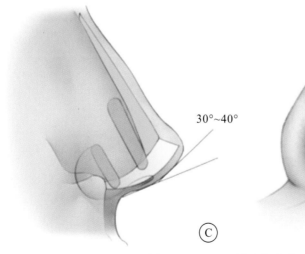

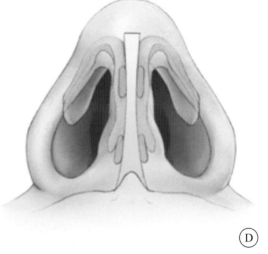

图 26-1-7　C 型鼻小柱支撑移植物（Strut）

A、B. 移植物形态；C、D. 移植物植入后模拟示意图

图片引用于文献：You J，Wu L，Xu Y，et al. Comma-shaped columellar strut for nasal tip plasty in East Asian rhinoplasty [J]. Aesthetic Plast Surg，2021，45（1）：244-251.

修饰型移植物常用的有鼻尖 onlay、盾形移植物、鼻翼缘轮廓移植物、外侧脚盖板移植物等。鼻尖修饰型移植物主要进行鼻尖形态塑造，鼻小柱前盾形移植物可延长鼻小柱、塑形鼻尖下小叶、改善鼻唇角等，鼻翼缘移植物可改善或预防鼻翼缘退缩，外侧脚盖板移植物可改善鼻翼缘退缩及鼻夹捏畸形，鼻梁移植物可抬高和塑形鼻梁，需沿着两侧间断切口减少应力避免扭曲，鼻基底碎软骨可填充鼻翼基底改善凹陷，不同类型移植物根据外观形态，其使用目的和呈现效果不同，雕刻方式根据手术具体情况而定（图 26－1－8～图26－1－13）。

典型病例如图 26－1－14 所示。

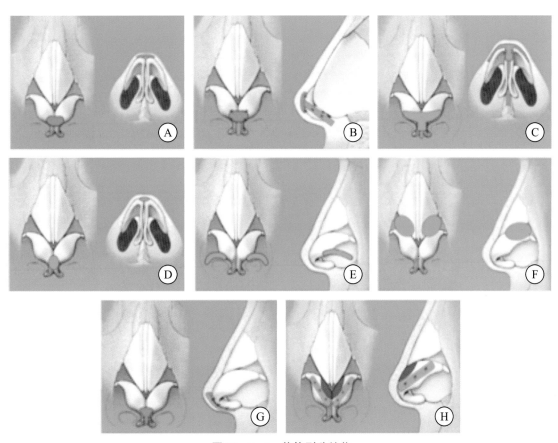

图 26－1－8　修饰型移植物

A. 鼻尖 onlay；B. 伞状移植物；C. 锚状移植物；D. 帽状移植物；E. 鼻翼缘轮廓移植物；F. 外侧脚盖板移植物；G. 盾形移植物；H. 外侧脚盖板支撑移植物

图片引用于文献：Rohrich RJ，Adams WP，Ahmad J，et al. Dallas rhinoplasty nasal surgery by the masters［M］. 3rd ed. Boca Raton：Taylor & Francis Group，2014.

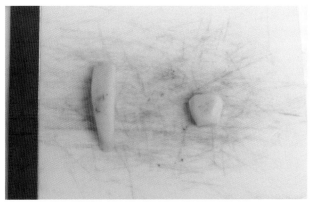

图 26－1－9　盾形移植物及鼻尖修饰型移植物

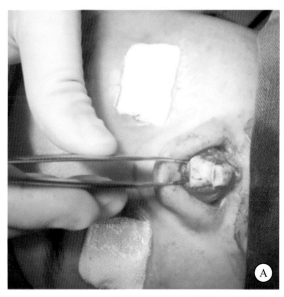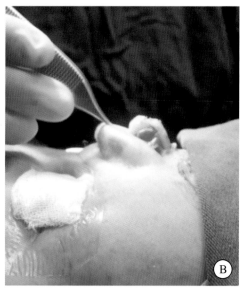

图 26－1－10　盾物移植物及鼻尖修饰形移植物应用术中照片

A. 正位；B. 侧位

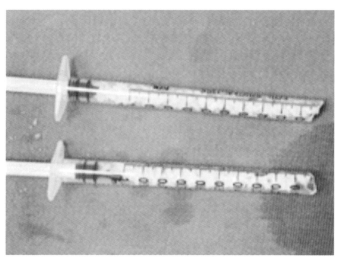

图 26－1－11　IHCC 碎软骨

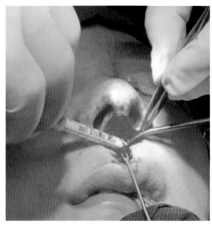

图 26－1－12　IHCC 碎软骨填充鼻翼
　　　　　　 基底术中照片

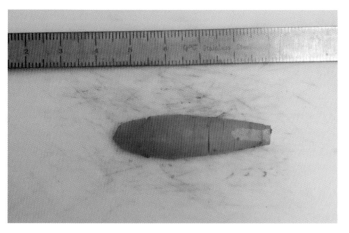

图 26－1－13　IHCC 鼻梁移植物

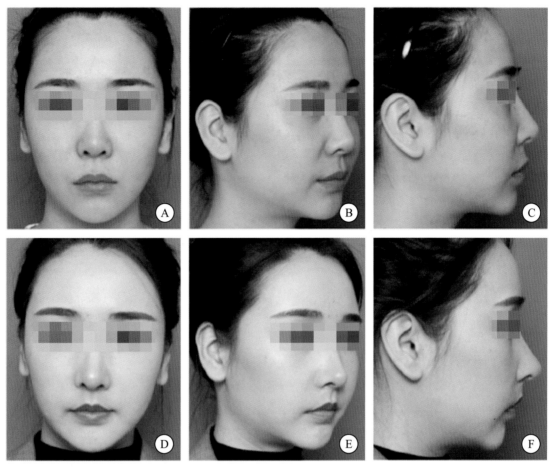

图 26-1-14 女性，24 岁，应用 IHCC 进行鼻整形，采用 2 片Ⅲ型 SEG 搭建鼻尖支架，鼻尖移植 onlay，鼻梁移植假体，随访 2 年鼻部形态满意

A. 术前正位；B. 术前右侧斜位；C. 术前右侧位；D. 术后 2 年正位；E. 术后 2 年右侧斜位；F. 术后 2 年右侧位

第二节 同种异体肋软骨在鼻整形术后的吸收率及影响因素

IHCC 植入后吸收率一直是整形外科医生极为关注的问题。关于 IHCC 植入后吸收率的报道从 0～100％不等，总结其影响因素如下。

1. IHCC 来源及预处理技术 IHCC 自无感染、无肿瘤的新鲜尸体取下后，需经过预处理后储存。在此过程中，尸体年龄、辐射剂量与储存时间都可能影响吸收率。

2. 植入部位及条件 Dingman 和 Grabb 的临床研究指出，在所有用于面部轮廓整形的 IHCC 中，只有用于耳部的两块 IHCC 出现部分吸收。并且在其 1972 年更大范围的临床研究中再次证明，IHCC 植入耳部后的吸收率明显高于其他部位。Bruke 等的研究结果显示，受区活动越多，术后吸收率越高。PJ Donald（1986 年）提出，鼻整形中 IHCC 被植入不同部位的吸收率也是不同的，如活动较少的鼻背和活动较多的鼻小柱，前者吸收率明显低于后者。另外，是否为初次手术也影响吸收率。Wee 等在对比自体肋软骨移植物和 IHCC 在鼻整形中应用效果时发现，初次接受鼻整形手术的患者术后吸收率明显低于既往曾行鼻整形手术并且有移植物植入的患者，这可能与局部血管床条件有关。

3. 不感染 大量临床研究均证明，IHCC 鼻整形术后感染的发生率较低，然而一旦发生术后局部感染，则会明显增加吸收率。

第三节　同种异体肋软骨在鼻整形术后的变形率及影响因素

自体肋软骨鼻整形值得注意的并发症之一就是移植物变形率，Wee 等对 2002—2013 年共 10 篇相关研究报道进行 Meta 分析，得出自体肋软骨变形率为 3.08%（95%CI 为 0～10.15%）。而大量 IHCC 鼻整形相关研究显示，IHCC 的变形率较此更低。IHCC 的来源、辐射剂量以及手术技术均可影响变形率。

肋软骨固有形态是弯曲的，Kridel 和 Sturm 等发现植入 IHCC 越长，其弯曲的趋势越明显。取自 IHCC 最直部分的肋软骨，在植入后发生变形的概率明显低于取自其他部分的肋软骨。标本来源部位对变形率也存在影响，即取自肋软骨中心部分软骨块比取自周边部位的变形率更低。将 IHCC 从储存溶液中取出后，去除全部软骨膜以消除软骨膜记忆，只采用软骨块中心部分，以对称的方式打薄软骨块，并在植入前浸泡于生理盐水中观察 20～60 分钟，在确保没有变形的前提下再植入受区。经过上述步骤处理的 IHCC 术后发生变形的概率有所下降。

（倪云志　苏鹏　郎赟）

参考文献

[1] 王炜. 中国整形外科学 [M]. 杭州：浙江科学技术出版社，2019.

[2] Rohrich RJ, Adams WP, Ahmad J, et al. Dallas rhinoplasty nasal surgery by the masters, third edition [M]. Boca Raton：Taylor & Francis Group, 2014.

[3] 陈鹿嘉，安阳，李东. 异体肋软骨在鼻整形手术中的临床应用进展 [J]. 中国美容整形外科杂志 [J]，2018，29（1）：41−44.

[4] Wee JH, Mun SJ, Na WS, et al. Autologous vs irradiated homologous costal cartilage as graft material in rhinoplasty [J]. JAMA Facial Plast Surg, 2016, 19 (3)：183−188.

[5] Wee JH, Park MH, Oh S, et al. Complications associated with autologous rib cartilage use in rhinoplasty：a meta − analysis [J]. JAMA Facial Plast Surg, 2015, 17 (1)：49−55.

[6] Toriumi DM. Choosing autologous vs irradiated homograft rib costal cartilage for grafting in rhinoplasty [J]. JAMA Facial Plast Surg, 2017, 19 (3)：188−189.

[7] Burke AJ, Wang TD, Cook TA. Irradiated homograft rib cartilage in facial reconstruction [J]. Arch Facial Plast Surg, 2004, 6 (5)：334−341.

[8] Vila PM, Jeanpierre LM, Rizzi CJ, et al. Comparison of autologous vs homologous costal cartilage grafts in dorsal augmentation rhinoplasty：a systematic review and meta − analysis [J]. JAMA Otolaryngol Head Neck Surg, 2020, 146 (4)：347−354.

[9] Park JH, Jin HR. Use of autologous costal cartilage in Asian rhinoplasty [J]. Plast Reconstr Surg, 2012, 130 (6)：1338−1348.

[10] Kridel RWH, Ashoori F, Liu ES, et al. Long−term use and follow−up of irradiated homologous costal cartilage grafts in the nose [J]. Arch Facial Plast Surg, 2009, 11 (6)：378−394.

[11] You JJ, Wu LH, Xu YH, et al. Comma−shaped columellar strut for nasal tip plasty in east asian rhinoplasty [J]. Aesthetic Plast Surg, 2021, 45 (1)：244−251.

[12] Suh M−K, Ahn E−S, Kim H−R, et al. A 2−year follow − up of irradiated homologous costal cartilage used as a septal extension graft for the correction of contracted nose in Asians [J]. Ann Plast Surg, 2013, 71 (1)：45−49.

[13] Rogal J, Glasgold A, Glasgold RA. Safety and efficacy of non− and minimally irradiated homologous costal cartilage in primary and revision rhinoplasty [J]. Facial Plast Surg Aesthet Med, 2021, 23 (1)：25−30.